奥薗壽子の超かんたん！
［極うま］減塩レッスン

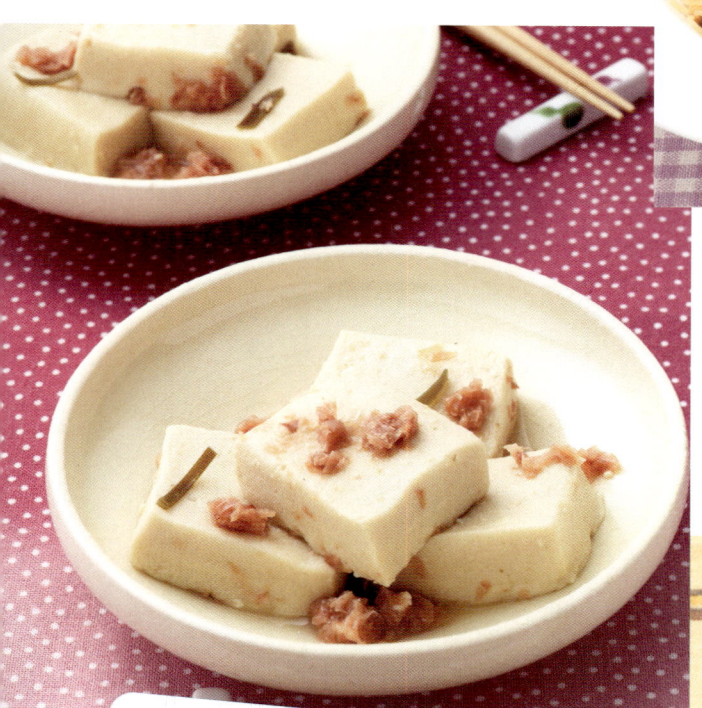

PHP ビジュアル 実用BOOKS

奥薗壽子

東北大学大学院
医学系研究科教授
伊藤貞嘉 医学監修

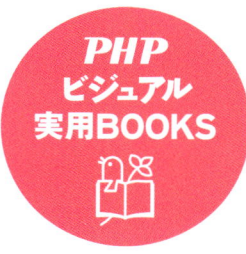

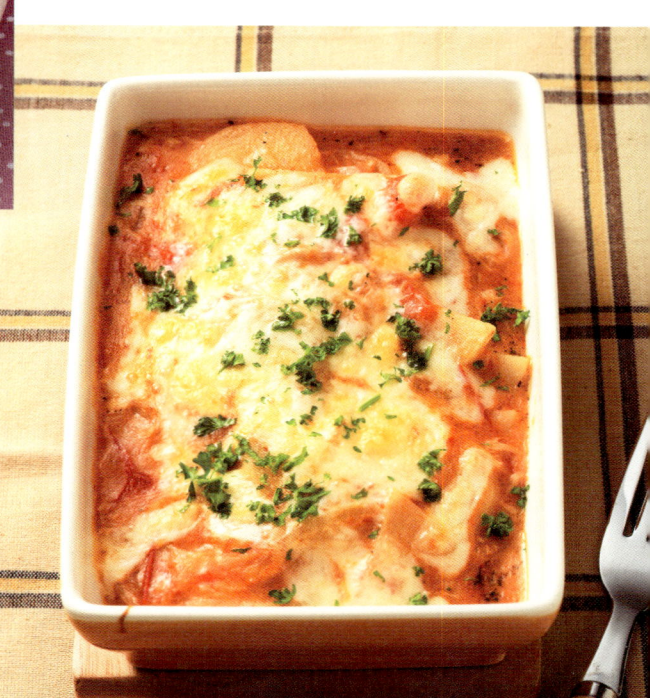

はじめに

塩分のとりすぎが高血圧の原因になることは今や常識です。

けれど、自分が一体どれくらいの塩分をとっているのか、ということについてはあいまいで、でもなんとなく薄味にしなくちゃ、こんなふうに思ってはいませんか？

実は私もそのひとりでした。関西出身でもともと薄味好みなので、別に意識しなくても塩分のとりすぎになることはないだろうとタカをくくっていたのです。ところが実際計算してみると、10ｇ以上の塩分をとっているのが普通で、外食や麺類を食べた日はさらに多くの塩分を口にしていることがわかったのでした。味の濃いものを食べている、という意識もないのにです。

厚生労働省制定の「日本人の食事摂取基準」での食塩摂取目標量は男性で1日9ｇ未満、女性で7.5ｇ未満。日本高血圧学会では高血圧と診断された人には6ｇ未満を推奨しています。ところが実際の塩分摂取量は平均で10.7ｇ（平成21年国民健康・栄養調査より）。単純計算で約2〜3ｇのオーバーです。

そこで私は、1日3ｇの減塩にチャレンジしてみようと思いました。3ｇというと毎食1ｇの塩を減らせばいいだけ。それくらいなら簡単だと思ったのです。

ところが実際やってみると、そのほんの少しの塩を減らしただけなのに、なにかもの足りないのように「ああ、おいしい」と思えないことがたびたび起こりました。

けれど、薄味を続けていけばきっと慣れていくに違いないと思い、さらに続けることにしました。その結果はというと、薄味に慣れるよりも食事が段々苦痛になってきたのです。家族は段々無口になり、食べる量もなんだか減ってきました。そうなると私も料理を作っていても楽しくないのです。「ああ、ここでもう少し調味料を入れたらおいしくなるのになあ」「ここであと少し調味料を足さずに食卓に出すのは正直とってもつらいものでした。

そんな減塩生活を数ヵ月続けて、改めて思いました。ただ単に塩分を減らすだけの減塩では結局続かないのではないかと。1日だけ減塩すればいいのではなく、これから先の食事をずーっと減塩していくのです。がまんしながら、それでもやっぱり調味料を足せば、みんながおいしいと喜んでくれる味になるのになあ」と思いながら、食欲が落ちたり、作るのが苦痛になったりするようでは、いくら体によくても健康な生活とはいえません。減塩によって

して減塩するのではなく、普通に作って普通に食べて、結果として減塩になっているのでなくては―

"減塩は強制ではなく共生"

減塩しなさいと薄味のものを押しつけるのではなく、みんなでおいしく減塩、楽しく減塩してともに幸せに暮らすこと。

そのためには塩分を減らすことに加えて、同じ塩分量でも、より効果的に舌に感じるような工夫、ナトリウムを排出させるカリウムや食物繊維をふんだんにとれるように食材を組み合わせる工夫、食材の持ち味をより引き出す工夫。

塩分を減らすだけではなく、工夫をすることで塩分を減らそう。そう思った私は、その後、試行錯誤を繰り返し、さまざまな減塩の工夫を見つけることになります。

この本は、そんな私の見つけた減塩のコツをまとめたものです。今、私の家の食事は以前より確実に塩分量が少ないのに、家族の誰もそうと気づかずに普通に食べています。日々家族を実験台にして（？）減塩の工夫をし、効果があったものだけを紹介しています。ので、繰り返し作れる簡単さとおいしさは保証つきです。

また、紹介した料理はすべて普段どこの家でも作っている家庭料理ばかりです。それは減塩するのが最も難しく、最も減塩したいものが、日々普通に食べている家庭料理だと思ったからです。普段食べ慣れている料理を普通においしく食べ、結果として減塩できれば、繰り返し作って食べ続けられます。そのことが大事だと思うのです。そしてそこで減塩のコツを覚えてしまえば、後はどんなふうにも応用がききます。そうすれば作る人も楽しくなってくるはずです。

この本は1日の食塩摂取量が男性9g未満、女性7.5g未満になることを目標にしました。この食塩量なら、減塩初心者でも挑戦しやすいと思うからです。この本で紹介したさまざまな工夫を応用すれば、1日6g未満にすることも可能だと思います。

いずれにしてもまずは一品からはじめ、1食、2食と段階的に進めてください。おいしく楽しく食べて家族みんなで元気に暮らすことが最終目標です。無理をせず、食べる人、作る人両方が楽しくおいしく、幸せになるように。

この本が、みなさんの減塩生活を楽しく前向きなものにする手助けになれば、心からうれしく思います。

奥薗壽子

奥薗流 減塩10カ条

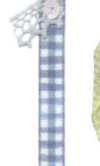

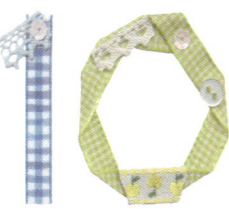

1 うまみをきかせる

うまみをきかせると、薄味でもものの足りなさを感じません。かつお節、昆布、煮干し、干ししいたけなどを手軽に使い、そのまま具として食べてしまう〝奥薗流〟なら、めんどうな手間もありません。

また、昆布にはナトリウム排出効果があるアルギン酸がたっぷり含まれています。昆布のアルギン酸はほとんど水に溶け出さないので、昆布だしをだし汁として使うだけでは効果が得られません。つまり、昆布そのものを食べないととることができないのです。〝奥薗流〟は、昆布を細く切って加え、そのまま具として全部食べてしまいますから、理にかなっています。

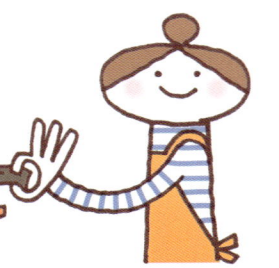

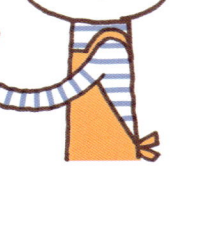

2 素材のうまみを引き出す

肉や魚介類、野菜、きのこなどにもうまみのもとであるイノシン酸やグルタミン酸、グアニル酸が含まれています。ですから、素材の持つおいしさを引き出すことができれば、味を濃くつけなくてもおいしく食べられます。表面に粉をまぶしてうまみを閉じ込める、少しの水で蒸し煮にする、余熱を利用して火を通すなど、簡単にできる方法を本書の中で紹介しています。

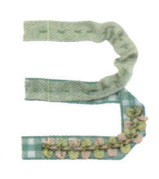

3 酸味、辛み、香りを味方につける

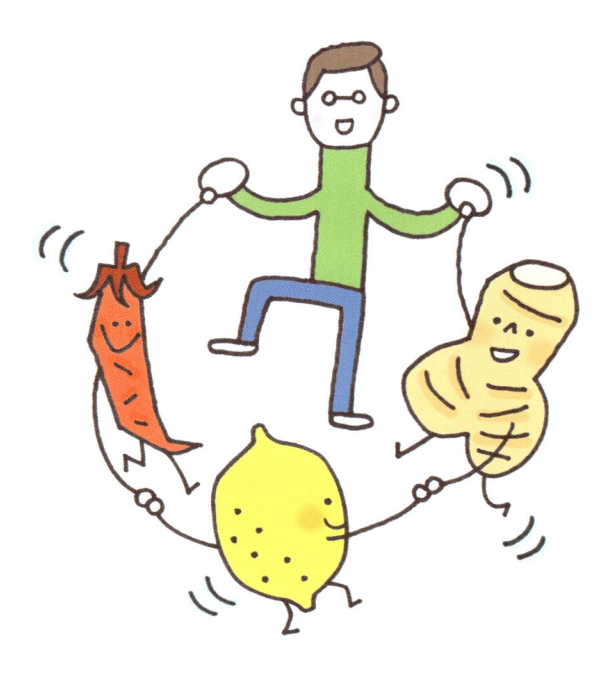

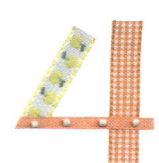

酸味、辛み、香りは、薄味の強い味方です。料理に酢、柑橘類の果汁、七味唐辛子、こしょう、しょうが、にんにく、ねぎなどを上手に使うことで薄味がカバーされ、おいしく感じることができるのです。

4 食物繊維でナトリウムを排出

食物繊維の中でも水溶性の食物繊維はナトリウムの排出を促し、動脈硬化の予防が期待できます。

食物繊維がとれる食材は、ごぼうなどの根菜類、いも類、乾物類、果物、海藻、こんにゃく、きのこなどです。

また、これらを意識して料理に加えると、料理のかさ増しになり、かみごたえもアップします。しっかりかめば早食いや大食い防止になりますし、素材の味をしっかり感じる効果も期待できます。

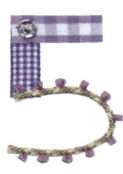

5 ちょうどよいタイミングで食べる

熱いものは熱いうちに、冷たいものは冷たいうちに。和え物は和えたてを。逆にマリネしたものは味がなじんでから。一番おいしいタイミングで食べる。おいしく食べる鉄則です。

6 量も大事です

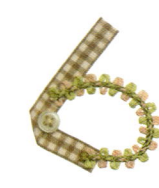

いくら薄味に仕上げても、たっぷり食べればそれだけ塩分をとることになります。反対に減塩つけのものでも量を加減すれば結果として減塩になります。たとえばみそ汁や麺類のつゆ、味が濃いほうがおいしい煮物など。昔から食べ慣れた味を変えるのは難しいものです。量を減らすことで、そこまで塩分を減らさなくても結果として減塩になります。

また、食べすぎは肥満の原因にもなり、高血圧などさまざまな生活習慣病の要因にもなります。肥満予防の観点からも、食べる量には気を配ることをおすすめします。

見た目がさびしくならないように、小さめの器に盛るなどの工夫もお忘れなく。

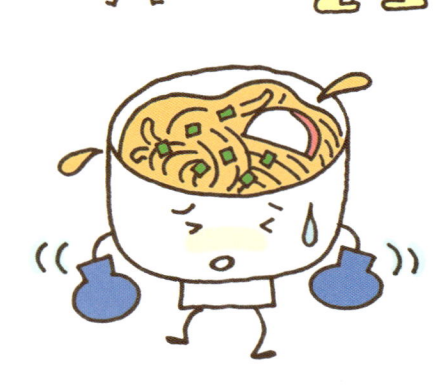

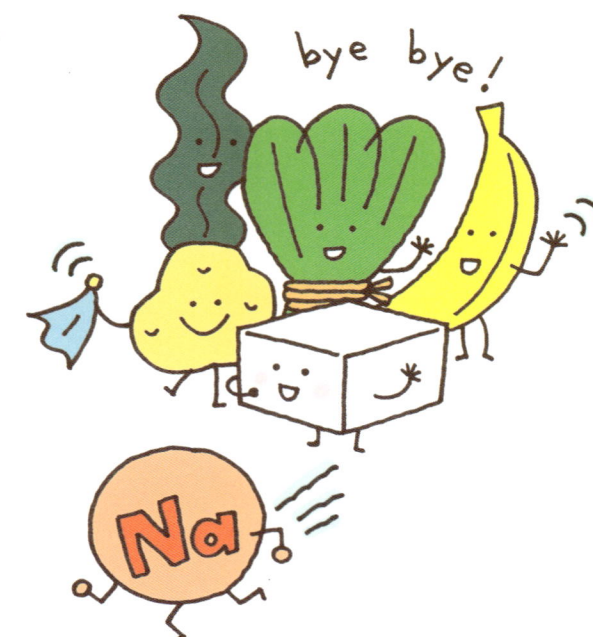

少量つゆの勝ち！

7 カリウムでナトリウムを排出

カリウムを十分にとると、体内の余分なナトリウムがスムーズに排出されるので、血圧の上昇を抑えてくれます。カリウムを豊富に含む食材は、野菜、きのこ、いも類、果物、豆類です。これらを上手に料理に使えば、エネルギーを抑えつつも食べごたえをアップさせることができ、そして減塩効果も期待できます。

bye bye!

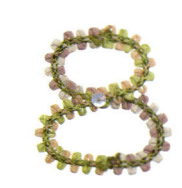

8 味を均一につけない

どこを食べても同じ味つけになっていないといけないと思っていませんか？ 表面だけに味をつける、たれやソースをところどころにかけるなど、部分的に味をつけることで、調味料の量をグッと減らすことができます。ほんのちょっとしたコツをつかめば、全体にまんべんなく味をつけなくても、味がついていないことに気づきません。部分的に味をつけるコツは、本書の中で紹介しています。

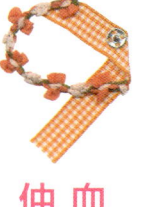

9 血液サラサラ食材と仲よくなる

血液の流動性が悪くなると血栓ができやすくなり、高血圧、動脈硬化、脳梗塞、心筋梗塞などのリスクが高まります。魚に含まれるDHA、EPA、酢や柑橘類などの酸、野菜や豆に含まれる食物繊維やビタミン類。これらは血小板のかたまりやすさを抑えて血液をサラサラにする効果が期待できます。積極的にとり入れましょう。

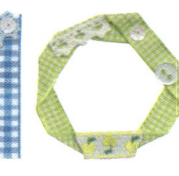

10 無理せず、まずは一品から

極端に塩分を減らそうと思わず、今よりほんの少し減らそうという気持ちを持ってください。まずは一品、サラダだけ、スープだけというように。完璧を目指すより、毎日続けることが大事です。

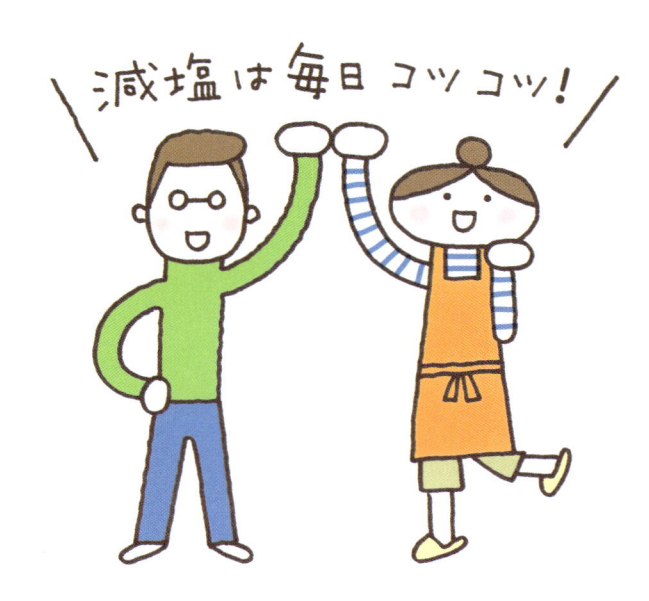

減塩は毎日コツコツ！

Contents

はじめに ……… 2
奥薗流 減塩10カ条 ……… 4
本書の見方 ……… 11
減塩レッスンをはじめる前に ……… 12

Lesson 1 汁物を減塩する ……… 14

基本のみそ汁 ……… 16
豆乳みそスープ ……… 17
豚汁 ……… 18
食べる野菜スープ ……… 20
かぼちゃのポタージュ ……… 22
酸辣湯(サンラータン) ……… 23
さば缶チゲ ……… 24

Lesson 2 煮物・煮込み料理を減塩する ……… 26

筑前煮 ……… 28
肉じゃが ……… 30
ねぎみそおでん ……… 31
さば大根 ……… 32
さばのみそ煮 ……… 34
さんまとごぼうの黒酢煮 ……… 35
鮭とブロッコリーのシチュー ……… 36
ロールキャベツ風肉だんごの煮込み ……… 38
じゃがいもとツナのグラタン ……… 40
小松菜の煮びたし ……… 42
ひじきのうま煮 ……… 43
高野豆腐の土佐煮 ……… 44
かぼちゃの甘煮 ……… 46
おから煮 ……… 47

Lesson 3 炒め物・焼き物を減塩する ……… 48

豚肉のしょうが焼き ……… 50
さんまの塩焼き ……… 52
鮭のホイル包み焼き ……… 53
ぶりの照り焼き ……… 54
餃子 ……… 56
青椒肉絲(チンジャオロース―) ……… 58
肉野菜炒め ……… 59
麻婆(マーボー)なす ……… 60
おからハンバーグ ……… 62
厚揚げとキャベツのみそ炒め ……… 64
きんぴらごぼう ……… 65
卵焼き ……… 66
にらたま ……… 67

Lesson 4 揚げ物を減塩する … 68

- 鶏のから揚げ … 70
- 鶏の磯辺揚げ … 71
- 酢豚 … 72
- 春巻き … 74
- さばの竜田揚げ … 76
- いわしのカレーフライ … 77
- 鮭の南蛮漬け … 78

Lesson 5 蒸し物を減塩する … 80

- シュウマイ … 82
- 茶碗蒸し … 84
- 棒棒鶏(バンバンジー) … 85
- 鮭ときのこの蒸し煮 … 86

Lesson 6 麺類を減塩する … 88

- 煮干しラーメン … 90
- ポン酢ごまだれ冷麺 … 91
- 中華風ピリ辛和え麺 … 92
- 汁なしごま担々麺 … 94
- ワンタンメン … 96
- ソース焼きそば … 97
- ミートソーススパゲティ … 98
- ボンゴレ … 100
- 肉うどん … 101
- ほうとう … 102

Lesson 7 ご飯類を減塩する … 104

- 親子丼 … 106
- 鶏そぼろ丼 … 108
- いなり寿司 … 109
- 切り干しとじゃこの混ぜ寿司 … 110
- 炊き込みご飯 … 112
- ひじきご飯 … 113
- 大豆ときのこのカレー … 114
- かぼちゃのカレー … 116
- カレーチャーハン … 117
- オムライス … 118

Lesson 8 パン類を減塩する … 120

- 本格ピザ … 122
- ヨーグルトブレッド … 124
- じゃがいもとコーンのパンケーキ … 125
- 麩のピザトースト … 126
- 麩の豆乳きなこフレンチトースト … 127

Lesson 9 副菜を減塩する … 128

- 水菜の和風サラダ … 130
- ポテトサラダ … 131
- 春菊とりんごのサラダ … 132
- キャベツとわかめの韓国サラダ … 133
- 糸こんにゃくの春雨風サラダ … 134
- 納豆サラダ … 135
- コールスロー … 136
- レタスのシャカシャカサラダ … 137
- きのことミニトマトのマリネ … 138
- ひじきのマリネ … 139
- 白菜と切り干し大根の即席漬け … 140
- きゅうりのとろろ昆布和え … 141
- 長いもともずくの酢の物 … 142
- たこときゅうりの酢の物 … 143
- オクラのみそ焼き … 144
- ほうれん草のごま和え … 145

Lesson 10 朝食・昼食・夕食を減塩する … 146

- 朝食を減塩する … 148
- 昼食を減塩する … 149
- 夕食を減塩する … 150

減塩レッスンのための基礎知識 … 152
塩分別 INDEX … 156
食材別 INDEX … 157

本書の見方

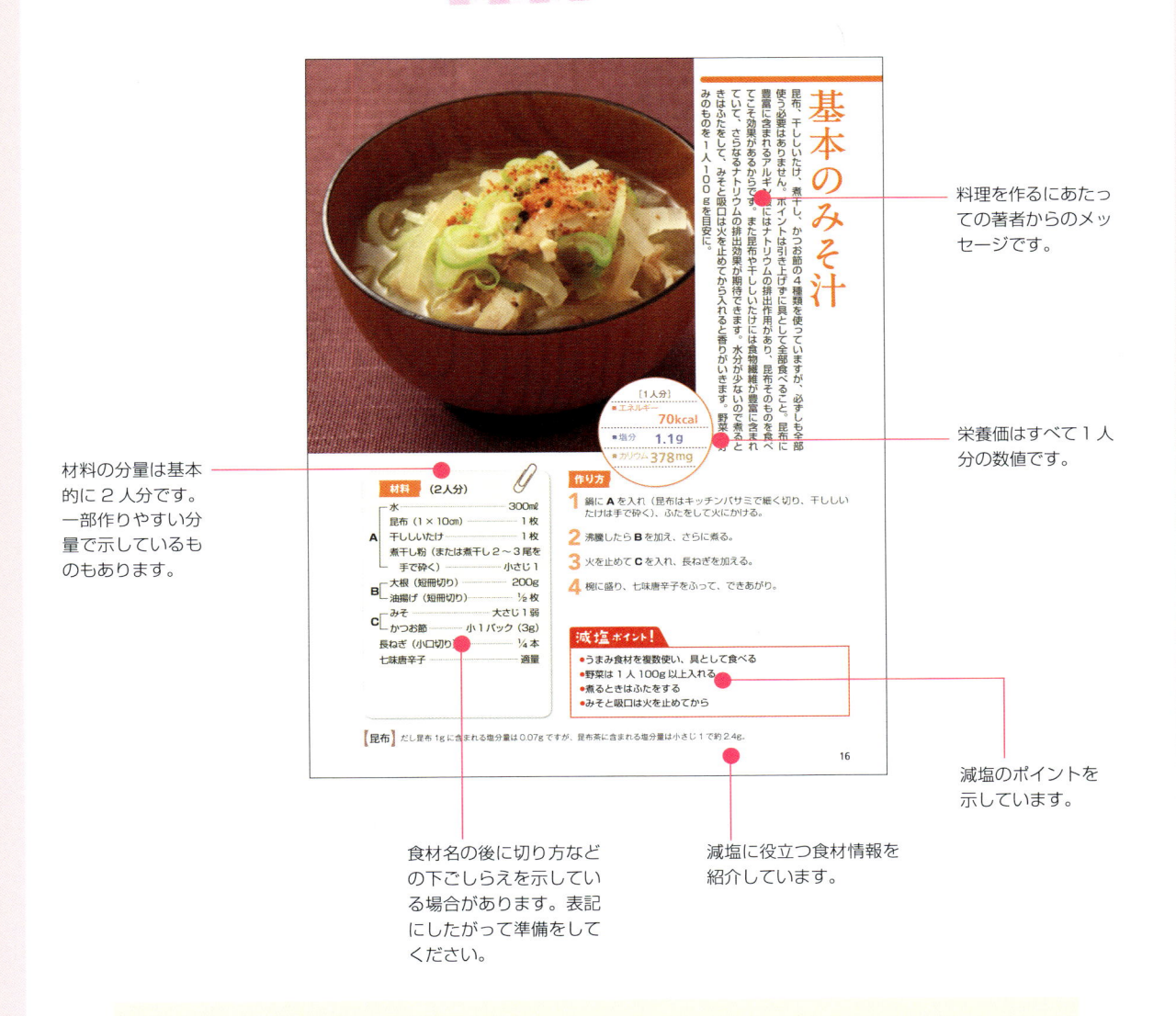

基本のみそ汁

昆布、干ししいたけ、煮干し、かつお節の4種類を使っていますが、必ずしも全部使う必要はありません。ポイントは引き上げずに具として全部食べること。昆布に豊富に含まれるアルギン酸にはナトリウムの排出作用があるからです。また昆布や干ししいたけには食物繊維が豊富に含まれていて、こちらもナトリウムの排出効果が期待できます。水分が少ないので煮るときはふたをして、みそと吸口は火を止めてから入れると香りがいきます。みそものを1人100gを目安に。

→ 料理を作るにあたっての著者からのメッセージです。

[1人分]
エネルギー 70kcal
塩分 1.1g
カリウム 378mg

→ 栄養価はすべて1人分の数値です。

材料（2人分）
水	300㎖
A 昆布（1×10㎝）	1枚
干ししいたけ	1枚
煮干し粉（または煮干し2〜3尾を手で砕く）	小さじ1
B 大根（短冊切り）	200g
油揚げ（短冊切り）	½枚
C みそ	大さじ1弱
かつお節	小1パック（3g）
長ねぎ（小口切り）	¼本
七味唐辛子	適量

→ 材料の分量は基本的に2人分です。一部作りやすい分量で示しているものもあります。

→ 食材名の後に切り方などの下ごしらえを示している場合があります。表記にしたがって準備をしてください。

作り方
1. 鍋にAを入れ（昆布はキッチンバサミで細く切り、干ししいたけは手で砕く）、ふたをして火にかける。
2. 沸騰したらBを加え、さらに煮る。
3. 火を止めてCを入れ、長ねぎを加える。
4. 椀に盛り、七味唐辛子をふって、できあがり。

減塩ポイント！
- うまみ食材を複数使い、具として食べる
- 野菜は1人100g以上入れる
- 煮るときはふたをする
- みそと吸口は火を止めてから

→ 減塩のポイントを示しています。

【昆布】だし昆布1gに含まれる塩分量は0.07gですが、昆布茶に含まれる塩分量は小さじ1で約2.4g。

→ 減塩に役立つ食材情報を紹介しています。

＊本書の決まり＊

- 本書は、厳密な塩分制限が必要な方へ向けてのレシピ本ではありません。医師の診察を必要としている方は主治医の指示にしたがってください。
- 小さじ1＝5㎖、大さじ1＝15㎖、1カップ＝200㎖（㎖＝cc）。
- 米を計量するときは、計量カップ（1カップ＝200㎖）を使用しています。炊飯器などについている米を量る専用のカップは1合＝180㎖ですので間違えないようにしてください。
- オーブントースターは1000Wのものを使用しています。
- レシピ中の「分量外」とは材料には含まれない分量のことです。材料表の分量とは別に用意してください。

減塩レッスンをはじめる前に

減塩に取り組むためには、調味料を目分量ではなく、量って使うことが基本です。これまでの経験で調味料を加えるのではなく、きちんと計量する習慣をつけてください。

Step 1

*まずは計量スプーンを用意しましょう。

必要なのは大さじと小さじの2本です。

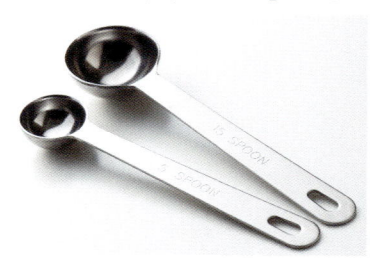

正確な計量をするためになくてはならない、大さじ（奥）と小さじ（手前）。最低限この2本はそろえてください。

※外国製のものは日本のものと容量が異なるので、気をつけましょう。

少量が量りやすいこんなタイプもあります。

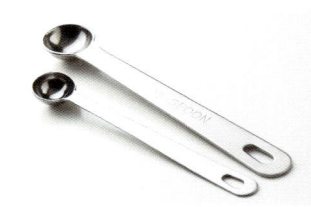

大さじ、小さじ以外に、小さじ½、小さじ¼など、少量が量れるものもあります。これらは、正確に量ることができるのが利点です。必要に応じて用意しましょう。

*深さのあるタイプは正確に量れます。

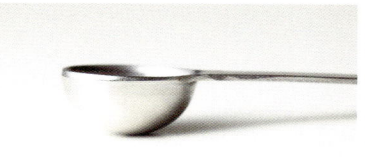

計量スプーンを選ぶときは、すくう部分が深いものがおすすめです。液体が正確に量れるように、深さの½のところに印がついているものもあります。

大さじ1と小さじ1の容量を覚えましょう。

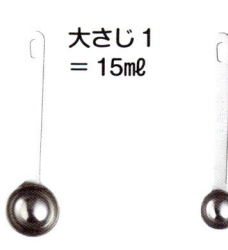

大さじ1 = 15ml
小さじ1 = 5ml（大さじ1の⅓）

注意！
大さじと小さじ、小さじ½の3本がセットになって売られているものがあるため、小さじを中さじと誤解している人もいるようです。大さじと小さじ1杯の容量は上記の通りで、小さじ½の1杯は2.5mlですので、間違えないようにしましょう。

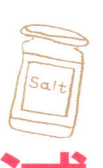

Step3

*よく使う調味料の塩分を知っておきましょう。

調味料	小さじ1 (5ml) 重量(g)	塩分(g)
食塩	6	5.9
粗塩	5	4.8
濃口しょうゆ	6	0.9
薄口しょうゆ	6	1.0
淡色辛みそ	6	0.7
赤色辛みそ	6	0.8
米酢	5	0
本みりん	6	0
ウスターソース	6	0.5
中濃ソース	6	0.3
オイスターソース	6	0.7
ケチャップ	5	0.2
マヨネーズ（全卵型）	4	0.1
めんつゆ（3倍濃縮）	6	0.6
和風だしの素（顆粒）	4	1.6
固形コンソメ	1個(5g)	2.2

「日本食品標準成分表2010」より算出

Step2

*基本の量り方をマスターしましょう。

液体のものを量る場合（しょうゆ、ソースなど）

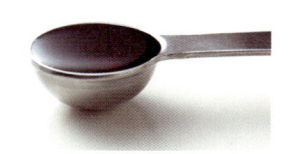

1杯
真横から見ると盛り上がっているくらい。これが1杯。

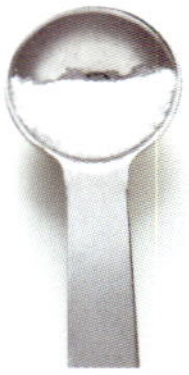

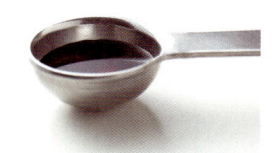

½杯
スプーンの深さの⅔まで注ぐ。多く見えるが、これが½杯。深さの½では少ないので注意。

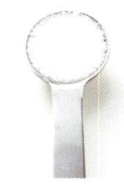

粉状・固形状のものを量る場合（塩、みそなど）

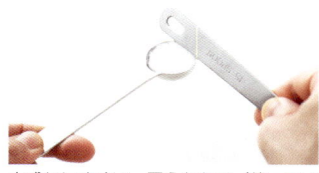

山盛りにすくい、平らなもの（使っていない計量スプーンの柄など）をスプーンの縁にそって動かして、余分を落とす。

1杯
余分を落とした状態。これが1杯。

½杯
1杯を量り、真ん中に線を引いて半分を落とす。これが½杯。

⅓杯
1杯を量り、3等分に線を引いて⅔を落とす。これが⅓杯。

ごく少量の量り方を知っておくと便利です。

塩ひとつまみ
（約0.8〜1g）
親指、人差し指、中指の3本でつまんだ量。

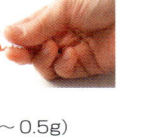

塩少々
（約0.3〜0.5g）
親指、人差し指の2本でつまんだ量。

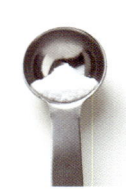

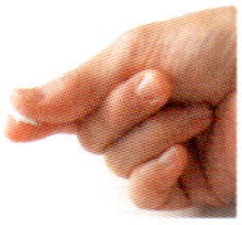

Lesson 1

汁物を減塩する

汁物には普通1.5～2gくらいの塩分が含まれているため、ついつい減塩の敵というふうに思われがち。けれど、手軽にいろんな種類の野菜をたっぷり食べられるというメリットもあります。おいしく減塩するためのポイントをまとめてみました。

1 野菜料理と考える

汁物は**野菜料理**と考えましょう。汁の塩分でご飯を食べるのではなく、あくまで手軽にたっぷり野菜を食べられる"おかず"というふうに考えてみてください。

1人分の汁物には、約**100gの野菜**を目安に入れてください。そうすれば、汁物1品で1日の野菜の**必要摂取量の約1/3**を食べることができます。

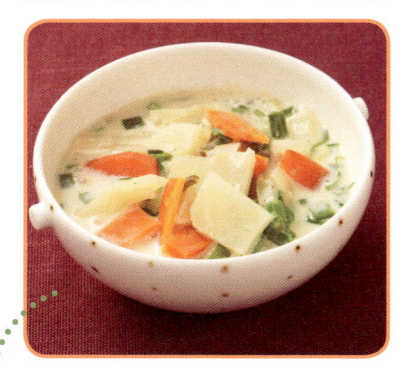

100gの野菜が入った汁物ってこんなです！

＊ 汁物で野菜をとるとこんなメリットが！

汁物の具として野菜を食べると、いろいろないいことがあります。まず、煮物や炒め物のように味がしみていなくても野菜がおいしく食べられること。

そして、たくさんの種類の野菜を手軽に調理できること。特に根菜類やいも類、海藻類など普段調理しにくい野菜も、汁物なら手軽に食卓にのせることができます。

さらに、汁に溶け出したカリウムやビタミンをムダなくとることができるのもいいところです。カリウムは体内のナトリウムを排出させる働きがあるので、野菜をたっぷりとることで味つけの塩分を減らすのと同じ効果が期待できます。

2 水分を少なくする

塩分を減らしても、汁をたっぷり飲めば結果として体に入る塩分量は増えます。反対に汁物の**水分を少なめに作れば味を極端に薄くしなくてもOK**です。

つまり、味を薄くしてたっぷり飲むのと、味は通常の濃さにして飲む量を少なくするのと、どちらがいいかという問題なのです。

4 小さめの器に盛る

器が大きいと、どうしてもたっぷり入れてしまいますし、大きい器に少しの量を盛るというのもさびしいもの。**器は小さめのものを使う**のがおすすめです。

盛りつけ方のコツは具のほうを先にたっぷりと器に入れ、**後から汁を注ぎ入れます**。そうするとたっぷり汁を入れることができないはずなので、無理なく汁から摂取する塩分を減らせるというわけです。

3 うまみをきかす

汁物のおいしさを決めるのは、味つけの濃さだけではありません。うまみをしっかりきかせることで、調味料が少なくてもおいしいと感じることが、さまざまな実験からわかっています。

昆布、かつお節、煮干し、干ししいたけなどを上手に使ってみてください。これらの食材はうまみをアップさせるだけでなく、カリウムや食物繊維、各種ミネラルなど、**体にいい成分をたくさん含んでいる**ので、インスタントの和風だしの素やスープの素を使うよりも優れているといえます。だしをとりつつ**具のひとつとして食べる**ことで、さらに減塩効果が期待できます。

6 調味料を量って入れる

調味料と水分は、きちんと**量りましょう**。調味料だけでなく、水分もきちんと量ってくださいね。調味料だけを量っても味が決まりませんので。汁物は手慣れた料理なので、いちいち量るなんてめんどうくさいと思われるかもしれませんが、とにかく一度きちんと量って作ってみてください。そうすれば、今まで自分では**薄味だと思っていたものが、案外薄味ではなかった**ということもわかってくるはずです。

この本では、1人分の水分量150mlに対して、みそ大さじ½弱を基準にしています。

5 吸口をプラス

汁物を器に盛ってから、ねぎや三つ葉、ゆず、おろししょうがなどの**"吸口"を添える**ことで、フワーッと香りが立ち、汁物自体を薄味にしてもおいしく食べることができます。

吸口はこれら以外にも、下記のようなものがありますので、上手に利用してください。

- **辛みがあるもの**
  粗びき黒こしょう、七味唐辛子、カレー粉
- **酸味があるもの**
  酢、柑橘類の絞り汁
- **コクがあるもの**
  ごま油、オリーブ油、すりごま

これが吸口。ここではおろししょうが

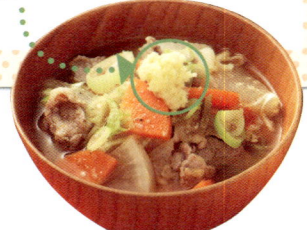

7 飲む回数を減らす

野菜たっぷりで塩分少なめのみそ汁でも、何回もおかわりしたのでは、やっぱり塩分のとりすぎになりますので、**おかわりはなし**です。

この本で紹介した汁物は塩分量1g前後なので、3食すべてに汁物をつけたとしても塩分がオーバーしないようにはなっています。けれど、丼物や寿司、カレーなど主食自体に味がついているものを食べるときや、煮物など味の濃いおかずがあるときなどは、汁物をプラスすると塩分のとりすぎになるので、控えたほうが無難です。

基本のみそ汁

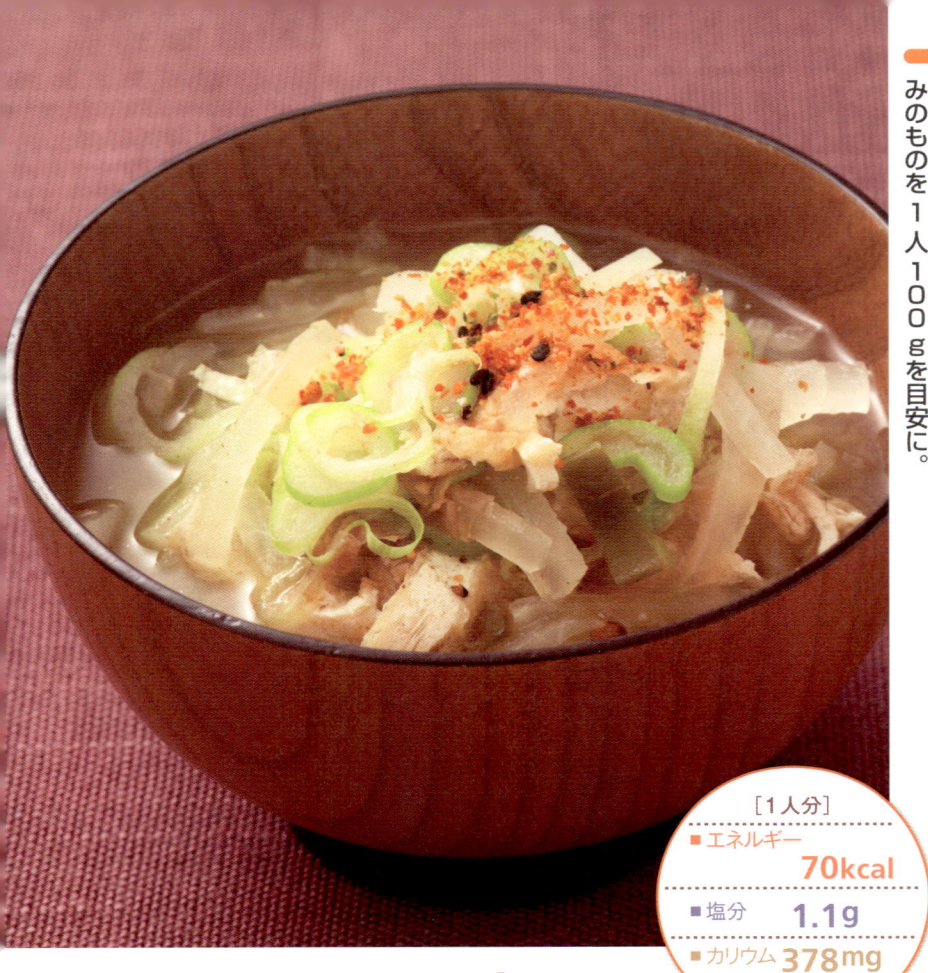

昆布、干ししいたけ、煮干し、かつお節の4種類を使っていますが、必ずしも全部使う必要はありません。ポイントは引き上げずに具として全部食べること。昆布に豊富に含まれるアルギン酸にはナトリウムの排出作用があり、昆布そのものを食べてこそ効果があるからです。また昆布や干ししいたけには食物繊維が豊富に含まれていて、さらなるナトリウムの排出効果が期待できます。水分が少ないので煮るときはふたをして、みそと吸口は火を止めてから入れると香りがいきます。野菜は好みのものを1人100gを目安に。

[1人分]
- エネルギー 70kcal
- 塩分 1.1g
- カリウム 378mg

材料 （2人分）

- A
  - 水 …………………… 300ml
  - 昆布（1×10cm）…… 1枚
  - 干ししいたけ ……… 1枚
  - 煮干し粉（または煮干し2～3尾を手で砕く）…… 小さじ1
- B
  - 大根（短冊切り）…… 200g
  - 油揚げ（短冊切り）… ½枚
- C
  - みそ ………………… 大さじ1弱
  - かつお節 …………… 小1パック（3g）
- 長ねぎ（小口切り）…… ¼本
- 七味唐辛子 …………… 適量

作り方

1. 鍋に**A**を入れ（昆布はキッチンバサミで細く切り、干ししいたけは手で砕く）、ふたをして火にかける。
2. 沸騰したら**B**を加え、さらに煮る。
3. 火を止めて**C**を入れ、長ねぎを加える。
4. 椀に盛り、七味唐辛子をふって、できあがり。

減塩ポイント！

- うまみ食材を複数使い、具として食べる
- 野菜は1人100g以上入れる
- 煮るときはふたをする
- みそと吸口は火を止めてから

【昆布】だし昆布1gに含まれる塩分量は0.07gですが、昆布茶に含まれる塩分量は小さじ1で約2.4g。

Lesson 1

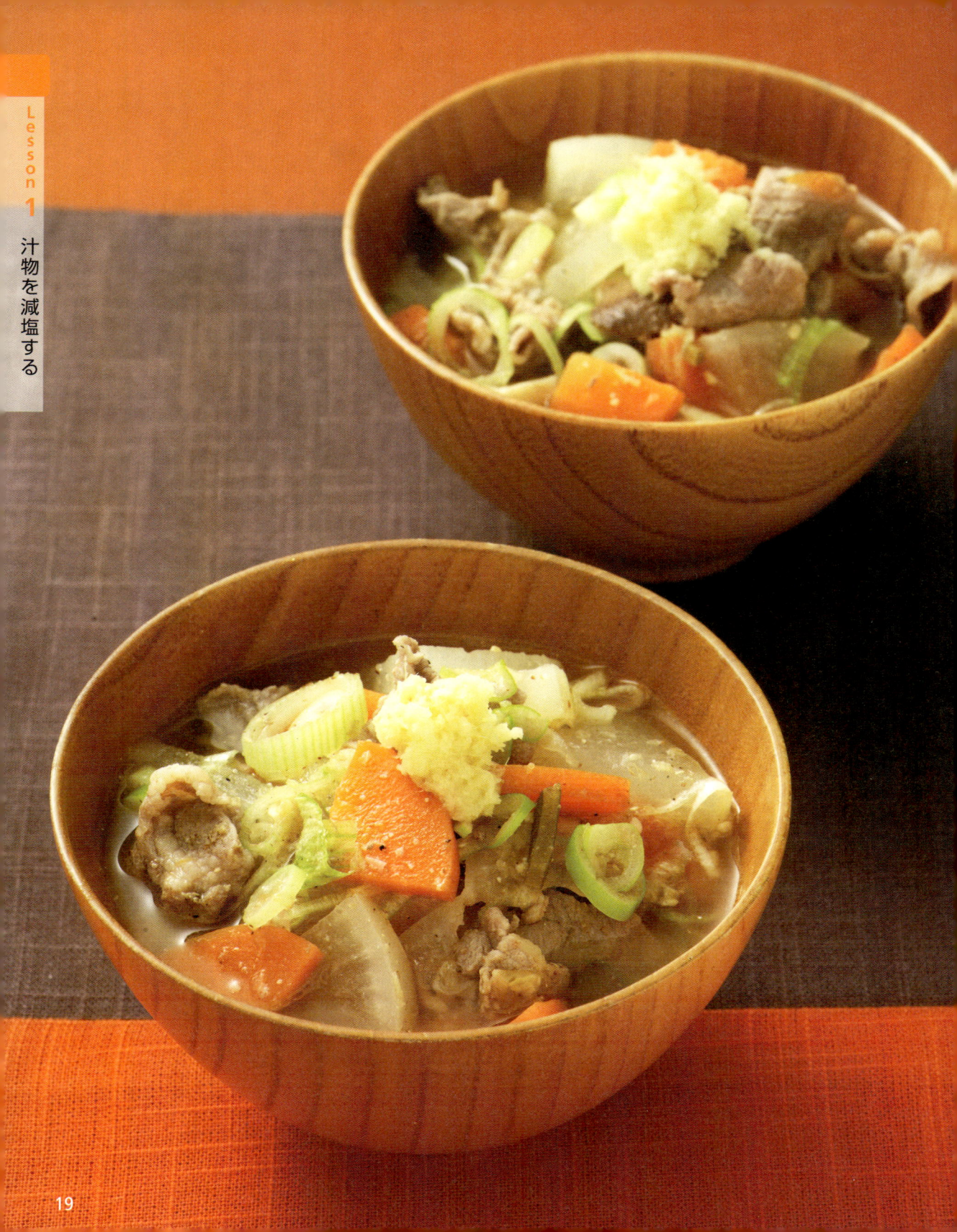

汁物を減塩する

食べる野菜スープ

野菜スープはたくさん作って冷蔵庫で保存しておくと、すぐに食べられるので重宝します。たっぷり作っても手間はあまり変わらないのでトマト缶1缶使い切りのレシピにしました。野菜の量は800ｇ以上を目安に。1食で100ｇ以上の野菜が食べられる計算です。野菜は何でもいいですが、玉ねぎやかぼちゃなどの甘みのある野菜はぜひ。トマトの酸味がまろやかになりうまみもアップします。ベーコンやソーセージではなく、鶏むね肉を使いました。塩分調整がしやすいうえにうまみがアップするので、少ない調味料でもおいしく食べられます。このスープだけで栄養バランスがとれるのも、うれしいところです。

材料 （2人分×4回分）

A
- 鶏むね肉 ……………………………………… 1枚（250g）
- 塩 ……………………………………………… 小さじ1

B
- トマト缶 ……………………………………… 1缶
- 水 ……………………………………………… 3カップ
- 昆布（1×10cm） …………………………… 1枚
- 干ししいたけ ………………………………… 2枚

にんにく（みじん切り） ………………………… 1かけ
玉ねぎ、にんじん、キャベツ、じゃがいも、さやいんげん、大根、なす、かぼちゃなど ……………………… 合わせて800g
オリーブ油 ……………………………………… 大さじ1
黒こしょう ……………………………………… 適量

作り方

1. **A**の鶏肉は細かく切って塩をもみ込む。野菜はすべて1～2cm角に切る。
2. フライパンにオリーブ油とにんにくを入れて火にかけ、香りが立ったら玉ねぎを炒める。
3. 玉ねぎに少し色がついたら残りの野菜を加えてさっと炒め、**B**を加える（昆布はキッチンバサミで細く切り、干ししいたけは手で砕く）。
4. 沸騰したら**1**の鶏肉を入れ、ふたをして弱火で煮る。野菜がやわらかくなったら、黒こしょうをふって、できあがり。

[1人分]
- エネルギー **128kcal**
- 塩分 **1.0g**
- カリウム **519mg**

減塩ポイント！
- いろいろな種類の野菜を使う
- にんにくと玉ねぎを炒めてコクをアップ
- 鶏むね肉でうまみをプラス

【ベーコン】 ベーコンスライス1枚（18g）に含まれる塩分量は0.4g。

Lesson **1**

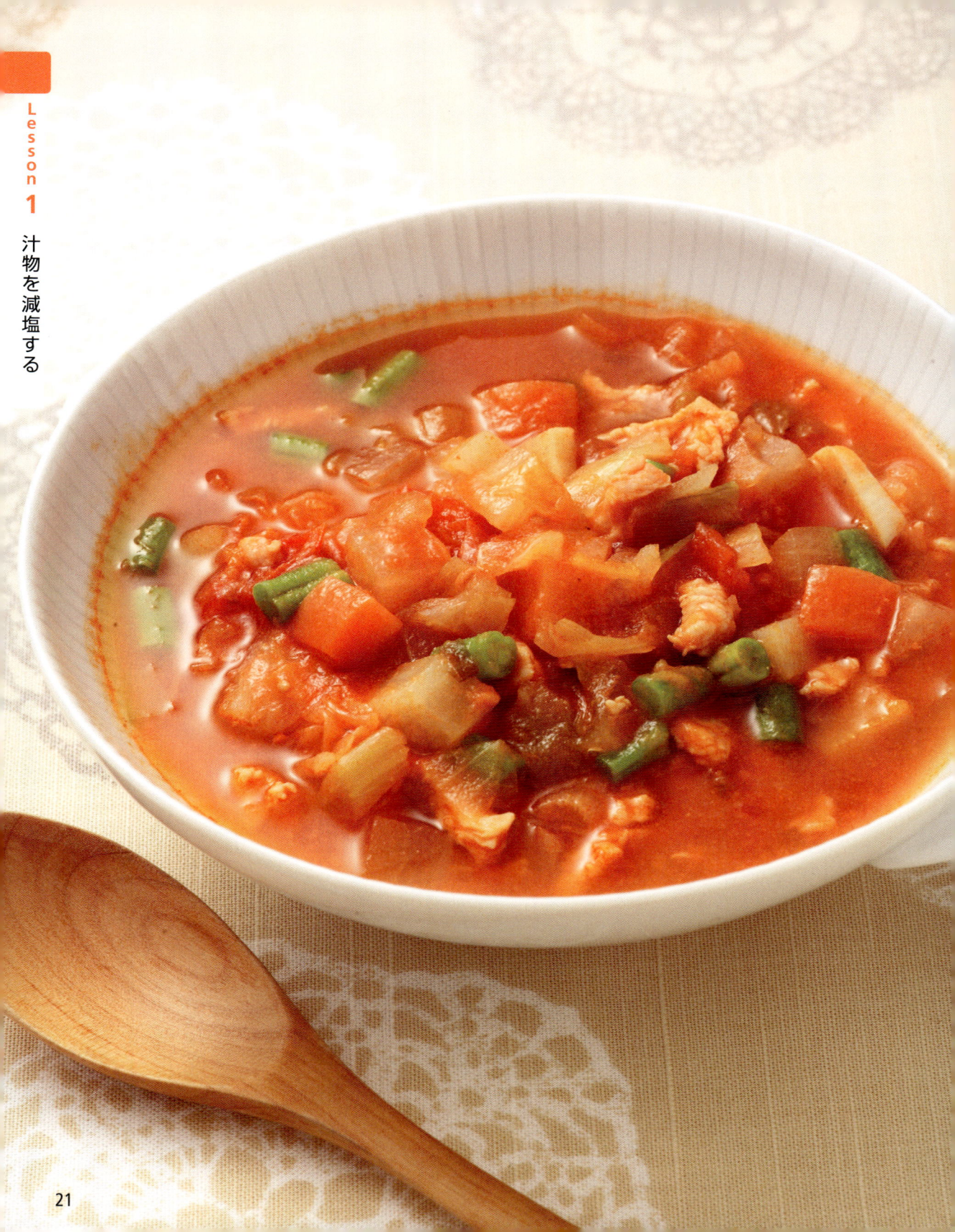

汁物を減塩する

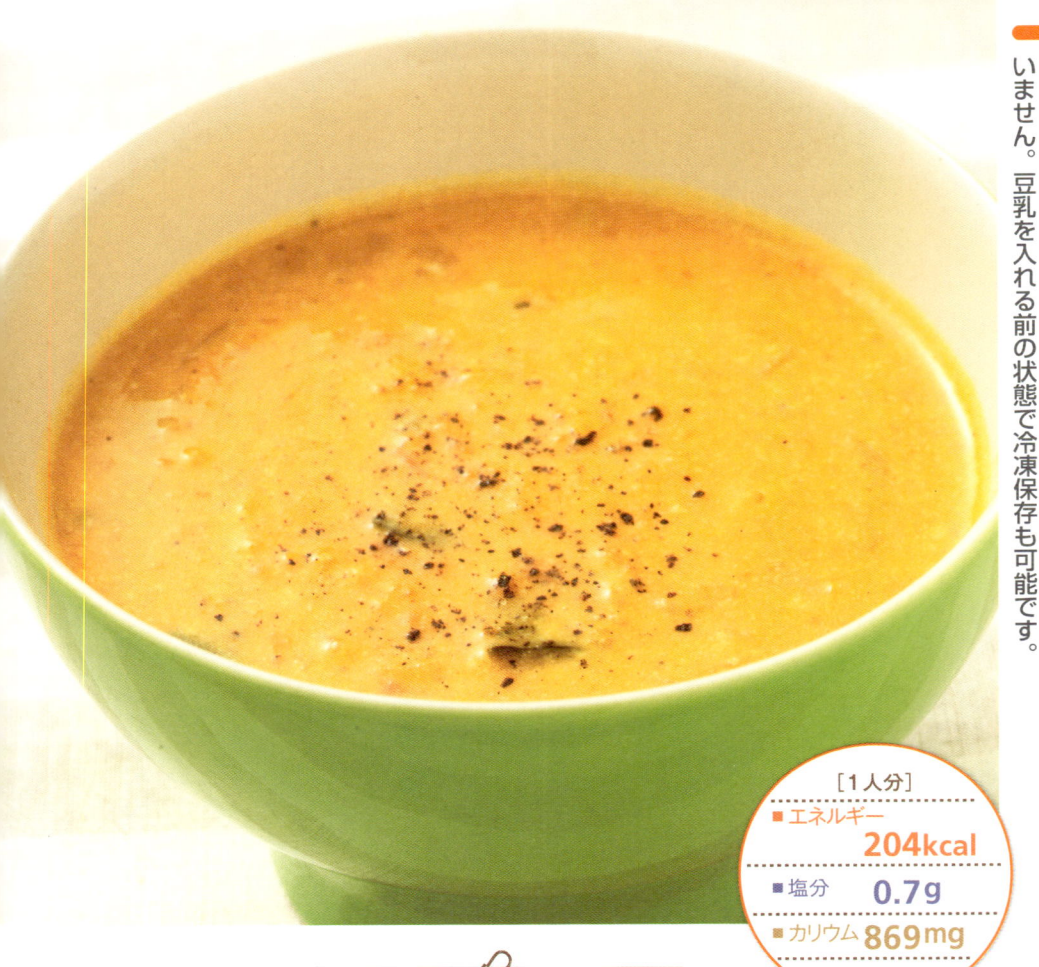

かぼちゃのポタージュ

水を加えずにトマトの水分で野菜を蒸し煮にするのがポイントです。蒸し煮にすることで野菜のうまみを引き出せますし、トマトに含まれるうまみ成分と酸味で調味料の少なさをカバーできます。カリウムの多い豆乳を使いましたが、牛乳でもかまいません。豆乳を入れる前の状態で冷凍保存も可能です。

[1人分]
- エネルギー **204kcal**
- 塩分 **0.7g**
- カリウム **869mg**

材料 (2人分)

- **A**
  - ベーコン（細切り）……… 1枚（15g）
  - 玉ねぎ（横に薄切り）……… 1/2個（100g）
  - かぼちゃ（1cm厚さのひと口大）……… 1/8個（150g）
  - 昆布（1×10cm）……… 1枚
  - トマト ……… 1個（200g）
- **B**
  - 豆乳（成分無調整）……… 1カップ
  - 塩 ……… 小さじ1/6（1g）
- オリーブ油 ……… 小さじ1
- 粗びき黒こしょう ……… 適宜

作り方

1. フライパンにオリーブ油を入れて**A**のベーコン、玉ねぎ、かぼちゃの順に炒める。昆布をキッチンバサミで細く切って加え、トマトはすりおろしながら加える。
2. ふたをして弱火で5〜10分蒸し煮にする。
3. かぼちゃがやわらかくなったら、木べらでつぶす。**B**の豆乳を加え、塩で味をととのえる。好みで粗びき黒こしょうをふって、できあがり。

減塩ポイント！

- トマトの水分で野菜を蒸し煮にしてうまみアップ
- カリウム、食物繊維たっぷり食材（トマト、かぼちゃ、玉ねぎ、豆乳）でナトリウムを排出
- 塩は最後に少しだけ

【洋風だしの素】 洋風だしの素（固形）1個（4〜5g）に含まれる塩分量は2.1〜2.4g。

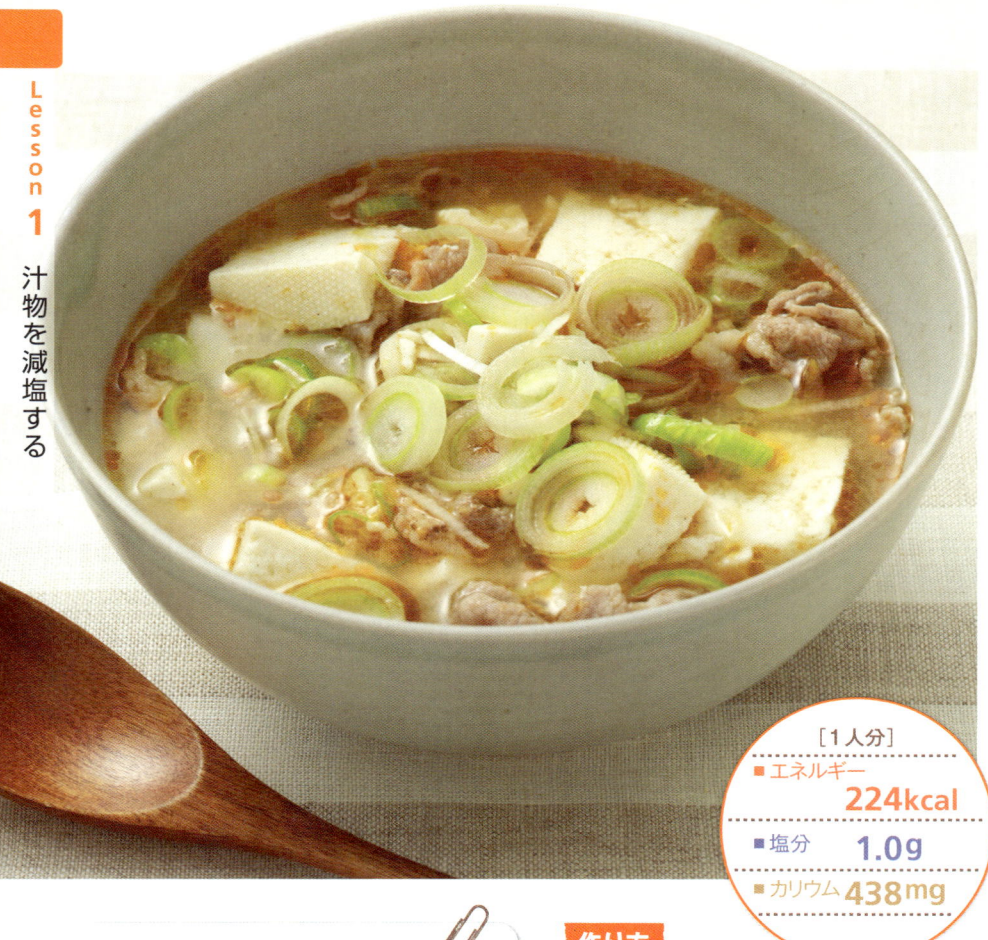

酸辣湯 (サンラータン)

Lesson 1　汁物を減塩する

酸っぱくて辛いスープです。酢の効果でうまみが引き出され、少しの調味料でもしっかりした味に感じます。スープには味をつけず、酢と調味料を混ぜたたれを器に入れておき、そこにスープを注ぎ入れるのがコツです。加熱によって酢の酸味としょうゆの香りが飛ぶのを防げます。

[1人分]
- エネルギー 224kcal
- 塩分 1.0g
- カリウム 438mg

材料 (2人分)

A
- 水 ……………………………… 300mℓ
- 昆布（1×10cm） ……………… 1枚
- 干ししいたけ …………………… 2枚

B
- しょうゆ ……………………… 小さじ2
- 酢 ……………………………… 小さじ2
- ごま油 ………………………… 小さじ2
- しょうが（すりおろし） ……… 2かけ

- 豚もも薄切り肉（ひと口大） … 100g
- 木綿豆腐（ひと口大） … 1/2丁（150g）
- 長ねぎ（小口切り） …………… 1/2本
- ラー油 ………………………… 適量

作り方

1. 鍋に **A** を入れ（昆布はキッチンバサミで細く切り、干ししいたけは手で砕く）、ふたをして火にかける。
2. 沸騰したら豚肉を入れ、豚肉の色が変わったら豆腐を加え、ふたをして煮る。
3. 器に **B** を半量ずつ入れておく。
4. **2** の豆腐が温まったら長ねぎを加え、熱々を **3** の器に入れる。
5. ラー油をかけて、できあがり。

減塩ポイント！
- うまみ食材（豚肉、昆布、干ししいたけ）を加える
- 味つけは器の中で
- 酢の力でうまみをアップ

【中華風だしの素】中華風だしの素（顆粒）小さじ1杯（2.5g）に含まれる塩分量は1.2g。

さば缶チゲ

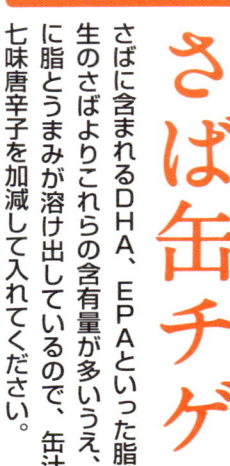

さばに含まれるDHA、EPAといった脂肪には血圧を下げる効果があります。さば水煮缶は生のさばよりこれらの含有量が多いうえ、値段も安く調理も簡単なのでおすすめです。脂とうまみが溶け出しているので、缶汁ごと使うのがポイント。韓国唐辛子がないときは七味唐辛子を加減して入れてください。

材料 (2人分)

- A
  - 水 ……………………… 1カップ
  - 昆布（1×10cm）……… 1枚
- B
  - 玉ねぎ（1cm厚さの半月切り）…… ½個（100g）
  - 木綿豆腐（手でくずす）…… ½丁（150g）
  - にんにく（すりおろし）…… 1かけ
  - しょうが（すりおろし）…… 1かけ
  - 酢 ……………………… 大さじ1
- さば水煮缶（塩分1.8gのもの）…… 1缶（190g）
- にら（ざく切り）…… ½束
- しょうゆ …………… 小さじ1
- 韓国唐辛子（粉）…… 適量
- ごま油 ……………… 適量
- すりごま …………… 大さじ1

作り方

1. 鍋にAを入れ（昆布はキッチンバサミで細く切る）、ふたをして火にかける。沸騰したらBを加える。
2. ふたをして2～3分煮て、豆腐が温まったら、さば水煮としょうゆを加える。
3. 韓国唐辛子とにらを加えてさっと火を通し、香りづけにごま油を回し入れる。器に盛り、すりごまをかけて、できあがり。

減塩ポイント！

- さば水煮缶で手軽にうまみとDHA、EPAをとる
- 味つけは最後に
- 唐辛子の辛みとごま油の香りで薄味をカバー

[1人分]
- エネルギー 299kcal
- 塩分 1.3g
- カリウム 644mg

【白菜キムチ】市販の白菜キムチ30gに含まれる塩分量は0.7g。

Lesson **1**
汁物を減塩する

Lesson 2

煮物・煮込み料理を減塩する

煮物や煮込み料理は、人それぞれ慣れ親しんできた味があると思います。特に煮物は「こうでなくっちゃ」という思いが強く、味が濃いのがおいしいと思う傾向が強いのではないでしょうか。ですからいきなり味を薄くするのはとても難しいですね。調味料を減らすだけではそうなりかねません。減塩してもおいしくできるコツをぜひ覚えてください。

1 うまみをかけ合わせる

うまみを強くすることによって、調味料を少なくしてもおいしく感じます。昆布、かつお節、煮干し、干ししいたけなど、**うまみのあるものを複数かけ合わせる**のがポイント。相乗効果でよりうまみが強くなります。

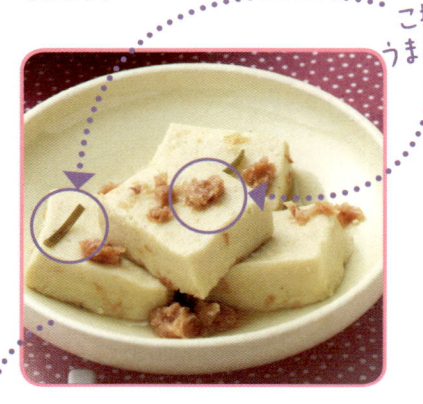

これがうまみの素

＊ 奥薗流はこんなにラクチン！

うまみのある食材をあらかじめつけておいたり、途中で引き上げたりせず、"切って入れて具として食べてしまう"のが奥薗流。しかも、このやり方だと、これらのうまみ食材に豊富に含まれるカリウムや食物繊維、各種ミネラルなどをムダなくとることができ、ナトリウムの排出効果も期待できます。

2 味つけは表面に

中までしっかり味をつけてしまうと、その分の塩分を摂取することになるので、味はできる限り表面だけにつけるのがコツです。そのため、最初から調味料で煮るのではなく、素材がやわらかくなってから**最後に調味料を入れる**こと。煮汁の水分を飛ばして**調味料をすべてからませてしまう**こと、この２つがポイントです。

表面に味がしっかりからんでいるので、口に入れるとすぐに舌で塩分を感じることになります。すると、中まで味がしみていなくても薄いと感じることはないはずです。

4 材料を小さめに切る

食材は、少し小さめに切るのもコツです。

大ぶりに切ると中心の味のついていない部分が多くなるため、どうしても味が薄いと感じてしまいます。逆に小さめに切ると**表面積が増えるので調味料がからまる部分が多くなり、口に入れたときにしっかりと味を感じられる**のです。

＼野菜は小さくカット／

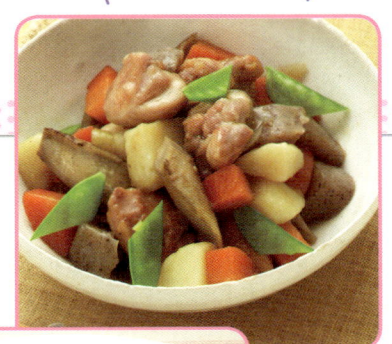

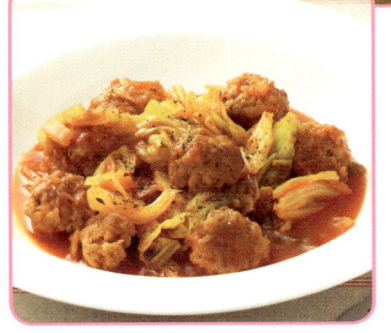

＼ひき肉も同じこと。小さめに丸めて／

3 煮汁を少なくして蒸し煮に

煮汁が多くなると、それに比例して調味料も多く使ってしまいがち。ふたをして**蒸し煮にする方法がおすすめ**です。

蒸し煮にすれば、食材がかぶるくらいまで煮汁がなくても、十分中まで加熱することができますし、煮汁に流れ出る栄養分やうまみを最小限に抑えられるので、食材のおいしさを引き出すこともできます。ふたはぴったり閉まるものを使ってくださいね。

5 油のコクをうまく利用する

油のコクを上手に利用すると、薄味でもおいしく感じることができます。**あらかじめ焼いてから煮ることで、コクをプラス**することができます。

6 焼いて香ばしさをプラス

焼いた**香ばしさもおいしさをアップさせてくれる**大事な要素です。特に魚は、焼くことで生臭さを消すことができるのでおすすめです。

7 素材の味を堪能する

ゆっくりと**素材の味を確かめながら食べる**ことも大切です。ゆっくり口の中でかむことで、調味料の味だけでなく食材そのものの味を楽しむことができれば、薄味のほうがおいしく感じられるようにもなります。

筑前煮

野菜にも鶏肉にもしっかり味がついた筑前煮。全体を薄味にしてしまうと、味がぼやけてしまうので、鶏肉はしっかり味、野菜は薄味というように、味にメリハリをつける作戦です。鶏肉にはしっかり下味をもみ込み、小麦粉をつけて焼きます。これによりコクがアップし、表面に煮汁がうまくからまります。煮るときは少なめの煮汁で蒸し煮にして素材のうまみを引き出します。全体の味つけは最後です。表面だけに味をつけることで調味料の量を減らせます。野菜は薄味ですが鶏肉にしっかり味がついていることで、全体としてのもの足りなさはありません。

材料 （2人分×2回分）

A
- 鶏もも肉 ………………………………… 小1枚（200〜250g）
- 塩 ………………………………………… 小さじ⅓（2g弱）
- 小麦粉 …………………………………… 大さじ1

B
- 水 ………………………………………… 1カップ
- 昆布（1×10cm）………………………… 1枚
- 砂糖 ……………………………………… 大さじ1

- にんじん ………………………………… 小1本（100g）
- じゃがいも ……………………………… 1個（100g）
- 玉ねぎ …………………………………… ½個（100g）
- ごぼう …………………………………… 1本（100g）
- こんにゃく ……………………………… ½枚（100g）
- 絹さや（あれば）……………………… 10枚くらい
- しょうゆ ………………………………… 大さじ1
- オリーブ油 ……………………………… 小さじ1

作り方

1. **A**の鶏肉は食べやすい大きさに切り、塩をもみ込んでから小麦粉をまぶす。

2. 野菜とこんにゃくはそれぞれ食べやすく切る。

3. フライパンにオリーブ油を入れて鶏肉を皮目から入れ、しっかり焼き色がついたらひっくり返し、絹さや以外の **2** を加えて炒める。

4. **B**を入れ（昆布はキッチンバサミで細く切る）、ふたをして中火で10分煮る。

5. ふたを取り、汁がほぼなくなるまで煮つめる。最後にしょうゆを入れて全体にからめたら、絹さやを加え、火を止めてふたをする。

6. そのまま5分ほどおいて味をなじませたら、できあがり。

減塩ポイント！

- 野菜を小さめに切る
- 鶏肉には下味をしっかりつけ、小麦粉をまぶす
- 鶏肉は焼いてコクをアップ
- 少ない煮汁で蒸し煮にする
- 味つけは最後にする

【すき焼きのたれ】 市販のすき焼きのたれ大さじ1（18g）に含まれる塩分量は1.4g〜1.7g。

[1人分]
- エネルギー 211kcal
- 塩分 1.2g
- カリウム 510mg

Lesson **2**

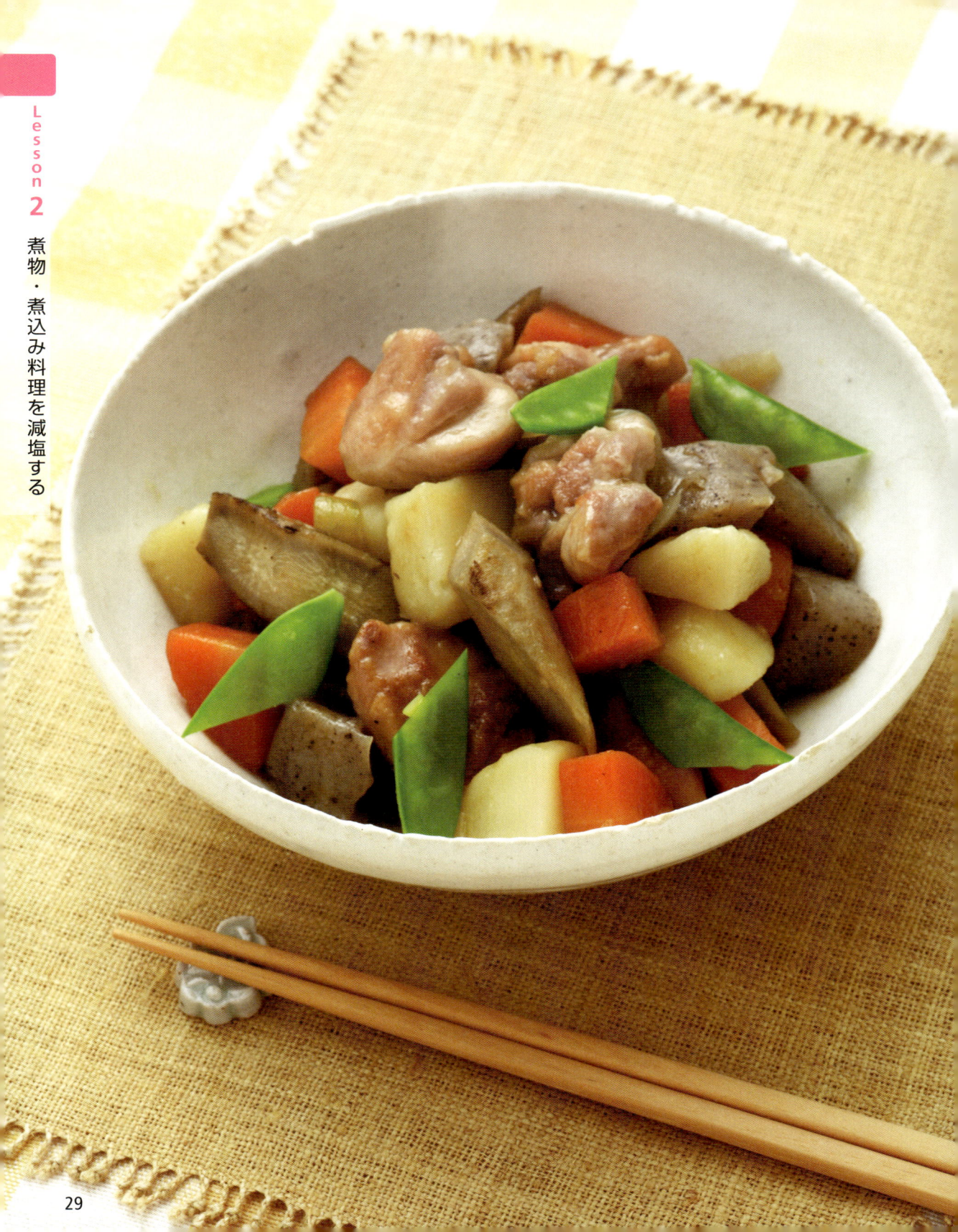

煮物・煮込み料理を減塩する

肉じゃが

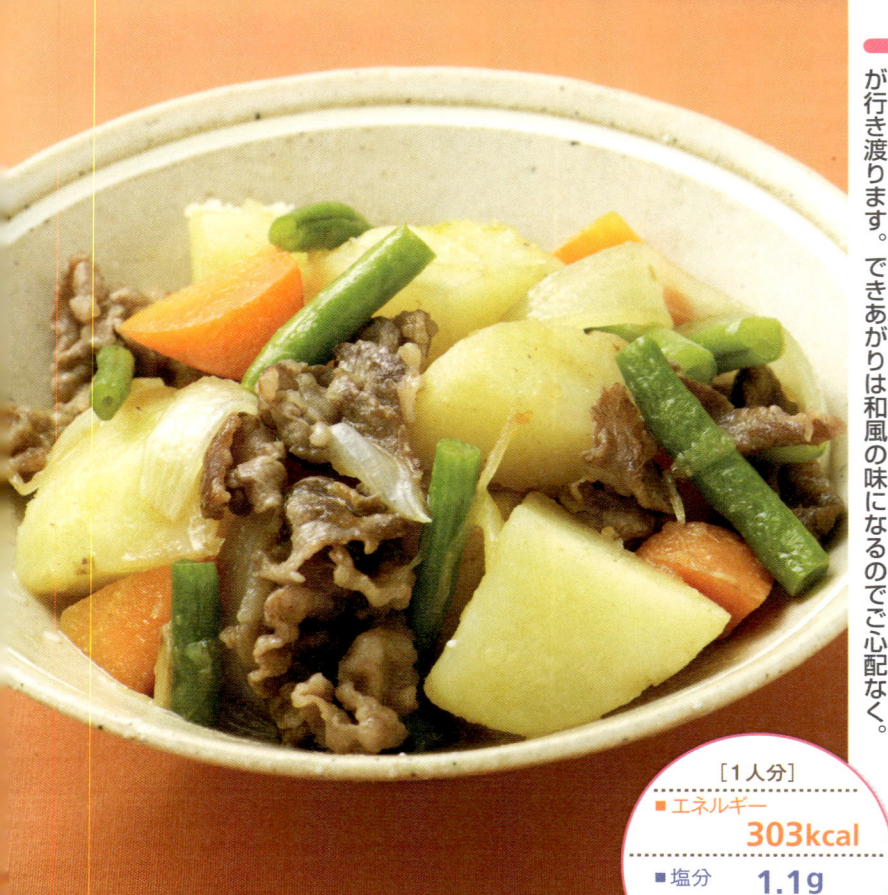

まずは野菜を小さく切って表面積を増やすことからむので、口に入れたときにその分調味料をしっかり味を感じます。少しの調味料でも味がからむので、口に入れたときにその分調味料を減らすことができます。煮るときは少しの水で蒸し煮に。煮汁が少ないとその分調味料を減らすことができます。味つけは最後にするのも大事なポイント。表面だけに味をつければ少ない調味料でもきちんと味を感じます。そのためにはしっかり煮汁の水分を飛ばすのも大事です。こうすると味が薄まりません。しょうゆの代わりにコクとうまみ、甘みのあるオイスターソースを入れると、少量でもコクのある仕上がりに。酒で溶いて入れることで、まんべんなく味が行き渡ります。できあがりは和風の味になるのでご心配なく。

[1人分]
- エネルギー **303kcal**
- 塩分 **1.1g**
- カリウム **786mg**

材料（2人分）

- 牛こま切れ肉　　　　　　　　100g
- 玉ねぎ（1cm厚さの半月切り）
  　　　　　　　　　　　½個（100g）
- にんじん（小さめの乱切り）
  　　　　　　　　　　小⅓本（30g）
- じゃがいも（ひと口大）…2個（200g）
- さやいんげん（2〜3cm長さ）…5本
- A ┌ 水　　　　　　　　　　100ml
  │ 昆布（1×10cm）　　　　1枚
  └ 砂糖　　　　　　　　　大さじ½
- B ┌ オイスターソース　　　大さじ1
  └ 酒　　　　　　　　　　大さじ1
- オリーブ油　　　　　　　　小さじ1

作り方

1 フライパンにオリーブ油を入れて、玉ねぎ、にんじん、じゃがいもの順に炒めたら、牛肉を入れてさっと炒める。

2 Aを加え（昆布はキッチンバサミで細く切る）、ふたをして弱火で煮る。途中でさやいんげんを加える。

3 Bを混ぜ合わせる。

4 じゃがいもがやわらかくなったら3を入れ、煮汁を全体にからめて、できあがり。

減塩ポイント！

- 野菜を小さく切る
- 煮汁は少なくして蒸し煮にする
- 煮汁の水分をしっかり飛ばす
- 味つけは最後に

【オイスターソース】オイスターソース大さじ1の塩分量は2.1g。通常、肉じゃがの味つけに使う濃口しょうゆの場合、大さじ1の塩分量は2.6g。

ねぎみそおでん

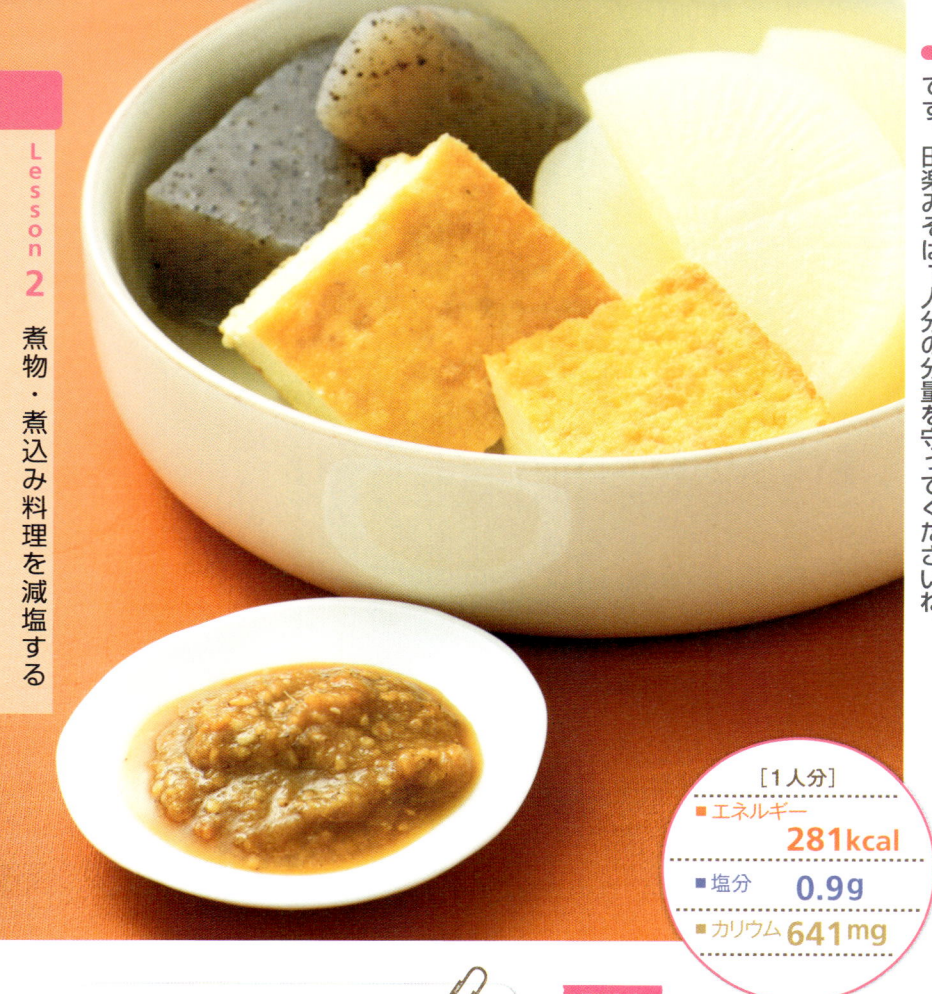

Lesson 2 煮物・煮込み料理を減塩する

薄味のおでんでも3品食べれば塩分量は1gを超えます。さらにさつま揚げ、ちくわなどの練り物により塩分のとりすぎになりがち。そこで、発想の転換！ 具材の味つけをやめて、食べるときに田楽みそをかけることに。これならみその味が直に口に入るので、具材に味がついていなくてももの足りなさを感じません。みそはコクのあるごまを加えましたが、しょうがや七味唐辛子などのピリ辛味もおすすめです。田楽みそは1人分の分量を守ってくださいね。

[1人分]
- エネルギー **281kcal**
- 塩分 **0.9g**
- カリウム **641mg**

材料 （2人分）

- A
  - 水 ……………………… 4カップ
  - 昆布（1×10cm）……… 1枚
  - 煮干し ………………… 10尾くらい
- B
  - みそ …………………… 小さじ2
  - はちみつ ……………… 小さじ2
  - 水 ……………………… 小さじ2
  - すりごま ……………… 小さじ2
  - しょうが（すりおろし）… 1かけ
- 大根（半月切り）……… 1/3本（300g）
- こんにゃく（食べやすく切る）
  　　　　　　　　　　　 1/2枚（100g）
- 厚揚げ ………………… 1丁（300g）

作り方

1. 鍋にAを入れて火にかけ（昆布はキッチンバサミで細く切り、煮干しは内臓を取って粗く砕く）、大根を加えて煮る。
2. 厚揚げは熱湯（給湯器の湯でよい）をかけて表面の油を洗い流し、食べやすく切る。
3. Bを混ぜ合わせる。
4. 大根がやわらかくなったら、こんにゃくと厚揚げを加えて煮る。こんにゃくと厚揚げが温まったら、できあがり。3を添える。

減塩ポイント！

- 具材には味つけをしない
- みそだれの味で食べる
- 練り物の塩分に注意
- すりごま、しょうが、七味唐辛子などを上手に利用

【さつま揚げ】 小判形のさつま揚げ1枚（60g）に含まれる塩分量は1.1g。

さば大根

ぶり大根ならぬ、さば大根。ポイントはさば水煮缶です。こっくりと煮えたぶり大根はおいしいものですが、1人分の塩分は3gに近くなります。さば水煮缶を使うと、さば自体はおいしく味つけされていますし、大根も缶汁に含まれているうまみでおいしくなります。だから、調味料を少なくしても失敗なくおいしくできるのです。大根を最初に薄味で煮ておいて、最後にさば水煮缶を入れてさっと煮るのがポイント。ねぎは最後に入れると香りが立ちます。

材料 （2人分×2回分）

A
- 大根（厚めのいちょう切り） ½本（500g）
- 水 100ml
- 昆布（1×10cm） 1枚
- しょうが（細切り） 1かけ
- 砂糖 大さじ½
- しょうゆ 大さじ½

さば水煮缶（塩分1.8gのもの） 1缶（190g）
長ねぎ（小口切り） 適量

作り方

1. 鍋にAを入れ（昆布はキッチンバサミで細く切る）、ふたをして弱火で煮る。
2. 大根がやわらかくなったら、さば水煮を加えてさっと煮る。
3. 長ねぎを散らして、できあがり。

[1人分]
- エネルギー **120kcal**
- 塩分 **0.8g**
- カリウム **441mg**

減塩ポイント！
- さば水煮缶を利用
- さばのうまみで薄味の大根をおいしく食べる
- 長ねぎの香りと食感を生かす

【さば水煮缶】 さば水煮缶（固形量190g）に含まれる塩分量は1.8g。さば味つけ、さばみそ煮など、味つけしたものは水煮よりも塩分が多くなります。

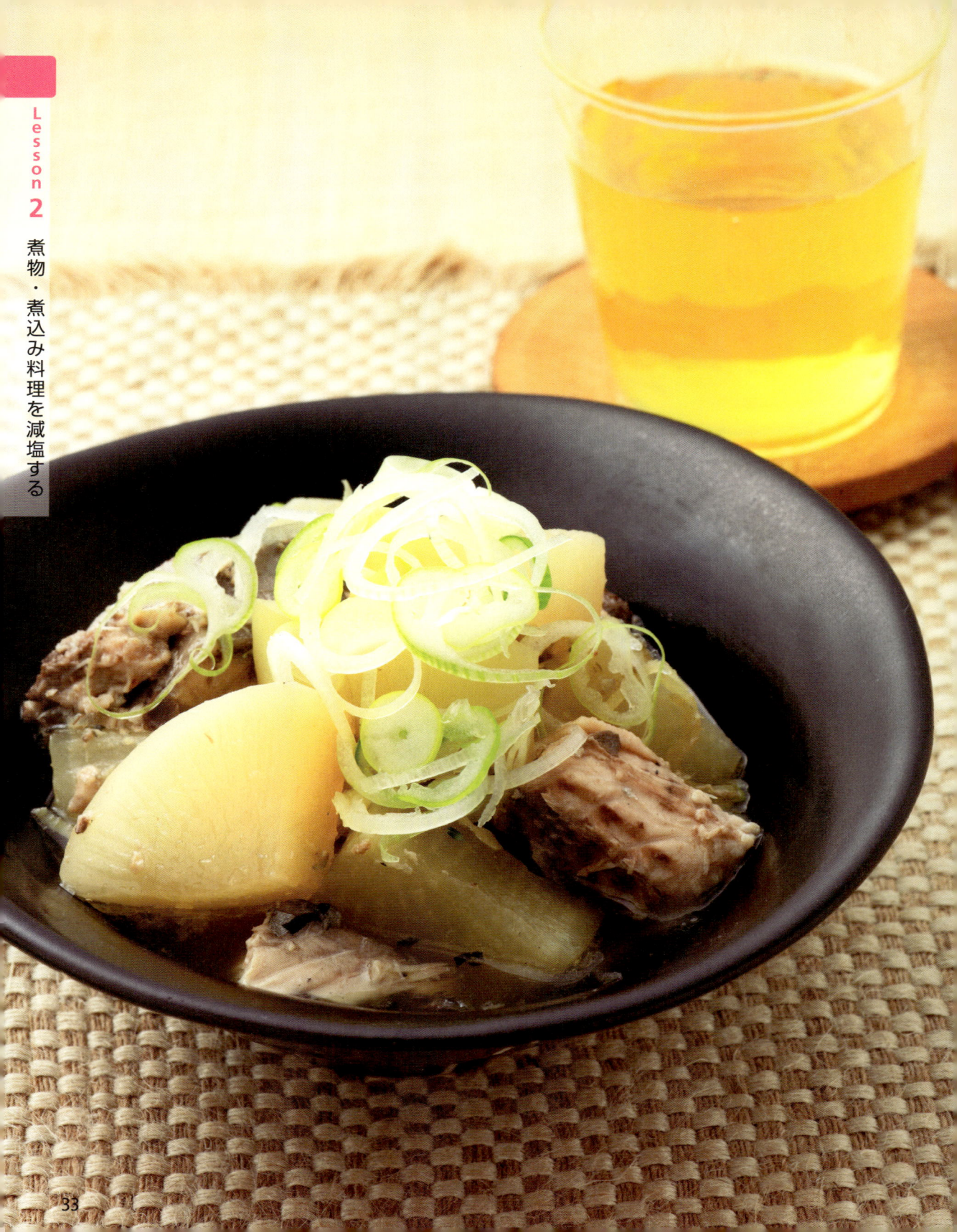

Lesson 2
煮物・煮込み料理を減塩する

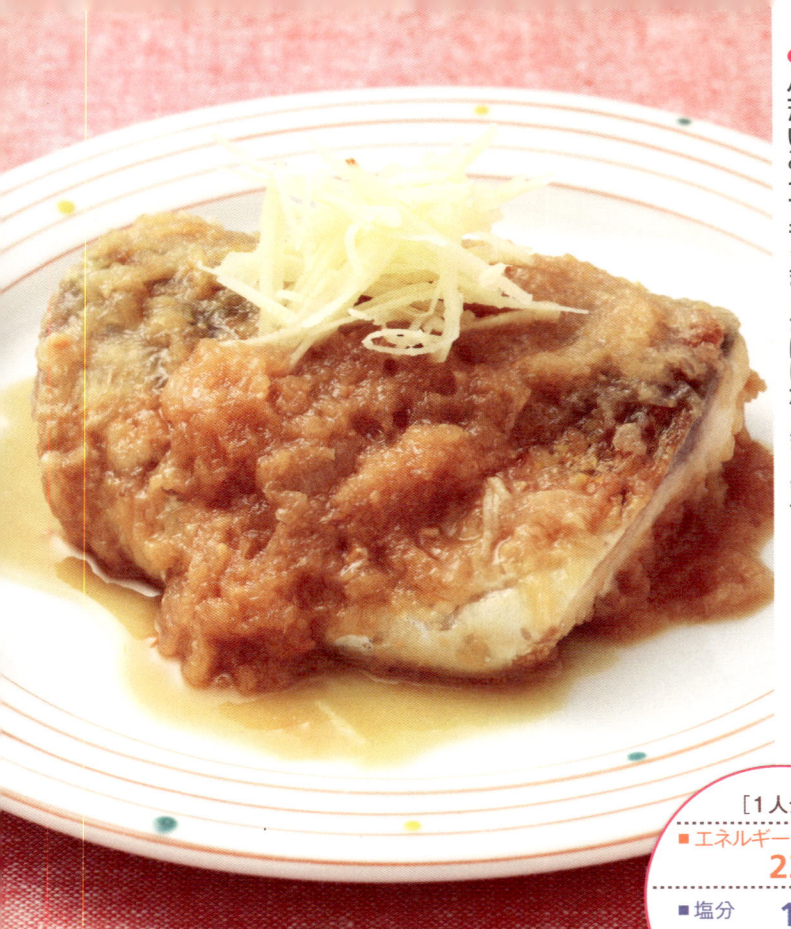

さばのみそ煮

魚は塩をふってしばらくおくことで身が締まり生臭みが消えますが、ふった塩の約半分が魚に浸透し、口に入る塩分量が多くなってしまいます。そこで塩水につける方法を考えました。私が実際に測定した結果、この方法だと塩を直接ふるよりも浸透する塩が少ないのに、臭みがうまく消え、おいしく仕上がることがわかりました。もちろん、ほかの魚にも応用できます。通常、さばのみそ煮を作るときは、煮汁にさばを直接入れて煮ますが、それだと多くの調味料が必要になるので、小麦粉をつけて焼いてから煮ることに。香ばしさとコクがアップし、表面に味をからめることで、少ない調味料でもしっかりした味に仕上がります。煮汁に玉ねぎのすりおろしを加えるとうまみと甘味が加わり、少ないみそでもうまくさばにからまります。

[1人分]
- エネルギー **234kcal**
- 塩分 **1.5g**
- カリウム **328mg**

材料 （2人分）

- A
  - さば ……………………… 半身（150g）
  - 水 ………………………… 1カップ
  - 塩 ………………………… 小さじ1
- B
  - 水 ………………………… 150mℓ
  - みそ ……………………… 大さじ1弱
  - 砂糖 ……………………… 大さじ1
  - 酒 ………………………… 大さじ1
  - しょうが（すりおろし）……… 1かけ
  - 玉ねぎ（すりおろし）… ¼個（50g）
- しょうゆ …………………… 小さじ½
- 小麦粉、オリーブ油 ……… 各適量
- 針しょうが ………………… 適宜

作り方

1. Aのさばは半分に切り、塩水に5分ほどつける。さばの水気をキッチンペーパーでふいて、小麦粉をまぶす。
2. フライパンにオリーブ油を入れ、さばをこんがりと焼く。
3. フライパンの汚れと余分な脂をキッチンペーパーでふき取ってBを入れ、煮汁をかけながら煮る。
4. 煮汁がとろりとなったら火を止め、しょうゆを回し入れる。器に盛り、針しょうがをのせて、できあがり。

減塩ポイント！

- 塩水につけて臭みを抜く
- 小麦粉をつけて、焼いてから煮る
- 玉ねぎのすりおろしを入れる
- 表面だけに味をからめる

【みそ】さば半身（150g）に含まれる塩分量は0.6g。

Lesson 2 煮物・煮込み料理を減塩する

さんまとごぼうの黒酢煮

煮魚を減塩にする場合、単に調味料を減らすだけでは魚の臭みが気になったり、もの足りなさを感じてしまいがち。そこでさんまは塩水につけて臭みを抜き、小麦粉をつけて一度焼いてから煮ることでコクと香ばしさをプラス。さらに酢を加えることで魚の臭みを取りつつ、うまみをグッと引き立たせました。ごぼうを一緒に煮ることで、ごぼうの香りがおいしさにつながり、またカリウムや食物繊維による減塩効果も期待できます。

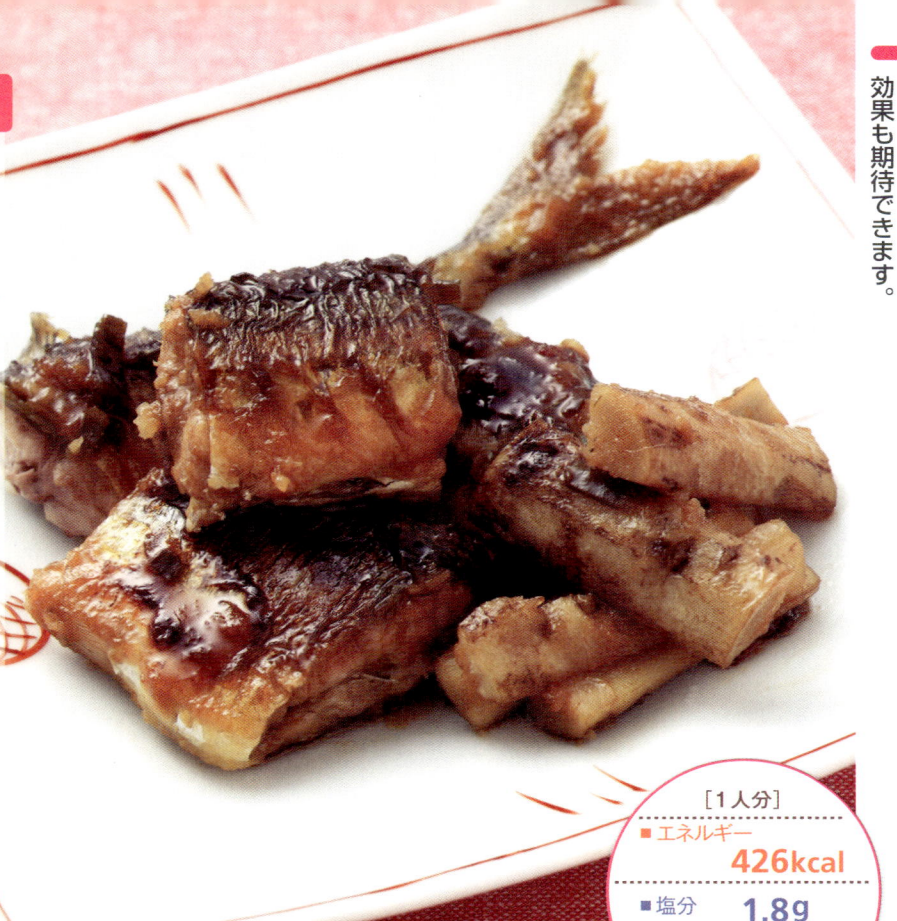

[1人分]
- エネルギー **426kcal**
- 塩分 **1.8g**
- カリウム **437mg**

材料（2人分）

A
- さんま ……………………… 2尾
- 水 …………………………… 1カップ
- 塩 …………………………… 小さじ1

B
- 水 …………………………… 1カップ
- 砂糖 ………………………… 大さじ1
- しょうゆ …………………… 大さじ1
- 黒酢（または酢） ………… 大さじ1
- しょうが（すりおろし） … 1かけ
- 昆布（1×10cm） ………… 1枚

ごぼう（5〜6cm長さの4つ割り）
 ……………………………… ½本（50g）
小麦粉、オリーブ油 ……… 各適量

作り方

1. **A**のさんまは4等分の筒切りにして内臓を出し、きれいに洗ったら、塩水に5分ほどつける。さんまの水気をキッチンペーパーでふいて、小麦粉をまぶす。
2. フライパンにオリーブ油を入れて**1**をこんがりと焼く。汚れと余分な脂をキッチンペーパーでふき取り、横でごぼうを炒める。
3. **B**を入れ（昆布はキッチンバサミで細く切る）、落としぶたをして弱火で10分煮る。
4. ごぼうがやわらかくなったら落としぶたを取り、煮汁がなくなるまで煮つめて、できあがり。

減塩ポイント！
- 塩水でさんまの臭みを抜く
- さんまに小麦粉をつけて、焼いてから煮る
- カリウム、食物繊維の多い野菜を添える

【酢】酢の塩分量はゼロ。酢には血流を改善し、血圧を抑制してくれる効果が期待できます。黒酢には普通の酢よりもアミノ酸やその他の有機酸が豊富に含まれています。

鮭とブロッコリーのシチュー

シチューをおいしく減塩するコツは、塩分を減らすのではなくホワイトソースの量を減らすこと。メインの具となる鮭にはきちんと下味をつけ、一度焼いてから野菜と一緒に蒸し焼きに。片栗粉入りの牛乳で一気にとろみをつけて仕上げる作戦です。この方法だと、ホワイトソースで煮込まないので具材のうまみがきちんと引き立ちますし、少ないソースでもうまくからまるのでソースの量は気になりません。鮭ときのこのうまみが溶け出した蒸し汁がソースの隠し味になり、薄味でもコクのある味わいに仕上がります。下味の塩は酒で溶いてからからめて5分おくと、少ない塩でもまんべんなく行き渡ります。

材料 （2人分）

A
- 生鮭 ……… 2切れ（140g）
- 塩 ……… 小さじ⅕（1g）
- 酒 ……… 大さじ1
- 小麦粉 ……… 適量

B
- ブロッコリー（小房に分ける） ……… ½株（150g）
- しめじ（小房に分ける） ……… 1パック（100g）
- 水 ……… 100㎖

C
- 牛乳 ……… 300㎖
- 塩 ……… 小さじ½（2.5g）
- 片栗粉 ……… 大さじ1

- オリーブ油 ……… 小さじ1
- こしょう ……… 少々

作り方

1. **A**の生鮭は、食べやすい大きさのそぎ切りにする。塩と酒をよく混ぜ、鮭にからめて5分おく。キッチンペーパーで鮭の水気をふき、小麦粉をまぶす。
2. フライパンにオリーブ油をひき、鮭を両面こんがりと焼く。
3. フライパンの汚れと余分な脂をキッチンペーパーでふき取り、**B**を加えてふたをし、弱火で5分蒸し焼きにする。
4. **C**を混ぜ合わせる。
5. ブロッコリーがやわらかくなったら**4**を入れ、とろみがついたらこしょうをふって、できあがり。

減塩ポイント！

- 牛乳＋片栗粉でホワイトソースを作る
- ホワイトソースの量を減らす
- 蒸し焼きにして素材のうまみを引き出す

[1人分]
- エネルギー 284kcal
- 塩分 1.4g
- カリウム 951mg

【ホワイトソース缶】 市販のホワイトソース1缶（300g）に含まれる塩分量は3g。牛乳100㎖に含まれる塩分量は0.1g。

Lesson 2 煮物・煮込み料理を減塩する

ロールキャベツ風肉だんごの煮込み

ロールキャベツは作るのが大変なので、ここでは包まないで一緒に煮込むことで"風"に仕上げました。塩分を減らすために肉だんごに味をつけずに作ると、どうしても仕上がりがぼやけた味になってしまいます。そこで下味の塩を利用して玉ねぎを塩もみし、その水分を砕いた麸に吸わせる作戦に。塩もみすることで玉ねぎのうまみを引き出すことができ、薄味でもものの足りなさがなくなります。また玉ねぎの水分を麸に吸わせることでふっくらやわらかに仕上がります。野菜ジュースで蒸し煮にするのも大事なポイント。キャベツの甘みがグッと引き出され、野菜ジュースのうまみと合わさって失敗なく味が決まります。

材料 (2人分)

A
- 玉ねぎ(みじん切り) ………… ¼個 (50g)
- 塩 ………… 小さじ⅙ (1g)

B
- 麸 ………… 10g
- 片栗粉 ………… 小さじ1
- 豚ひき肉 ………… 150g

C
- 野菜ジュース(有塩。果物の果汁が入っていないもの) ………… 1カップ
- ケチャップ ………… 大さじ½
- しょうゆ ………… 小さじ1

- キャベツ(ざく切り) ………… ⅙個 (200g)
- にんにく(粗みじん切り) ………… 2かけ
- オリーブ油 ………… 小さじ1
- 粗びき黒こしょう ………… 適量

作り方

1. **A**をポリ袋に入れてもむ。
2. **B**の麸を砕きながら**1**に加えて水分を吸わせてから、片栗粉とひき肉を加え、さらにもんで混ぜる。
3. ポリ袋を切って広げ、**2**をひと口大に丸める。
4. フライパンにオリーブ油を入れ、**3**の肉だんごをこんがりと焼き、にんにくも加えて炒めたら、キャベツを入れる。
5. **C**の野菜ジュースを加え、ふたをして弱火で煮る。
6. キャベツがくたっとしたら、ケチャップとしょうゆで味をととのえる。器に盛り、粗びき黒こしょうをふって、できあがり。

[1人分]
- エネルギー 278kcal
- 塩分 1.7g
- カリウム 760mg

減塩ポイント!
- 少量の塩で玉ねぎのうまみを引き出す
- 野菜ジュースのうまみを上手に利用
- 少ない煮汁で蒸し煮にする

【野菜ジュース】野菜ジュース(有塩)200㎖に含まれる塩分量は1.2g。

Lesson 2

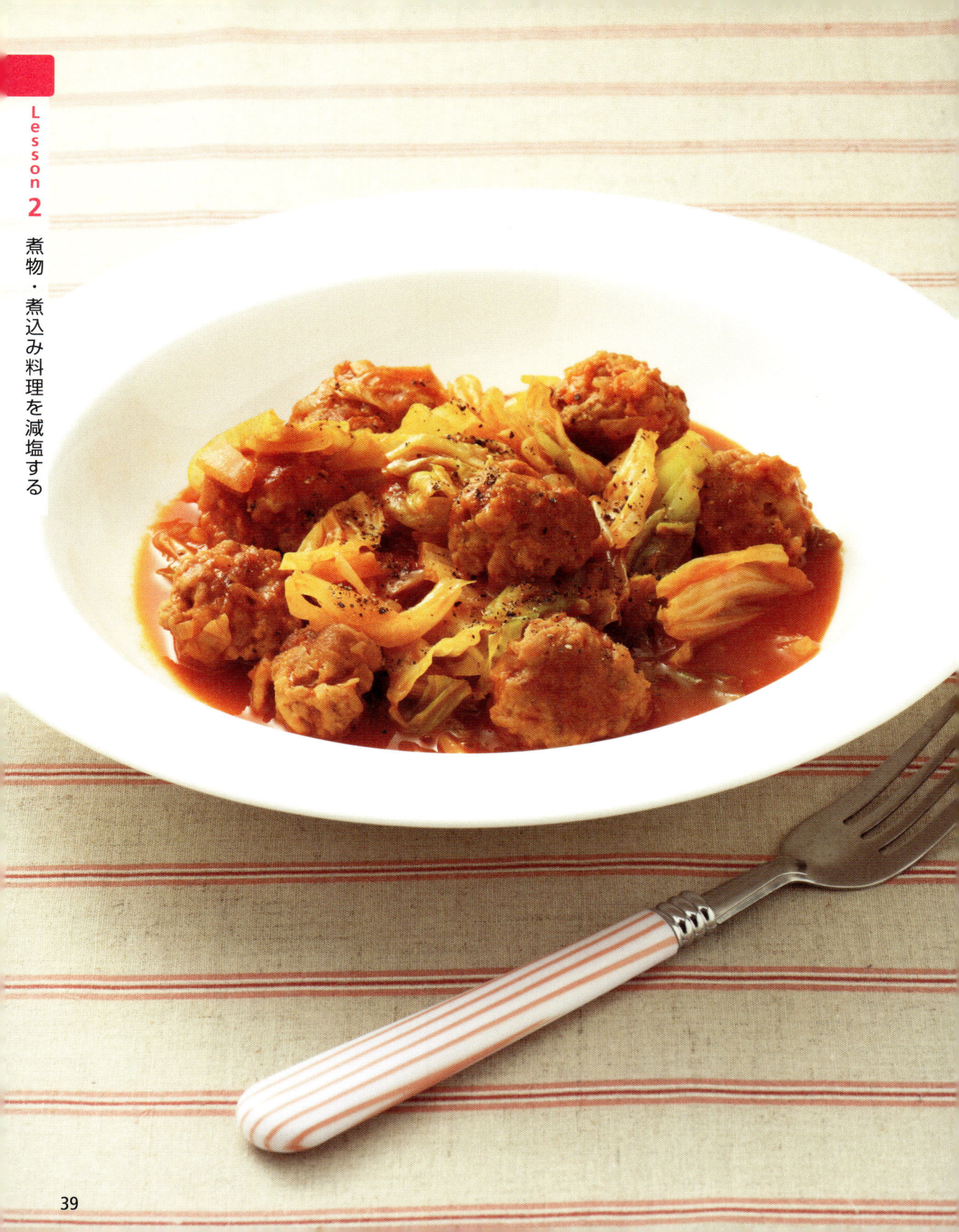

煮物・煮込み料理を減塩する

じゃがいもとツナのグラタン

グラタンを減塩するには、具の味つけ、ホワイトソース、上にかけるチーズの塩分を考える必要があります。具はカリウムの多い玉ねぎ、じゃがいも、トマトを選び、ツナ缶でうまみをプラス。トマトの水分で野菜のうまみを引き出せば、薄味でもおいしく食べられます。ホワイトソースを作らずに片栗粉でとろみをつけてソースの量を減らし、塩分をカット。その分、上にチーズをかけることができ、塩分オーバーになる心配もありません。チーズの量は守ってくださいね。

材料（2人分）

A
- 玉ねぎ（薄切り）……………………… ¼個（50g）
- じゃがいも（薄い半月切り）…………… 2個（200g）
- トマト（ざく切り）……………………… 1個（200g）
- ツナ缶（オイル漬け）…………………… 小1缶
- 水 ……………………………………… 大さじ2〜3

B
- 牛乳 …………………………………… 100㎖
- 片栗粉 ………………………………… 小さじ1
- 塩 ……………………………………… 少々（0.5g）

- ピザ用チーズ …………………………… 30g
- オリーブ油 …………………………… 小さじ1
- パセリ（みじん切り）…………………… 適宜
- 粗びき黒こしょう ……………………… 適量

作り方

1. フライパンにオリーブ油を入れて、**A**の玉ねぎを炒め、しんなりしたら、じゃがいも、トマト、ツナ（オイルごと）、水を入れ、ふたをして弱火で蒸し煮にする。
2. **B**を混ぜ合わせておく。
3. **1**のじゃがいもがやわらかくなったら**2**を加えて混ぜながら加熱し、とろみがついたら耐熱容器に入れる。
4. ピザ用チーズをかけて、オーブントースターでチーズが溶けるまで焼く。パセリと粗びき黒こしょうをふって、できあがり。

減塩ポイント！

- 具はカリウムの多い野菜を中心に
- 牛乳＋片栗粉でホワイトソースを作る
- ソースの量を少なくする
- ピザ用チーズは分量を量って使う

[1人分]
- エネルギー **321kcal**
- 塩分 **1.1g**
- カリウム **848mg**

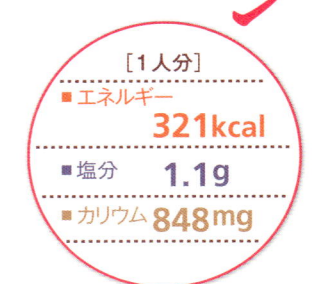

【ツナ缶】ツナ缶小1缶（内容量80g）に含まれる塩分量は0.7g。

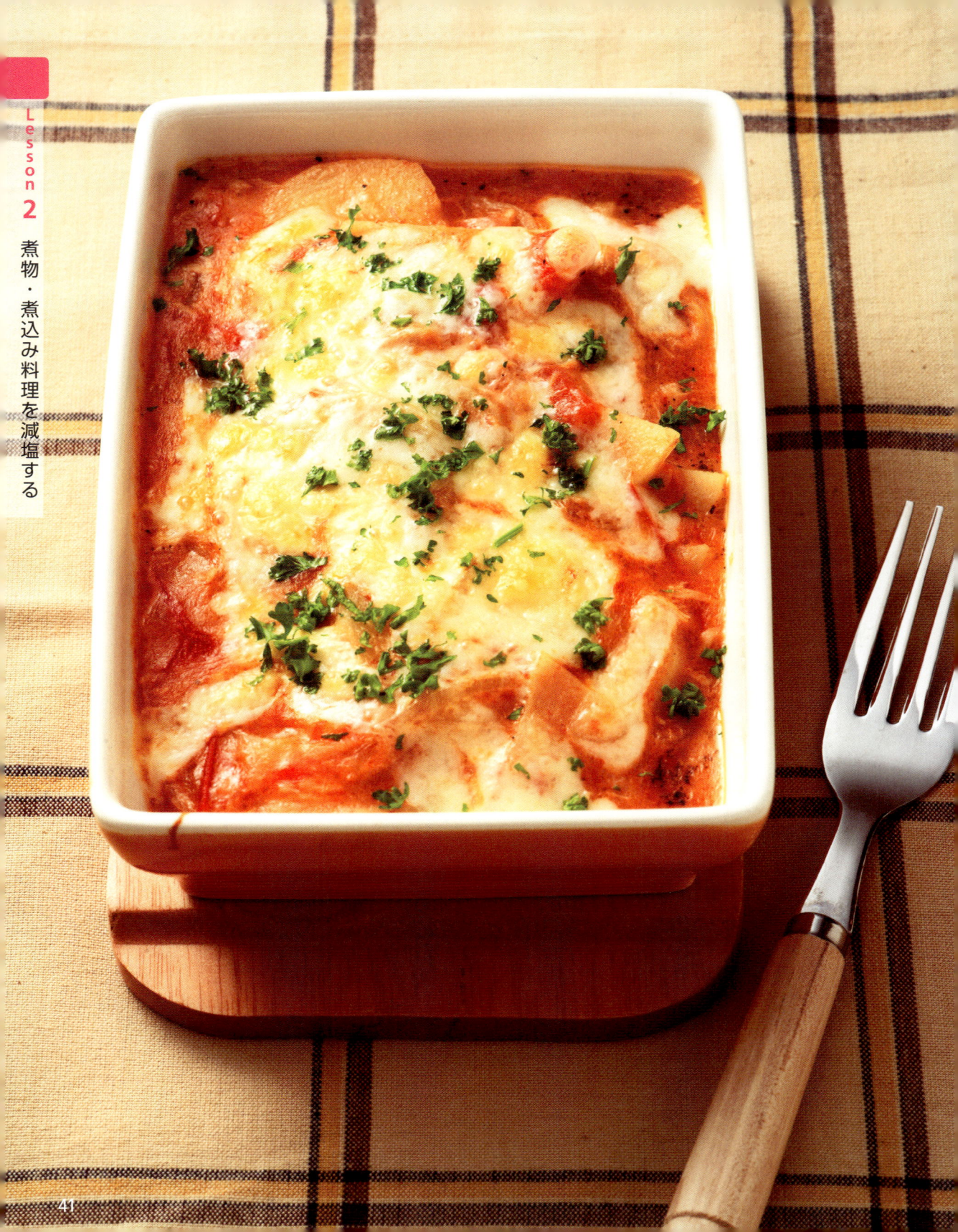

Lesson 2
煮物・煮込み料理を減塩する

小松菜の煮びたし

だし汁で野菜をさっと煮た煮びたしは、手軽にできて野菜がたっぷり食べられるよい料理です。けれど、だし汁が多いとその分調味料も多く必要になり、口に入る塩分も多くなってしまいがちです。そこで発想の転換。少しの水分で野菜を蒸し煮にし、野菜から出てきた水分にかつお節に味をつけてかつお節を混ぜるのです。そうすれば、野菜から流れ出た水分をかつお節が吸うのでカリウムをムダなくとれ、さらに野菜のうまみも逃げないので薄味でもおいしく食べられるというわけです。アクのない野菜（キャベツ、白菜、水菜、チンゲンサイなど）なら同様にできます。

[1人分]
- エネルギー **74kcal**
- 塩分 **0.7g**
- カリウム **570mg**

材料 (2人分)

A
- 水 ……………………… 50mℓ
- 昆布（1×10cm）……… 1枚

B
- 小松菜（ざく切り）…… 1束（200g）
- 油揚げ（細切り）……… 1枚

C
- しょうゆ ……………… 大さじ½
- みりん ………………… 大さじ½

かつお節 ………………… 1パック（3〜5g）

作り方

1 フライパンに **A** を入れ（昆布はキッチンバサミで細く切る）、火にかける。沸騰したら **B** を小松菜、油揚げの順に入れてふたをし、中火で蒸し煮にする。

2 小松菜がくたっとしたら **C** を入れ、かつお節を加えて全体にからめたら、できあがり。

減塩ポイント！
- 少しの水分で蒸し煮にする
- かつお節に蒸し汁を吸わせる
- 味つけは最後に

【かつお節】かつお節1パック（5g）に含まれる塩分量は、限りなくゼロ。

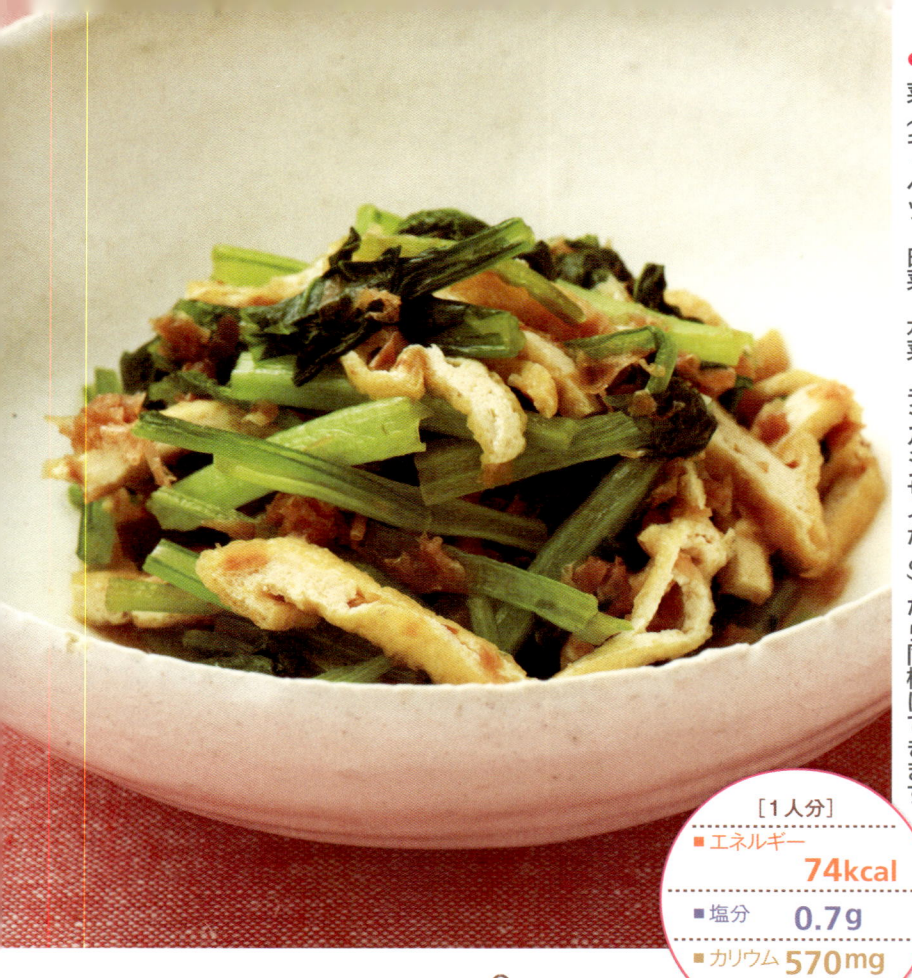

ひじきのうま煮

Lesson 2 煮物・煮込み料理を減塩する

甘辛味が一般的なイメージですね。ところが砂糖を入れずにしょうゆだけで味つけしてみると、ひじきの香りとうまみがグッと引き立ち、しょうゆの量を減らしても気にならないばかりか、むしろあっさりおいしい煮物になりました。ひじきはフライパンの中でゆでながらもどすと簡単です。にんじんと油揚げはひじきの上に広げてのせて蒸し煮にするのもポイントです。にんじんの甘みと油揚げのコクがグッと引き出されるので砂糖を入れないものの足りなさがなくなります。最後に入れるかつお節とすりごまでコクとうまみをプラスして、薄味をカバーします。

[1人分]
- エネルギー **54kcal**
- 塩分 **0.7g**
- カリウム **301mg**

材料 （2人分×2回分）

- 長ひじき ………………… 1袋（15g）
- **A**
  - にんじん（せん切り） ………… 小1½本（150g）
  - 油揚げ（細切り） ………… 1枚
  - 水 ………………… 100mℓ
- **B**
  - しょうゆ ………………… 大さじ1
  - かつお節 ………… 1パック（3〜5g）
  - すりごま ………………… 大さじ1

作り方

1. 長ひじきは袋の上から手でもんで短く折る。
2. フライパンに長ひじきと、ひたひたの水（分量外）を入れる。ふたをして火にかけ、沸騰したら火を止めてそのまま5分おく。
3. ふたをずらして水をきり、**A**を入れ、ふたをして弱火で5〜10分煮る。
4. にんじんがやわらかくなり、水がほぼなくなったら、**B**のしょうゆを回し入れ、かつお節とすりごまを混ぜて、できあがり。

減塩ポイント！
- 少ない水分で蒸し煮にする
- 砂糖を加えず、しょうゆだけで味つけする
- すりごま、かつお節でコクとうまみをアップ

【減塩しょうゆ】 減塩しょうゆ大さじ1（18g）に含まれる塩分量は1.4g。濃口しょうゆの約半分です。

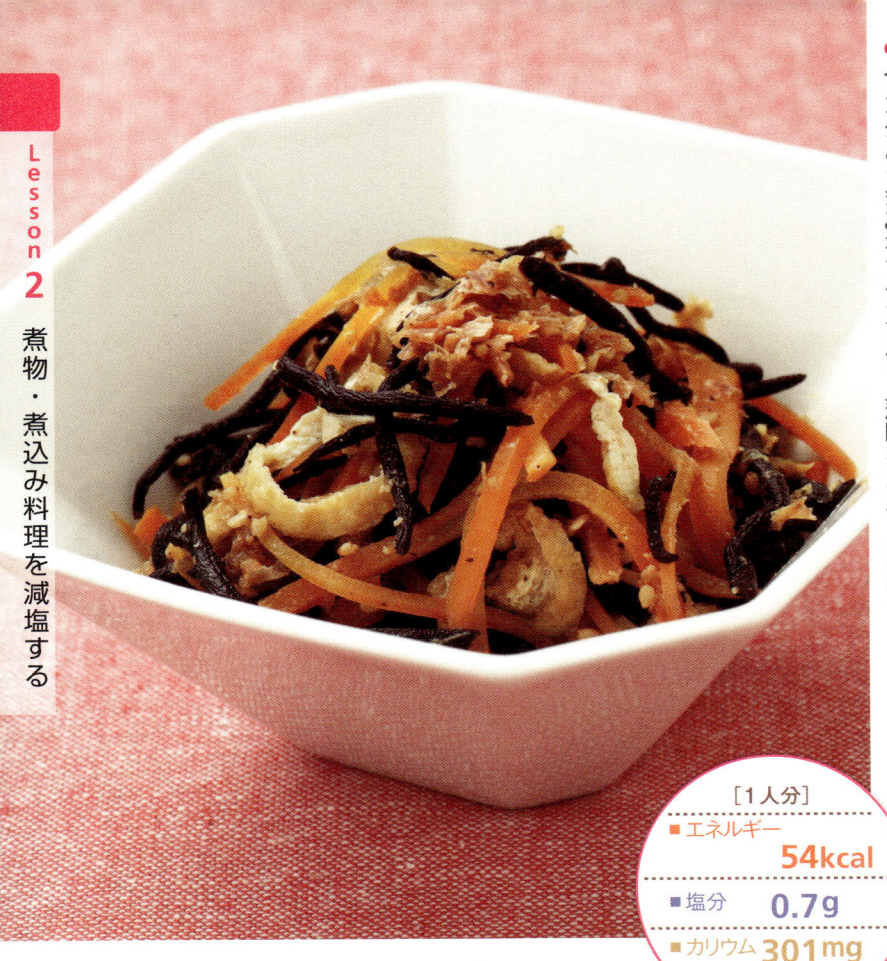

高野豆腐の土佐煮

濃い味に親しんでいる昔ながらのお総菜は、極端な薄味にするとおいしくないと感じてしまいがちですから、薄味にするのが難しいですね。最初から味をつけて煮るのではなく、味をつけずに煮てから調味料を入れ、水分を飛ばしながら煮つめていきます。口当たりがとろりとやわらかく仕上がり、少しの調味料でも効果的に味がつきます。最後に入れるかつお節がうまみをプラスしてもの足りなさをカバーしますので必ず入れてください。1人1枚、この分量も塩分をとりすぎないポイントです。

材料（2人分×2回分）

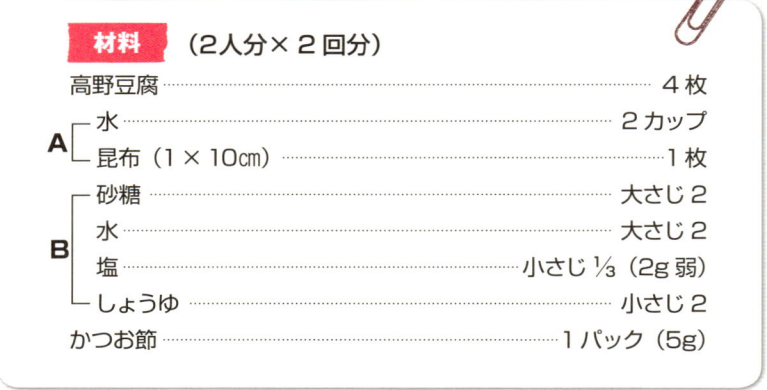

高野豆腐		4枚
A	水	2カップ
	昆布（1×10cm）	1枚
B	砂糖	大さじ2
	水	大さじ2
	塩	小さじ1/3（2g弱）
	しょうゆ	小さじ2
かつお節		1パック（5g）

作り方

1 高野豆腐は水につけ（切れる程度にやわらかくなればよい）、水気を絞って1枚を4等分に切る。

2 フライパンに **A** を入れ（昆布はキッチンバサミで細く切る）、火にかける。沸騰したら **1** の高野豆腐を入れ、ふたをして弱火で3〜5分煮る。

3 **B** を混ぜ合わせる。

4 **2** がやわらかくなったら、**3** を入れ、ふたを取って水分を飛ばしながらさらに煮る。

5 煮汁がほぼなくなったら、かつお節を混ぜて、できあがり。

減塩ポイント！

- 味つけをしないで煮てから調味料を入れる
- 煮汁を飛ばす
- かつお節でうまみをきかす
- 食べる量を守る

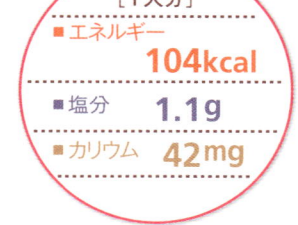

[1人分]
- エネルギー 104kcal
- 塩分 1.1g
- カリウム 42mg

【薄口しょうゆ】 薄口しょうゆ大さじ1（18g）に含まれる塩分量は2.9g。濃口しょうゆより多いです。

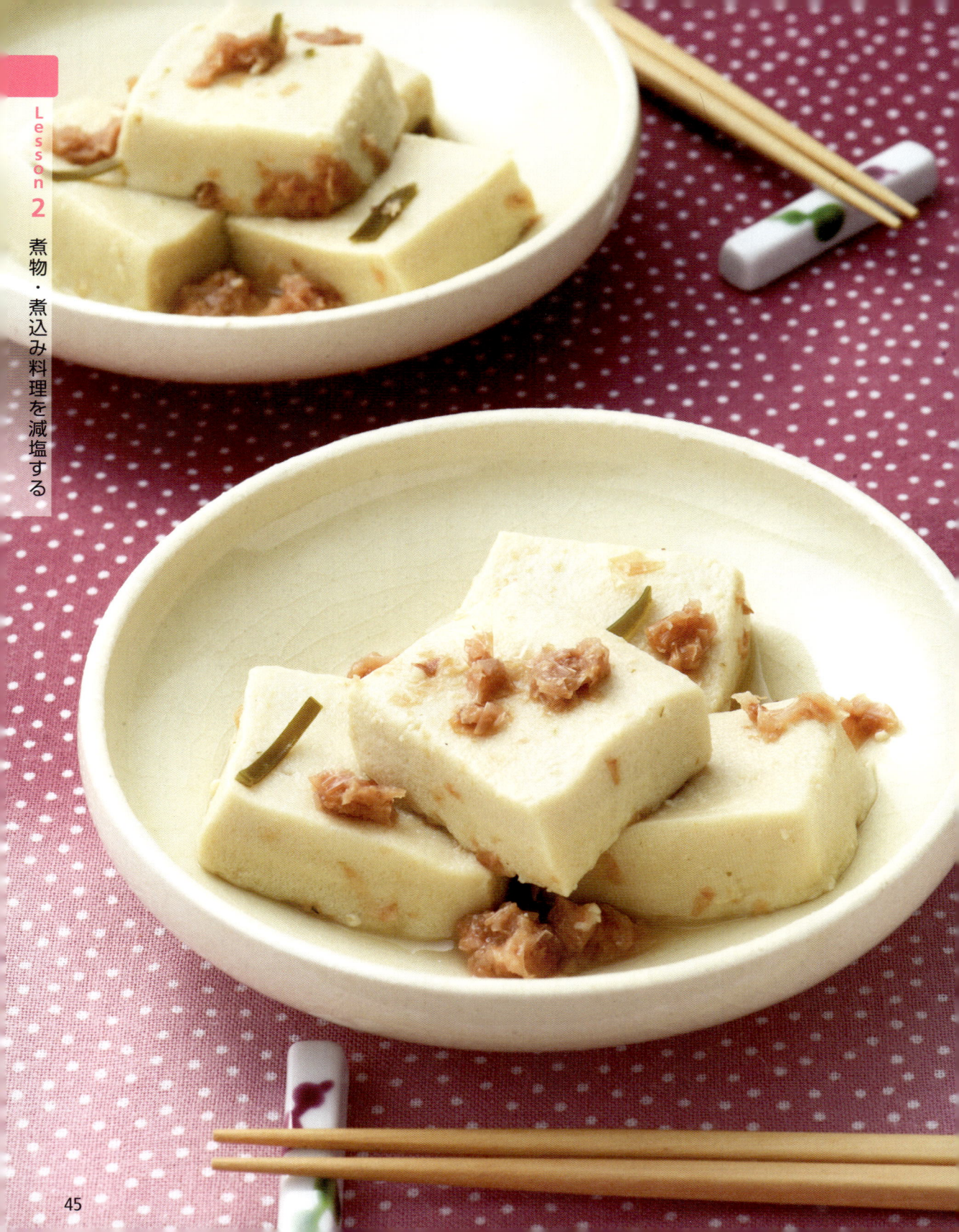

Lesson 2 煮物・煮込み料理を減塩する

かぼちゃの甘煮

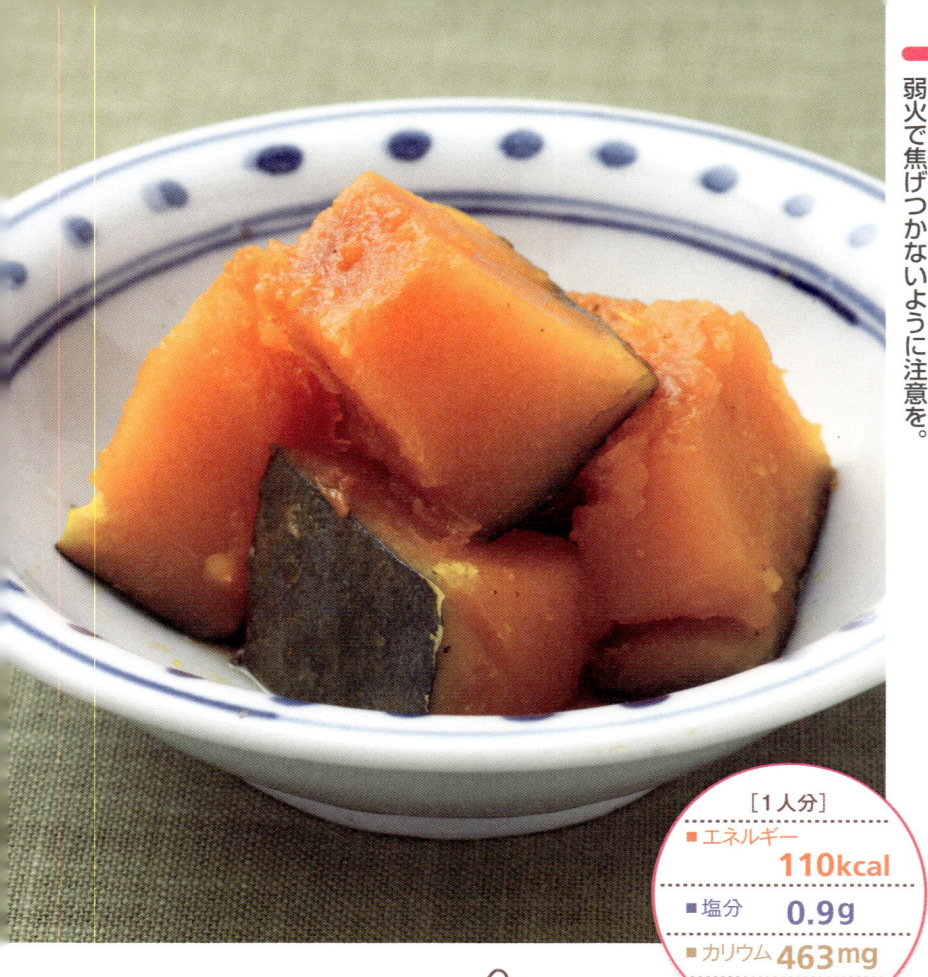

かぼちゃをいつもより小さめに切って表面積を多くし、調味料をからみやすくします。最初は水と砂糖だけで蒸し煮にし、しょうゆは最後に入れるのもポイント。甘みを先にしみ込ませておくと、しょうゆの味が表面にしかからんでいなくても、中までしみ込んでいるかのように感じます。また、蒸し煮にすると野菜のうまみやビタミンが逃げずに野菜そのもののおいしさを引き出せるので、味が薄くてもの足りなさを感じず、おいしく食べられます。蒸し煮にはぴったり閉まるふたを使い、弱火で焦げつかないように注意を。

[1人分]
- エネルギー 110kcal
- 塩分 0.9g
- カリウム 463mg

材料（2人分）

A
- かぼちゃ ……… 1/6個（200g）
- 塩 ……… 小さじ1/6（1g）

B
- 砂糖 ……… 大さじ1
- 水 ……… 100ml

- しょうゆ ……… 小さじ1

作り方

1. **A**のかぼちゃは通常の煮物よりやや小さめに切ってフライパンに入れ、塩をまぶして5分ほどおく。
2. **B**を加えてふたをし、弱火で5〜10分煮る。
3. かぼちゃがやわらかくなったらふたを取り、煮汁を煮つめる。煮汁が残り少なくなったらしょうゆを回し入れ、全体にからめて、できあがり。

減塩ポイント！
- かぼちゃは小さめに切る
- 砂糖と水だけで蒸し煮にする
- しょうゆは最後に入れ、表面にからめる

【かぼちゃ】かぼちゃ100gに含まれるカリウム量は450mgで、食物繊維量は3.5g。

おから煮

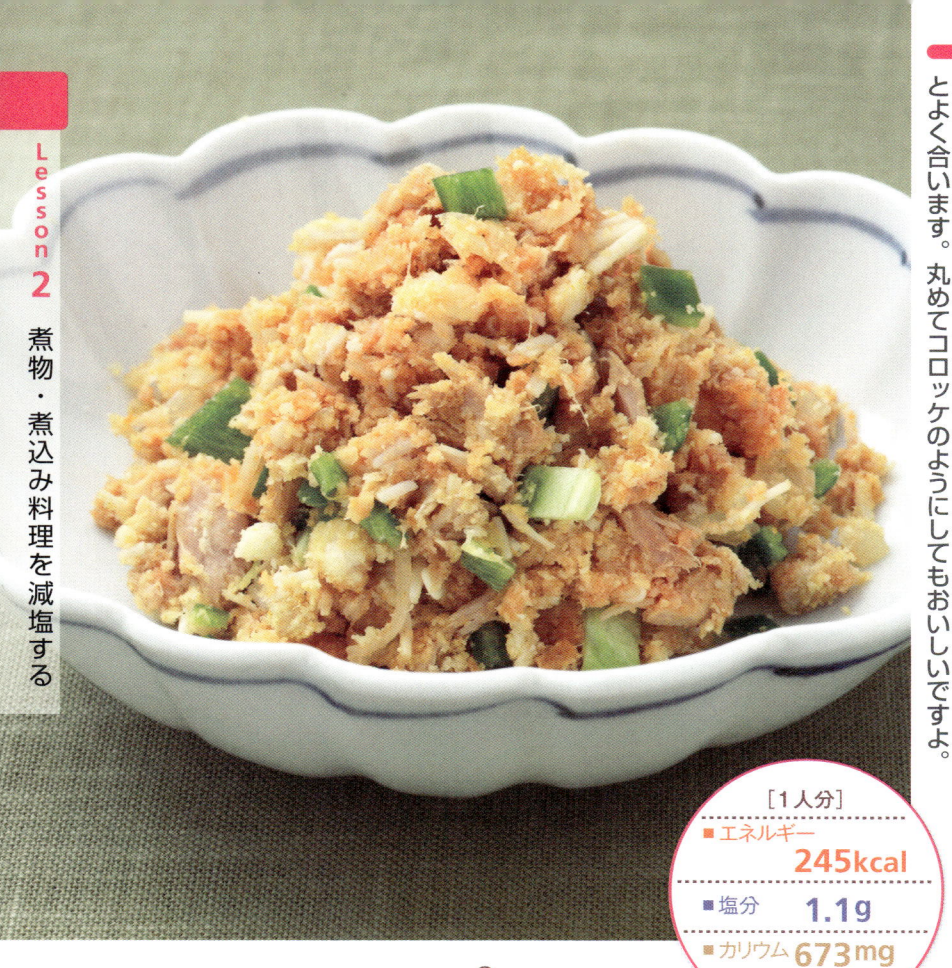

おからは、ナトリウムを排出させ、動脈硬化予防の効果が期待できる食物繊維やカリウムが豊富。和風の味つけでは塩分が多くなりがちなので思いきって洋風にしてみると、安心しておいしく食べられる薄味おかずになりました。カレー粉の風味とツナのうまみ、ケチャップの酸味などが合わさると、コクのある味わいになります。最後に小さく切ったピーマンを加えると、プチプチとした食感がカレー味のおかとよく合います。丸めてコロッケのようにしてもおいしいですよ。

Lesson 2　煮物・煮込み料理を減塩する

[1人分]
- エネルギー 245kcal
- 塩分 1.1g
- カリウム 673mg

材料（2人分）

A
- 玉ねぎ（みじん切り） ½個（100g）
- えのきたけ（みじん切り） 1袋（100g）
- おから 100g
- ツナ缶（オイル漬け） 小1缶
- ピーマン（粗みじん切り） 1個

B
- カレー粉 大さじ½〜1
- ケチャップ 大さじ2
- しょうゆ 小さじ½

オリーブ油 小さじ1

作り方

1. フライパンにオリーブ油を入れ、**A**の玉ねぎとえのきたけを炒め、しんなりしたら、おからとツナ（オイルごと）を入れてさらに炒める。
2. **B**を入れて味をととのえる。
3. 火を止めて**A**のピーマンを加え、できあがり。

減塩ポイント！
- 砂糖を加えないで作り、洋風に仕上げる
- カレーの香りをプラス
- ケチャップの酸味とうまみでコクをアップ
- 歯ごたえのあるものを加えて、かんで食べる工夫を

【おから】おから100gに含まれるカリウム量は350mgで、食物繊維量は11.5gです。

Lesson 3

炒め物・焼き物を減塩する

短時間で手軽に作れる炒め物や焼き物は、家庭料理の中でも登場回数の多い料理です。適当に作ってもそれなりに作れることで、調味料を多く使っていても案外気づいていないことがあります。また、食べるときにかけるしょうゆやソース、つけて食べるたれなどが高塩分の原因になっている場合もあります。応用のきく減塩のコツを紹介しましょう。

1 表面に味をつける

　炒め物・焼き物の味つけも煮物と同様、表面だけに味をつけるのがコツです。

　そのための工夫としては、表面に**小麦粉や片栗粉をまぶして焼く**方法があります。たれを加えたときにそれがとろみとなり、うまく調味料がからまるので、調味料を少なくしても味がしっかりついているような仕上がりになります。

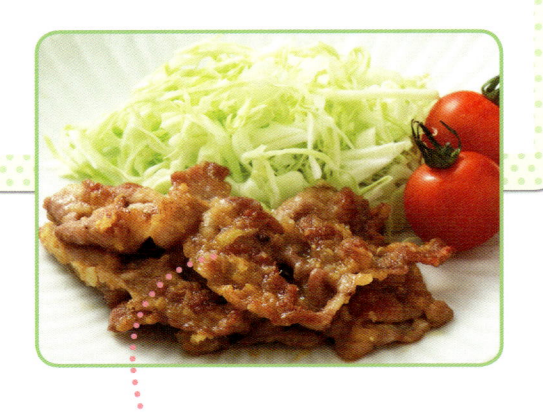

＊小麦粉のとろみ＋すりおろし玉ねぎ＆しょうが
→W効果でたれがよくからむ！

2 薄め、小さめで表面積を増やす

　表面に味をうまくからめるためには**表面積が多いほうがいい**ので、薄めのそぎ切りにしたり、小さく切ったりするのもコツです。

　また、ハンバーグは小さめに丸めることでソースがからまる部分が増え、その分肉だねの味つけを減らせます。

4 全体に味をつけない

味つけを全体にせずに、**部分的につける**というのもひとつの手です。

たとえばこの本では、卵焼きとにらたまでその方法を紹介しました。料理そのものには味をつけないで、後からしょうゆを部分的にかけるのですが、普通にかけると、しょうゆが流れてしまうので、ついついかけすぎてしまいがち。そこでかつお節やおろししょうがにしょうゆをしみ込ませたものを"固形の調味料"として部分的にのせるのです。そうすれば**舌で感じる味はとてもしっかりしているのに、実際口に入るしょうゆの量はグッと減らせる**というわけです。

これが"固形の調味料"です！

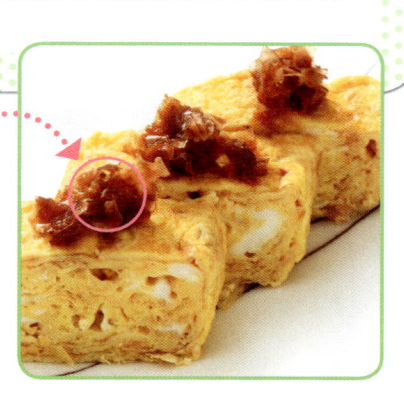

3 調味料を具材にうまくからめる

炒め物は野菜から水が出やすいため、調味料をうまく具材にからめる工夫が必要です。**調味料がうまくからまっていれば、少ない調味料でも効率よく舌で感じる**ことができます。逆にからまっていないと野菜から水が出たり、肉汁が出たりして、調味料を加えているのに味がととのわないこともあります。

とろみをつけるのが一番簡単ですが、それ以外にかつお節やごまもおすすめ食材。これらの食材が調味料を吸って食材にからみつき、うまみとコクをアップさせてくれます。

5 酸味を味方につける

食卓で塩やしょうゆをかける代わりに酢、柑橘系の果汁などの**酸味を使うと、グッとうまみを引き立ててくれる**ので、薄味のもの足りなさがカバーでき、おいしく減塩することができます。焼き魚、ソテーした肉などにおすすめです。

くし形に切ったレモンやかぼすなどを冷蔵庫に常備しておくと、すぐに使えて便利ですよ。

また味つけや隠し味に酢やポン酢しょうゆなど、酸味のあるものをうまく使うのも効果的です。

6 できたてを食べる

せっかくおいしくできても、時間がたてば味が落ちます。特に炒め物や焼き物は状態が変わりやすく、香ばしさやおいしさが半減します。逆にできたての熱々をおいしいうちに食べれば、多少味が薄くてもおいしく食べられるもの。**食べるタイミングも味のうち**です。

こんなふうに酢とラー油で食べるのもおすすめ

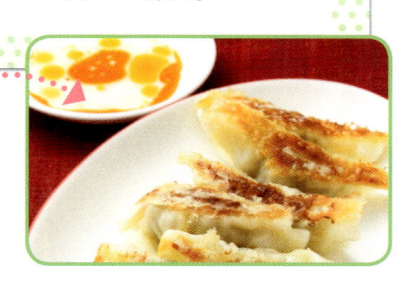

豚肉のしょうが焼き

普通は豚肉を下味に漬け込んでから焼きますが、そうすると調味料が多く必要になるので、豚肉には下味をつけず小麦粉をまぶして焼きます。豚肉はしょうが焼き用ではなく薄切り肉を使うのもポイント。厚みがないので下味をつけていないことが気にならず、もの足りなさを感じません。ここではしょうゆより塩分の少ないポン酢しょうゆを使い、コクをアップさせるために玉ねぎのすりおろしを加えました。玉ねぎの甘みとうまみで奥深い味になり、たれもしっかりと肉にからみます。

材料 （2人分）

A
- 豚ロース薄切り肉 ……………… 160g
- こしょう、小麦粉 ……………… 各適量

B
- ポン酢しょうゆ ………………… 大さじ1
- みりん …………………………… 大さじ1
- 酒 ………………………………… 大さじ1
- 玉ねぎ（すりおろし） ………… 1/4個（50g）
- しょうが（すりおろし） ……… 1かけ

オリーブ油 ………………………… 小さじ1
キャベツ（せん切り）、ミニトマト … 各適宜

作り方

1. **A**の豚肉は食べやすく切ってこしょうをふり、小麦粉を全体にまぶす。**B**は混ぜ合わせておく。

2. フライパンにオリーブ油を入れ、豚肉を広げながら入れて両面焼く。

3. 余分な脂をキッチンペーパーでふき取り、混ぜ合わせておいた**B**を入れて水分を飛ばしながら豚肉にからめる。

4. キャベツ、ミニトマトと一緒に器に盛って、できあがり。

減塩ポイント！
- 豚肉を調味料に漬け込まない
- 豚肉はしょうが焼き用ではなく薄切りを使う
- 小麦粉をつけて焼く
- たれに玉ねぎのすりおろしを加える
- ポン酢しょうゆを利用する

[1人分]
- エネルギー 292kcal
- 塩分 0.8g
- カリウム 465mg

【ポン酢しょうゆ】 ポン酢しょうゆ大さじ1（17g）の塩分量は約1.3g。しょうゆの約半分の塩分量です。

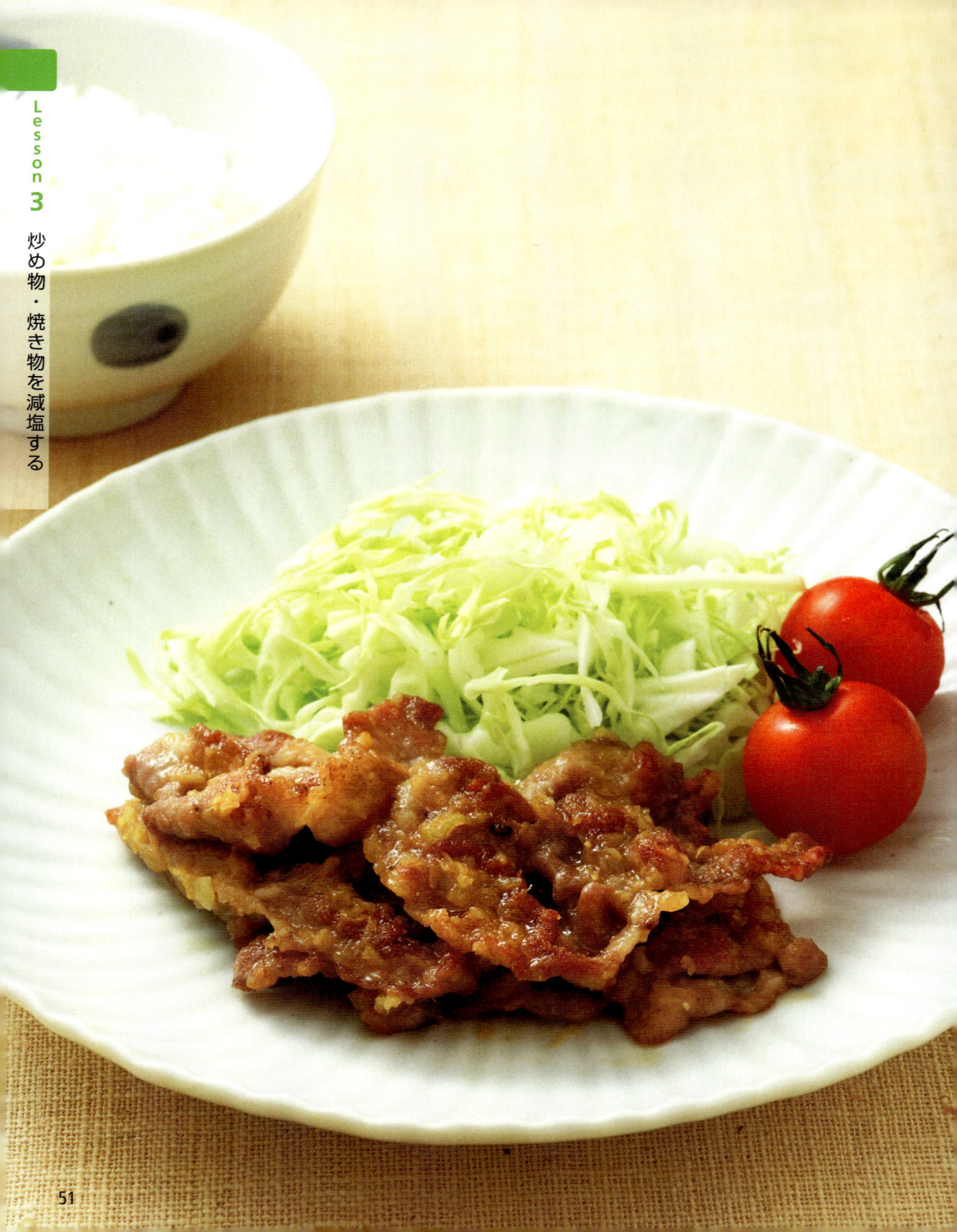

Lesson 3 炒め物・焼き物を減塩する

さんまの塩焼き

焼き魚の塩は味つけだけではなく、魚の身を締めてグッとうまみを引き出す役割もあります。これなしではおいしさが引き出されず、後からしょうゆをかけたくなって逆効果。塩はふり、食べるときのしょうゆを最小に抑えるほうが得策です。塩は酒に溶いてからからめると、少ない量でもまんべんなく浸透し、うまみが増します。10分ほどおいた後、キッチンペーパーでふき取ると、臭みと一緒に余分な塩も取り除けます。食べるときはレモン汁だけで食べるのが理想。どうしてもしょうゆをかけたい場合は、あらかじめ大根おろしだけに味をつけて添えると無意識にかけすぎる心配もありません。味つけにはポン酢しょうゆを使うと、酸味や香りの効果でしょうゆよりも減塩できます。

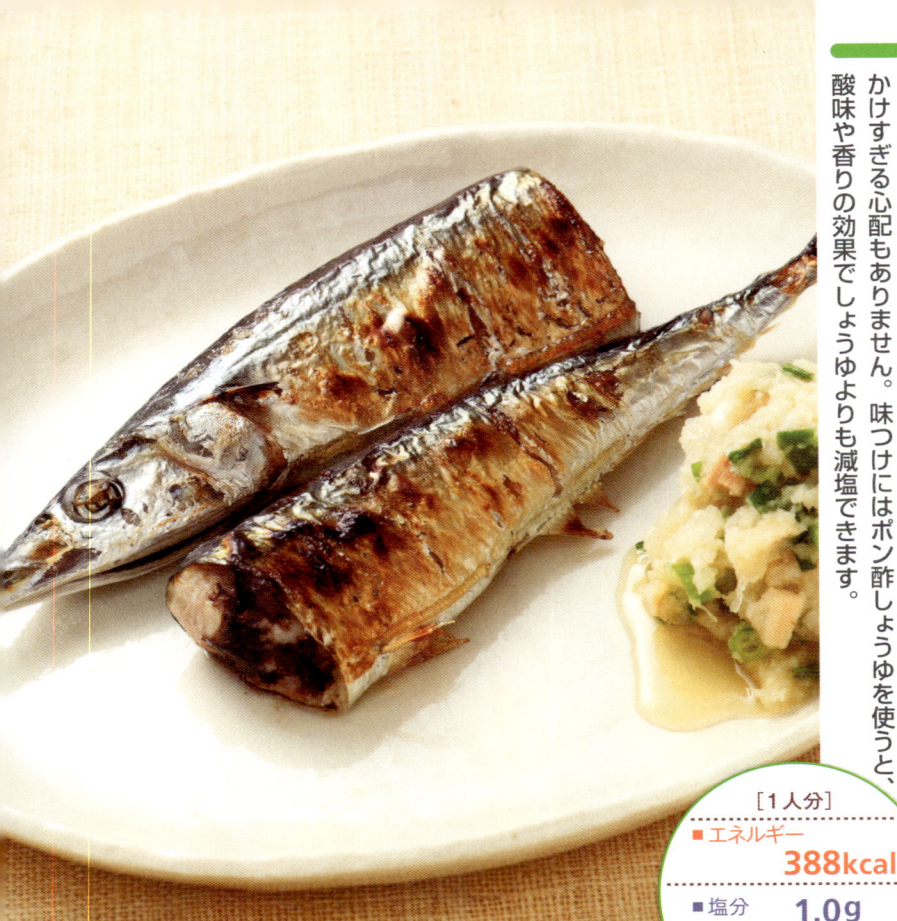

[1人分]
- エネルギー **388kcal**
- 塩分 **1.0g**
- カリウム **315mg**

材料 （2人分）

A
- さんま ……… 2尾
- 塩 ……… 小さじ1/6（1g）
- 酒 ……… 大さじ1

B
- 大根（すりおろし） ……… 50g
- ポン酢しょうゆ ……… 小さじ2
- 麩（手で砕く） ……… 5個くらい
- しょうが（すりおろし） ……… 1かけ
- 青ねぎ（小口切り） ……… 適量

作り方

1. Aの塩と酒をよく混ぜ、さんまにからめて10分ほどおく。
2. Bを混ぜ合わせる。
3. さんまの余分な水気をキッチンペーパーでふき、キッチンバサミで半分に切って両面焼く。
4. 器に盛って2を添え、できあがり。

減塩ポイント！

- さんまに塩と酒を混ぜたものをからめて10分おく
- さんまから出てきた余分な水気はキッチンペーパーでふく
- できればレモン汁だけで食べる
- 大根おろしはポン酢しょうゆで味をつける

【さんま】さんま1尾（150g）に含まれる塩分量は0.3g。さんまはEPA、DHAを豊富に含みます。

鮭のホイル包み焼き

ホイル包み焼きはセットさえしておけば、すぐに作れるのがいいところ。下味の塩は酒に溶いてからからめると、少量の塩でもまんべんなく行き渡ります。鮭に直接みそをのせて蒸し焼きにすれば、鮭の下味はごくわずかでもしっかりとした味に仕上がります。みそにしょうがをたっぷり加えることで生臭みが消え、鮭にもうまくからみます。玉ねぎを下に敷くと、蒸し焼きにしたときに鮭が焦げるのを防げ、またとろりと焼けた玉ねぎがソース代わりにもなります。鮭とからめて食べると、薄味でもおいしく食べられます。

Lesson 3 炒め物・焼き物を減塩する

[1人分]
- エネルギー **146kcal**
- 塩分 **1.1g**
- カリウム **548mg**

材料 （2人分）

A
- 生鮭 ……………… 2切れ（140g）
- 塩 …………………… 少々（0.5g）
- 酒 …………………… 小さじ1

B
- みそ ………………… 小さじ2
- みりん ……………… 小さじ1
- 酒 …………………… 小さじ1
- しょうが（すりおろし） …… 1かけ

玉ねぎ（薄い半月切り）
……………………… ½個（100g）
しめじ（小房に分ける）
……………………… 1パック（100g）
青ねぎ（小口切り） ……… 適宜

作り方

1. **A**の塩と酒をよく混ぜ、生鮭にかける。
2. **B**を混ぜ合わせる。
3. アルミホイルに玉ねぎを敷いて鮭をのせ、**2**をぬってしめじと青ねぎをのせて包む。これを2つ作る。
4. フライパンを熱くしたところに**3**を入れ、水50㎖（分量外）を入れたらすぐにふたをし、中火で10分ほど蒸し焼きにして、できあがり。
※オーブントースターで焼いてもよい。

減塩ポイント！
- 鮭に直接みそをぬる
- みそにしょうがのすりおろしをたっぷり混ぜる
- 鮭の下に玉ねぎを敷く

【鮭】 生鮭1切れ（70g）に含まれる塩分量は0.1g。鮭はEPA、DHAを豊富に含みます。

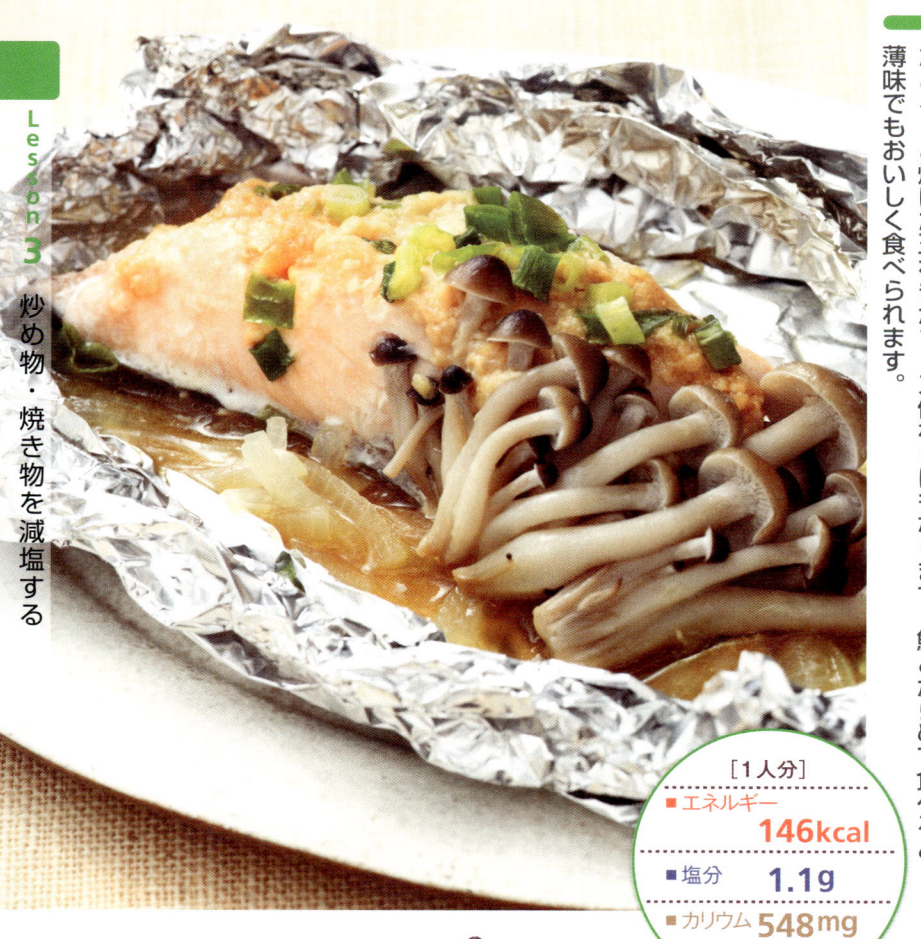

ぶりの照り焼き

50ページで紹介した豚肉のしょうが焼きと同じ手法です。小麦粉をつけて焼き、たれを表面にからませることで調味料を減らせます。けれど魚の場合、下味の塩をふらないと、どうしても生臭さが残ります。そこで、ぶりをそぎ切りにして表面積を増やし、香ばしく焼けた面を多くしました。焼き上がった後に黒酢を回しかけて、一気に生臭さをを飛ばすのがポイントです。酢の効果で、ぶりがふっくら仕上がり、うまみもグッと引き立ちます。

材料 (2人分)

A
- ぶり ……………………… 2切れ (160〜180g)
- しょうが汁 ……………………… 1かけ分
- 小麦粉 ……………………… 適量

B
- しょうゆ ……………………… 大さじ½
- みりん ……………………… 大さじ½
- 酒 ……………………… 大さじ1

- 黒酢 (または酢) ……………………… 大さじ2
- しょうが (せん切り) ……………………… 1かけ
- オリーブ油 ……………………… 小さじ1

作り方

1. **A**のぶりは薄めのそぎ切りにして、しょうが汁をもみ込んで5分ほどおく。軽く汁気をふいて小麦粉をまぶす。
2. **B**を混ぜ合わせる。
3. フライパンにオリーブ油を入れ、ぶりを両面こんがりと焼く。
4. フライパンの汚れと余分な脂をキッチンペーパーでふき取り、黒酢を入れる。
5. 中火で黒酢を煮つめたら**2**を入れ、水分を飛ばしながら全体に味をからめる。
6. 器に盛ってしょうがをのせ、できあがり。

[1人分]
- エネルギー **283kcal**
- 塩分 **0.7g**
- カリウム **362mg**

減塩ポイント！
- ぶりはそぎ切りにして表面積を多くする
- ぶりに小麦粉をつけてカリッと焼く
- 酢で臭みを取り、うまみもアップさせる

【ぶり】ぶり1切れ (80g) に含まれる塩分量は0.1g。ぶりはDHA、EPAを豊富に含みます。

Lesson 3 炒め物・焼き物を減塩する

餃子

餃子は肉だねにしっかり味をつけ、さらにたれをつけて食べるので、塩分量が多くなりがち。そこで、肉だねの味つけをせずにたれをつけるのと、肉だねに味をつけてたれをなしにするのと、どちらがおいしいか試してみました。その結果、肉だねに味をつけてたれの塩分をカットするほうがおいしいという結論に。肉だねの味つけに高菜漬けを使うと、ひき肉全体に味をつけるよりも少ない塩分で済みます。高菜漬けの塩分で長ねぎをもみ、しんなりしたらひき肉を混ぜると、しっとりとした口当たりになりますよ。つけだれがほしいときは、酢とラー油を混ぜた無塩だれをどうぞ。

材料 （2人分×2回分）※1人分7個

A	高菜漬け	50g
	長ねぎ（みじん切り）	½本（50g）
	しょうが（すりおろし）	1かけ
	片栗粉	大さじ1
豚ひき肉		150g
餃子の皮		28枚
片栗粉		適量
オリーブ油		大さじ1
酢、ラー油		各適宜

作り方

1. **A**をポリ袋に入れてよくもむ。
2. ひき肉を加えて、さらによく混ぜる。
3. ポリ袋の口をしばって角を切り、餃子の皮の上に均等に絞り出して包み、片栗粉をふったトレーの上に並べる。
4. フライパンにオリーブ油を入れて餃子を並べ、底に焼き色がついたら湯（分量外）を入れてふたをし、蒸し焼きにする。
5. 5～10分加熱して肉に火が通ったらふたを取り、残っている水分を飛ばしながら、底がカリッとするまで焼き、できあがり。好みで酢とラー油を混ぜたものをつける。

[1人分]
- エネルギー **260kcal**
- 塩分 **0.8g**
- カリウム **228mg**

減塩ポイント！

- 肉だねに味をつけて、たれはつけずに食べる
- 高菜漬けの塩分とうまみを利用
- カリッと焼いて香ばしさを加える

【ラー油】 市販の「食べるラー油」には、塩分を添加してある場合が多いので注意。ごま油と粉唐辛子だけで作ったシンプルなものならば、塩分ゼロです。

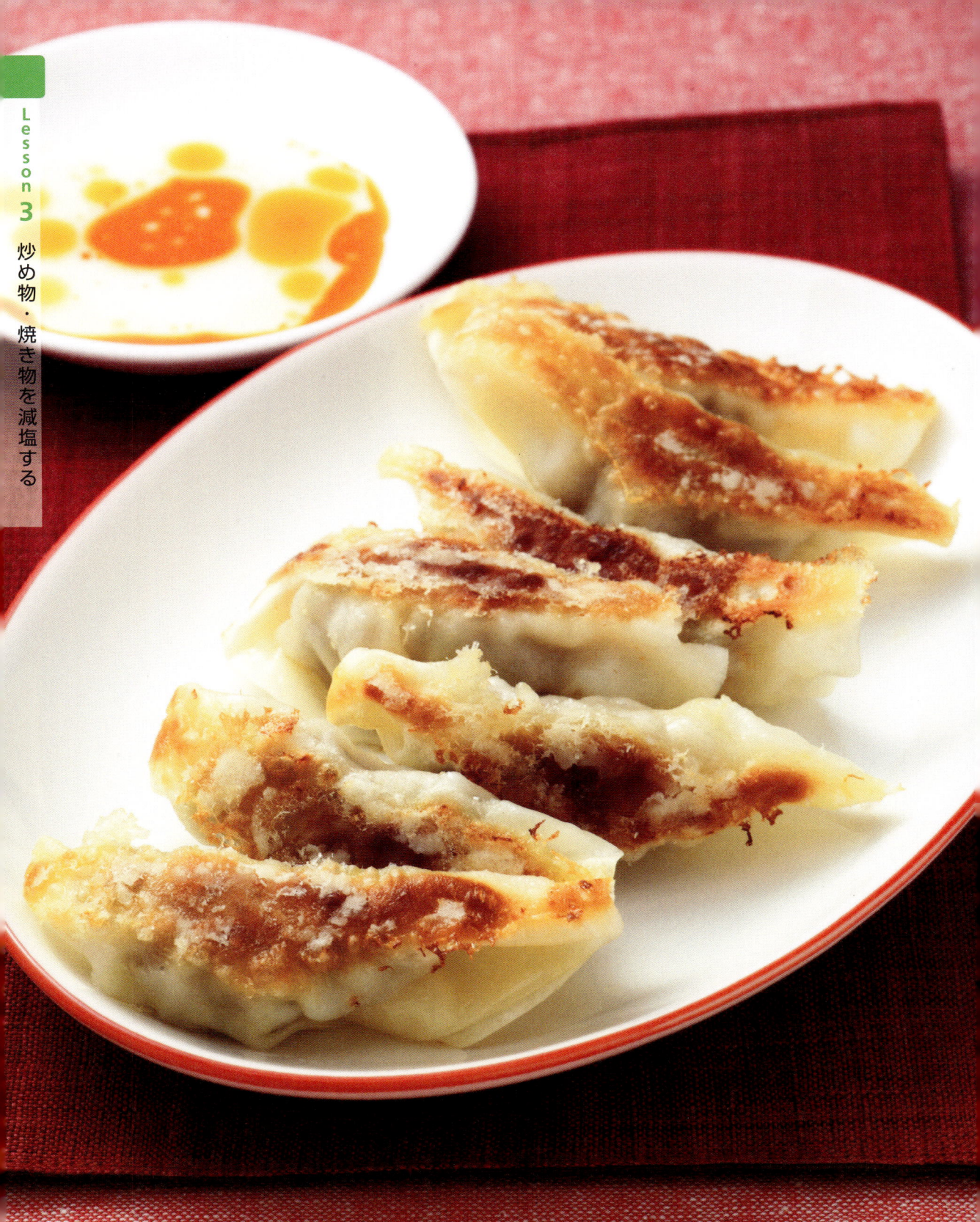

Lesson 3 炒め物・焼き物を減塩する

青椒肉絲 (チンジャオロースー)

肉の下味と全体の味つけ、炒め物は2段階で味をつけるのが一般的です。しかし、減塩するために肉の下味はカット。肉に片栗粉をまぶせば、くからまるので、下味がなくても大丈夫。たけのこの代わりに、手に入りやすい切り干し大根を入れるのが簡単でおいしく減塩するポイント。切り干し大根はカリウムが豊富ですし、うまみもあります。最後に入れる調味料がからまりやすい効果も。水でもどさずにさっと洗い、ハサミでチョキチョキ切って入れるのがコツです。

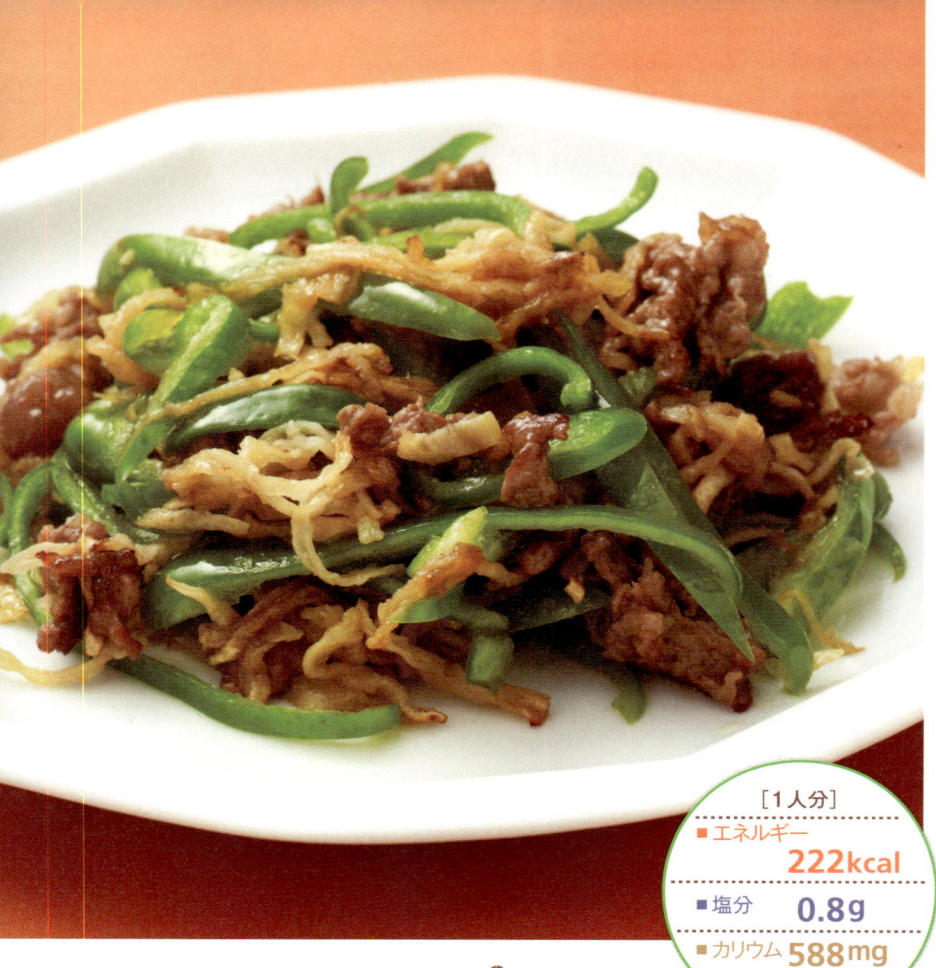

[1人分]
- エネルギー **222kcal**
- 塩分 **0.8g**
- カリウム **588mg**

材料 (2人分)

A	牛切り落とし肉	100g
	片栗粉	小さじ1
B	オイスターソース	小さじ2
	酒	小さじ2
	ピーマン(せん切り)	3個
	しょうが(せん切り)	1かけ
	切り干し大根	20g
	水	50ml
	ごま油	小さじ2

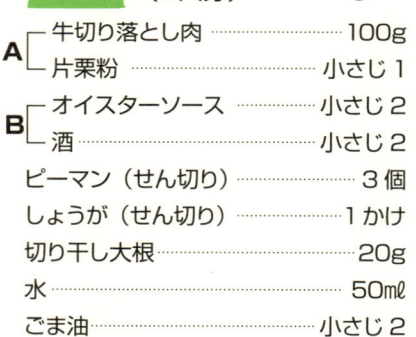

作り方

1 Aの牛肉に片栗粉をもみ込む。切り干し大根はさっと洗ってキッチンバサミで食べやすく切っておく。

2 フライパンにごま油の半量を入れ、ピーマンをさっと炒めて一度取り出す。

3 2のフライパンに残りのごま油を足して1の牛肉としょうがを炒め、切り干し大根を加えて炒め合わせたら、水を入れてふたをして蒸し焼きにする。

4 5分ほどして切り干し大根に火が通ったらBで味をととのえ、ピーマンを戻し入れて、できあがり。

減塩ポイント!
- 肉に下味をつけず、片栗粉をまぶす
- 切り干し大根を入れる
- ピーマンは一度取り出し、味つけをした後に戻す

【焼肉のたれ】 市販の焼肉のたれ大さじ1(18g)に含まれる塩分量は約1.0〜1.3g。

Lesson 3 炒め物・焼き物を減塩する

肉野菜炒め

野菜から水を出さずにシャキッと炒めれば、味が薄くてもおいしく食べられますが、簡単にはいかないことも。そこで逆転の発想。蒸し焼きにしてわざと水分を出し、その水分を利用してとろみをつけ、調味料を全体にからめてしまおうというわけです。豚肉は片栗粉をからめておけば、後から入れる調味料がうまくからまるので下味なしでも大丈夫。合わせ調味料を入れる前にかつお節を全体に混ぜておくのもポイント。うまみがアップするので薄味でもおいしく食べられます。

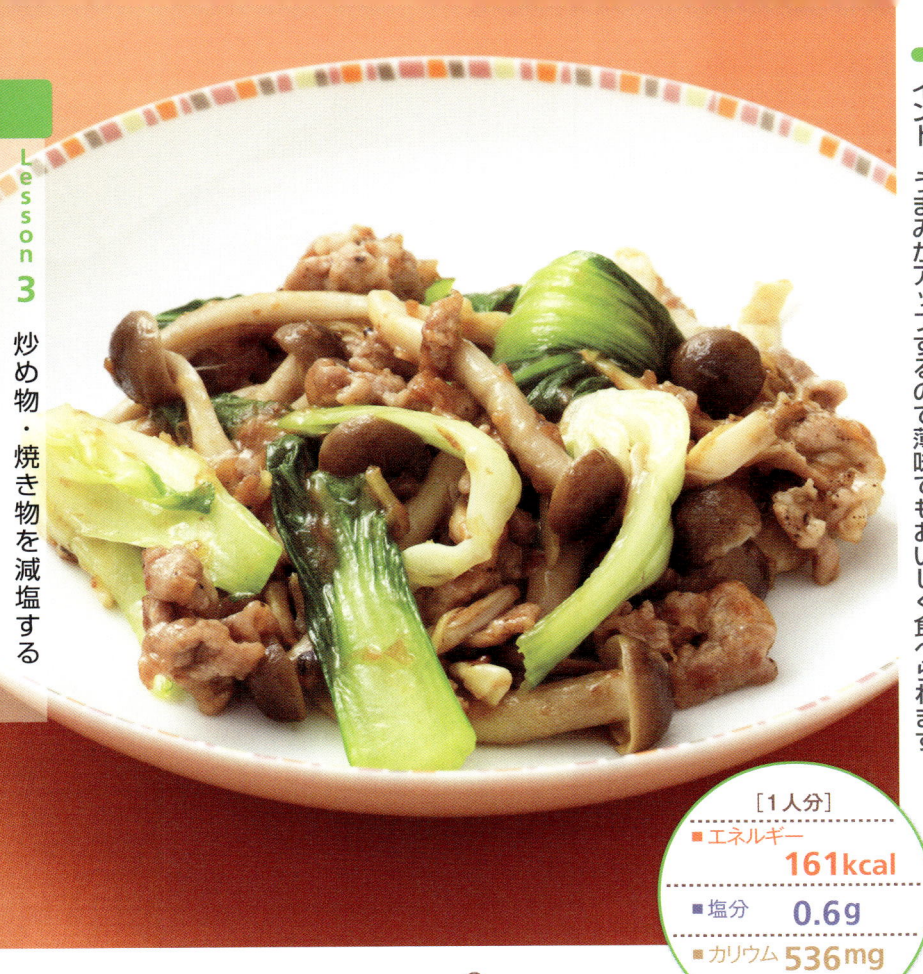

[1人分]
- エネルギー **161kcal**
- 塩分 **0.6g**
- カリウム **536mg**

材料 （2人分）

- A
  - 豚もも薄切り肉（ひと口大）……100g
  - 粗びき黒こしょう……適量
  - 片栗粉……小さじ1
- B
  - 水……50㎖
  - しょうゆ……小さじ2
  - 片栗粉……小さじ1
- チンゲンサイ（食べやすく切る）……1株
- しめじ（小房に分ける）……1パック（100g）
- しょうが（せん切り）……1かけ
- 酒……大さじ2
- かつお節……1パック（5g）
- ごま油……小さじ1

作り方

1. **A**の豚肉に粗びき黒こしょうをふり、片栗粉をまぶす。**B**を混ぜ合わせる。
2. フライパンにごま油を入れ、豚肉を炒める。
3. 肉に焼き色がついたら、チンゲンサイとしめじ、しょうがを加え、酒をふり入れてふたをし、1分ほど蒸し焼きにする。
4. かつお節を入れてひと混ぜし、混ぜ合わせておいた**B**を回し入れて混ぜ、とろみがついたらできあがり。

減塩ポイント！

- 肉に下味をつけず、片栗粉をまぶす
- 野菜を加えたら、ふたをして蒸し焼きにする
- かつお節でうまみをアップ
- とろみをつけて味をからめる

【コチュジャン】コチュジャン大さじ1（20g）に含まれる塩分量は1.5g。

麻婆なす（マーボーなす）

麻婆なすや麻婆豆腐は、にんにくやしょうがの香りと辛みをきかせることで、味が濃くなくてもおいしく食べられる料理です。けれど、あんの量が多いと知らず知らずのうちに多くの塩分を口にしてしまうので、あんの量をグッと少なくして塩分を減らしました。最初にひき肉となすをしっかり水分を飛ばしながら炒め、あんの材料を一気に加えてからめて仕上げます。煮込まないのでギリギリまであんの量を少なくできるのです。少量の酢を入れることでうまみがグッと引き立ちます。豆板醤は塩分を含んでいるので使いません。辛いのが好きな人は塩分を含まないラー油を仕上げにどうぞ。

材料（2人分）

- A
  - 豚ひき肉 ··················· 100g
  - にんにく、しょうが（すりおろし） ··· 各1かけ
- B
  - 水 ························ 100mℓ
  - 片栗粉 ···················· 大さじ½
  - オイスターソース ·········· 大さじ1
  - 酢 ························ 小さじ1
- なす（短冊切り） ············· 3本
- 青ねぎ（小口切り） ··········· 適量
- ラー油 ······················ 適宜

作り方

1. Bを混ぜ合わせる。なすはさっと水にさらす。
2. フライパンにAを入れ、混ぜてから火にかけて炒める。
3. 肉の色が変わったら、なすを加えてじっくり炒める（油分が足りなければ油を少し足す）。
4. なすがやわらかくなったら、混ぜ合わせておいたBを加えて全体にからめ、青ねぎを混ぜたらできあがり。好みでラー油をかける。

減塩ポイント！

- なすとひき肉をしっかり炒める
- 一気にあんをからめる
- あんの量を少なくする
- にんにく、しょうがの香りと辛みを利用

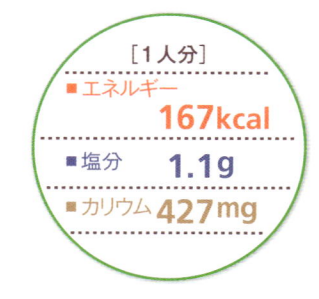

[1人分]
- エネルギー 167kcal
- 塩分 1.1g
- カリウム 427mg

【豆板醤】豆板醤小さじ1（7g）に含まれる塩分量は1.2g。

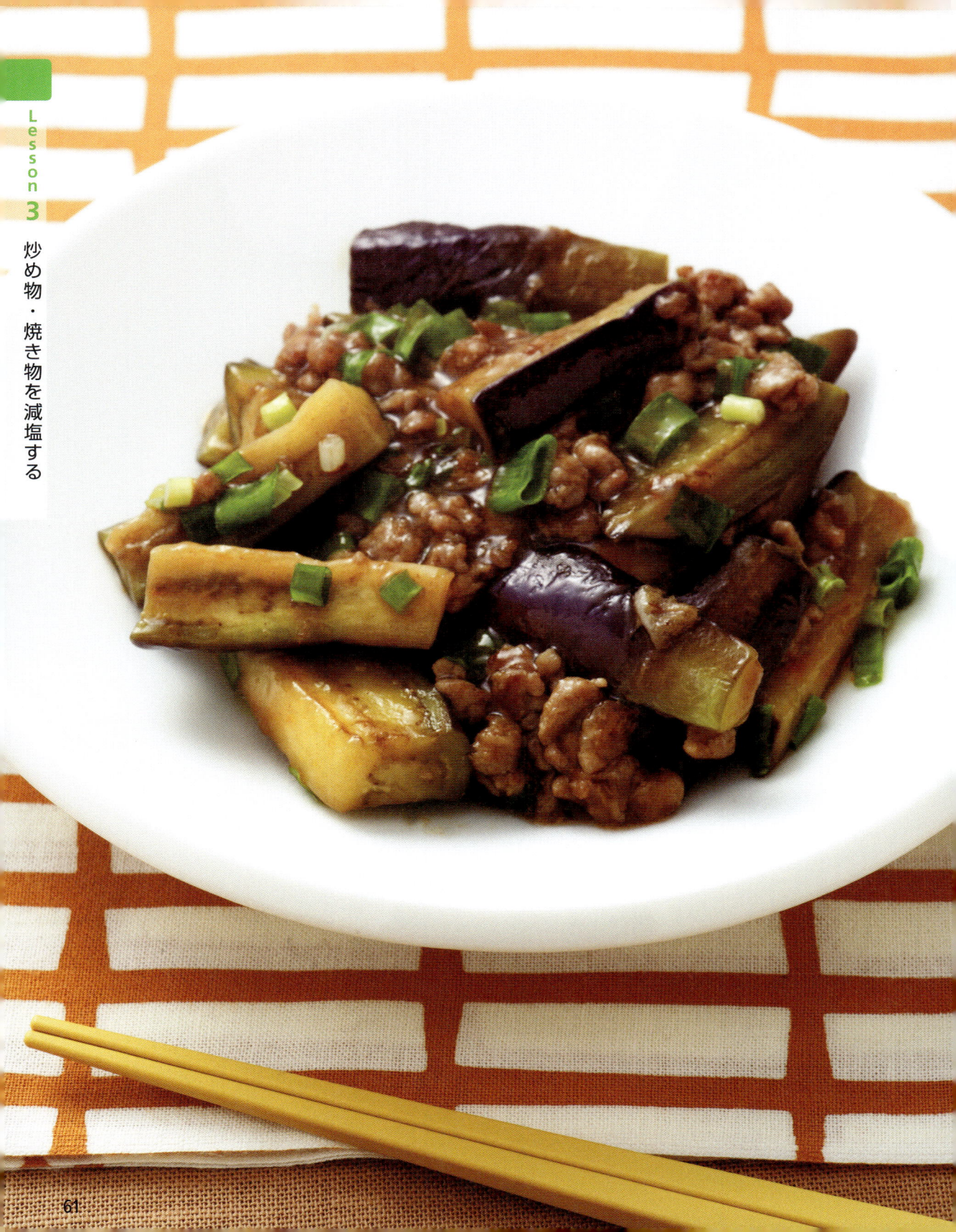

Lesson 3 炒め物・焼き物を減塩する

おからハンバーグ

ハンバーグは肉のうまみがあるため、それほど塩分を加えなくてもおいしく食べられます。問題はソース。ここではすりおろしたトマトをベースにし、フレッシュなトマトソースにしてみました。トマトのうまみと酸味のおかげで、ケチャップとウスターソースで作るよりも塩分を少なくでき、ソースを全体にからめることで肉だねの味の薄さもカバーできます。肉だねにはカリウムが豊富なおから、じゃがいも、玉ねぎを加え、減塩効果をアップ。小さく丸めて焼くのがポイントです。表面積が増えてソースがたっぷりからむので、肉だねに加える塩分をグッと減らすことができます。

材料（2人分）

A	豚ひき肉	150g
	じゃがいも（すりおろし）	1個（100g）
	玉ねぎ（すりおろし）	¼個（50g）
	にんにく（すりおろし）	1かけ
	おから	50g
	塩	小さじ⅕（1g）
B	トマト	1個（200g）
	ケチャップ	大さじ1
	ウスターソース	大さじ1
	オリーブ油	小さじ1
	パセリ（みじん切り）	適宜

作り方

1. **A** をよく混ぜ合わせ、8個くらいのミートボール状に丸める。
2. フライパンにオリーブ油を入れ、**1** を両面こんがりと焼く。
3. **B** のトマトをすりおろしながら加え、ふたをして弱火で蒸し焼きにする。
4. ハンバーグの中まで火が通ったら、**B** のケチャップとウスターソースを入れて混ぜ、ハンバーグにからめる。
5. 器に盛り、パセリを散らして、できあがり。

減塩ポイント！

- 肉だねの味つけを減らす
- カリウムが豊富な食材を肉だねに混ぜる
- 丸めるときは小さく形作る
- ソースをしっかりからめる

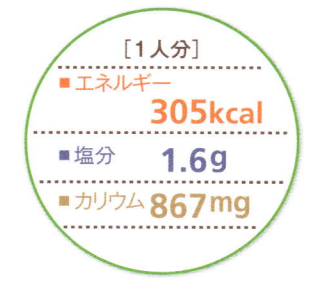

[1人分]
- エネルギー 305kcal
- 塩分 1.6g
- カリウム 867mg

【ケチャップ】ケチャップ大さじ1（15g）に含まれる塩分量は0.5g。

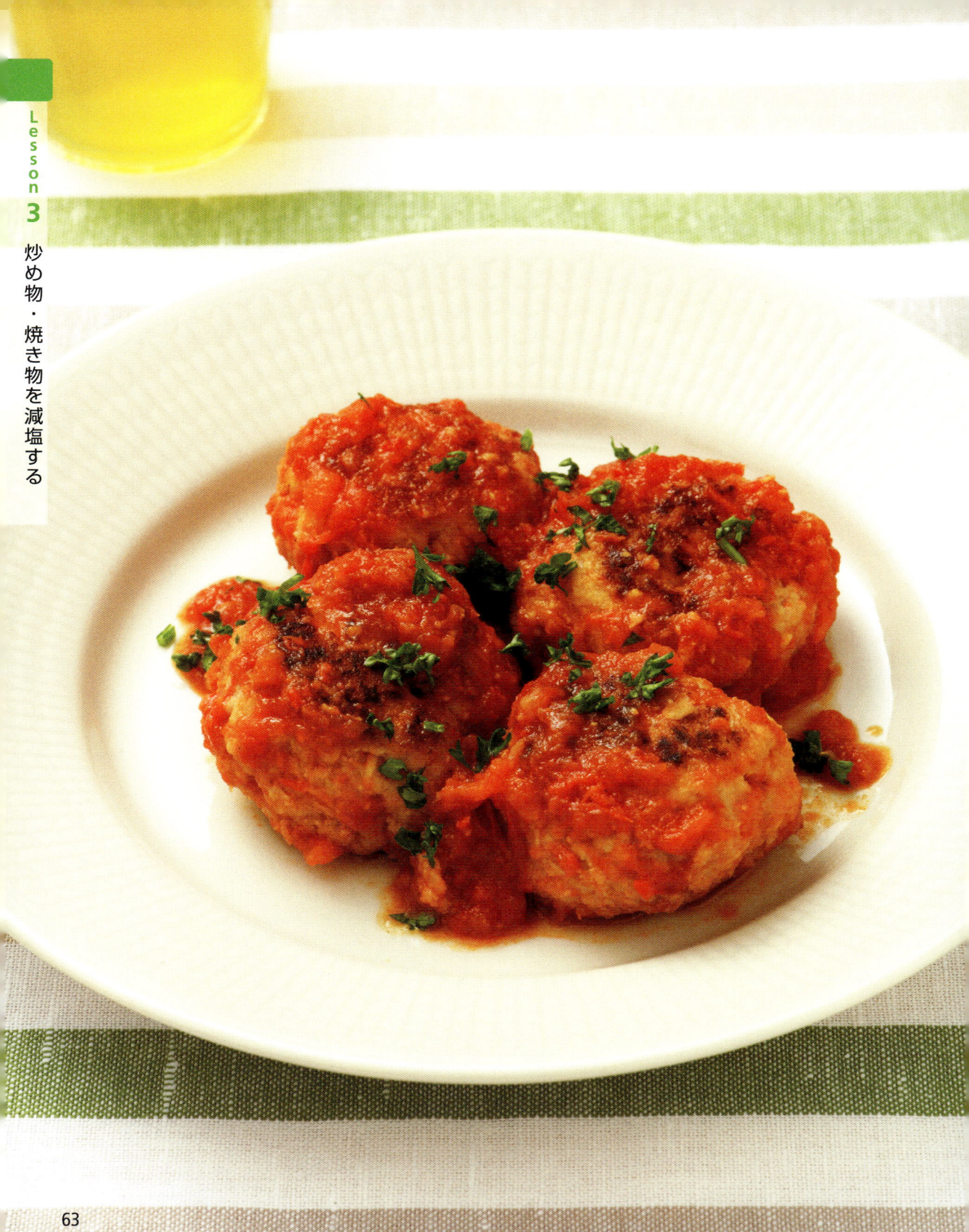

Lesson 3 炒め物・焼き物を減塩する

63

厚揚げとキャベツのみそ炒め

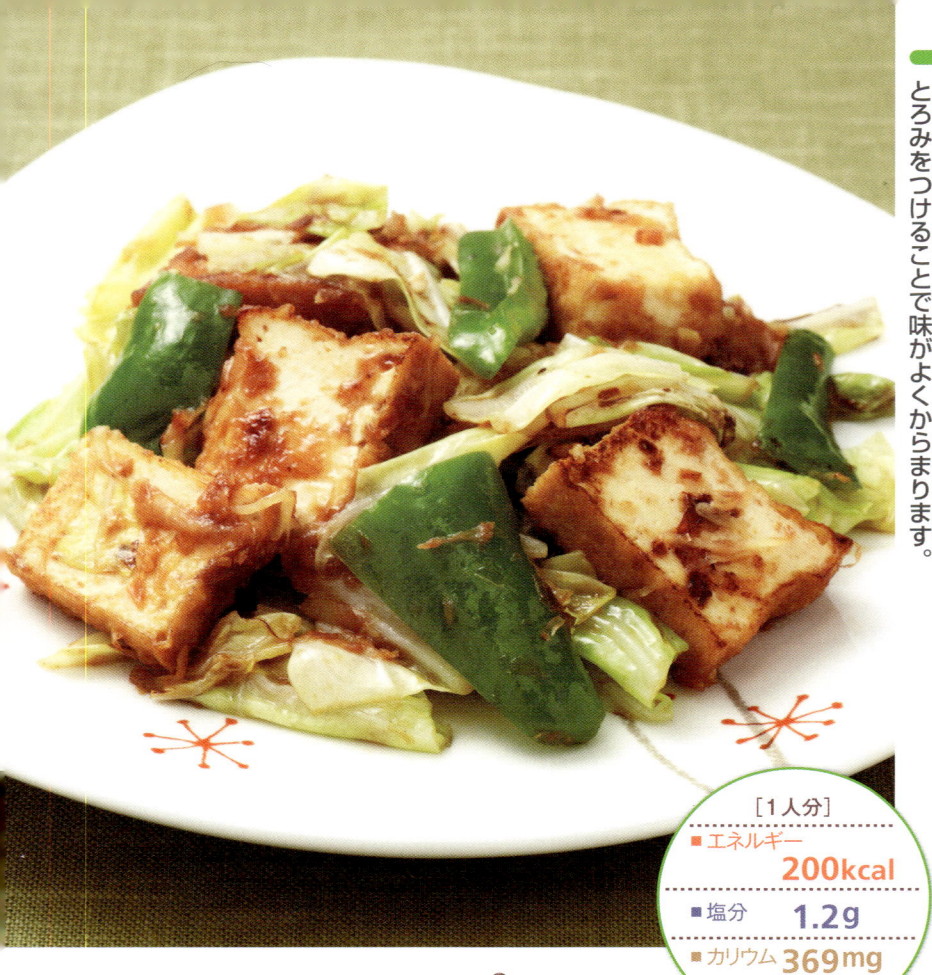

こってり甘辛みそ味の炒め物は塩分量が多くなりがち。おいしく減塩するには3つのポイントがあります。1つ目はかつお節。厚揚げと野菜を炒めたところに加えると、野菜から出た水分を吸って仕上がりが水っぽくなるのを防ぎ、うまみもグンとアップします。2つ目はみその半量をしょうゆに変え、さらにみりん、酒なども加えてサラサラとした合わせ調味料にすること。ドロリとしたみそだれよりも全体に味が行き渡りやすいのです。3つ目は合わせ調味料に片栗粉を混ぜておくこと。とろみをつけることで味がよくからまります。

[1人分]
- エネルギー 200kcal
- 塩分 1.2g
- カリウム 369mg

材料 （2人分）

A
- みそ ……………… 大さじ ½
- しょうゆ ………… 大さじ ½
- みりん …………… 大さじ ½
- 酒 ………………… 大さじ ½
- 砂糖 ……………… 小さじ 1
- 片栗粉 …………… 小さじ ½

- 厚揚げ（ひと口大）…… ½丁（150g）
- キャベツ（ざく切り）… ⅛個（150g）
- ピーマン（乱切り）…………… 2個
- しょうが（せん切り）……… 1かけ
- かつお節 ……………… 1パック（5g）
- ごま油 ………………………… 小さじ 1

作り方

1. Aを混ぜ合わせておく。
2. フライパンを熱し、厚揚げを入れて両面こんがりと焼く。
3. ごま油を入れ、キャベツ、ピーマン、しょうがを加えて炒める。
4. 全体に火が通ったら、かつお節を入れて混ぜ合わせる。
5. 1を加えて全体にからめ、できあがり。

減塩ポイント！
- かつお節を上手に使う
- みその一部をしょうゆに変える
- 合わせ調味料に片栗粉を入れる

【おろししょうが】チューブに入った、市販のおろししょうが小さじ1（6g）の塩分量は0.1g。

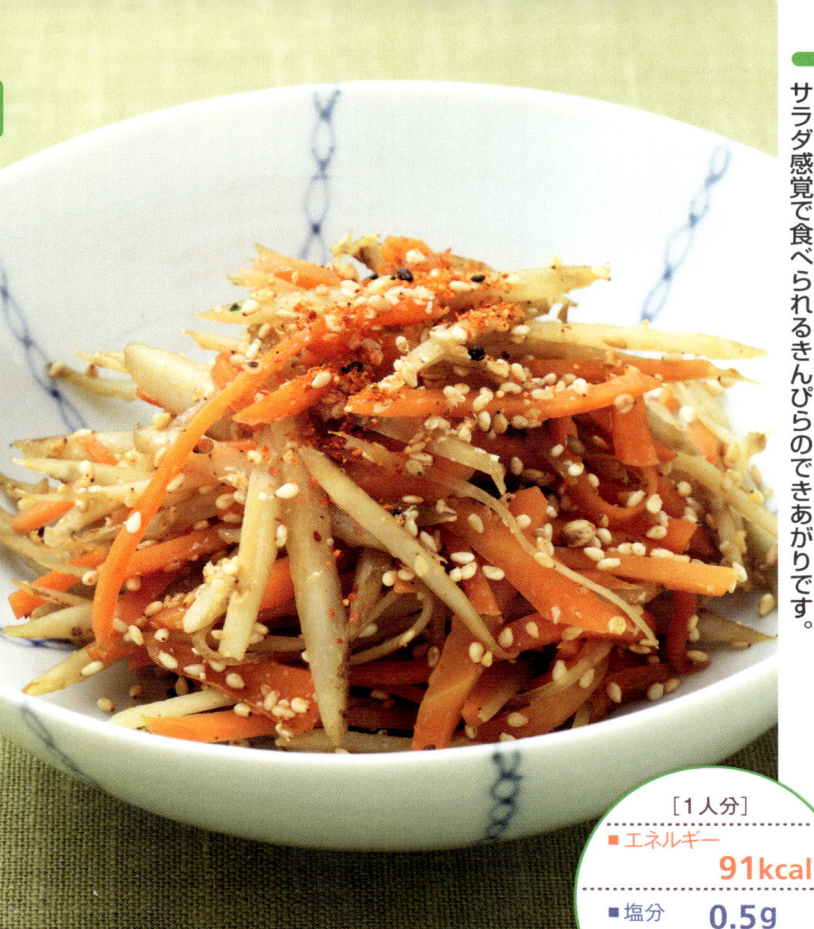

きんぴらごぼう

Lesson 3 炒め物・焼き物を減塩する

酢を使ったきんぴらごぼうです。きんぴらごぼうは食物繊維がたっぷりとれるとってもよいおかずですね。けれど、こってり濃い味にすると塩分オーバーに。そこで、ごぼうとにんじんを炒めたところに酢を加えて蒸し焼きにしてみました。ごぼうとにんじんはうまみや香りを残したまま火が通り、酢はほどよく飛びます。煮つまった酢は、酸味がやわらぎ甘みとうまみがアップするので、後はほんの少しのしょうゆとみりんを加えるだけで味が決まります。甘めが好きな人は砂糖かはちみつを少し加えてもかまいません。最後にすりごまをたっぷり混ぜれば、サラダ感覚で食べられるきんぴらのできあがりです。

[1人分]
- エネルギー **91kcal**
- 塩分 **0.5g**
- カリウム **253mg**

材料 （2人分）

- A
  - ごぼう（ささがき） ……… 1本（100g）
  - にんじん（細切り） ……… ¼本（50g）
  - 酢 ……………………………… 大さじ1
- B
  - しょうゆ ……………………… 小さじ1
  - みりん ………………………… 小さじ1
- いりごま ………………………… 大さじ1
- 七味唐辛子 ……………………… 適宜
- ごま油 …………………………… 小さじ1

作り方

1. フライパンにごま油を入れ、Aのごぼうとにんじんを炒めたら、酢を入れてふたをして蒸し焼きにする。
2. にんじんとごぼうがやわらかくなったらBを加え、水分を飛ばしながらからめる。
3. いりごまを混ぜて器に盛り、好みで七味唐辛子をかけて、できあがり。

減塩ポイント！

- 酢で蒸し焼きにする
- 酢を利用してうまみをアップ
- 水分を飛ばしながら調味料をからめる
- すりごまでコクをプラス

【ごぼう】ごぼう½本（100g）に含まれる食物繊維量は5.7g。全食品中でトップクラスです。

卵焼き

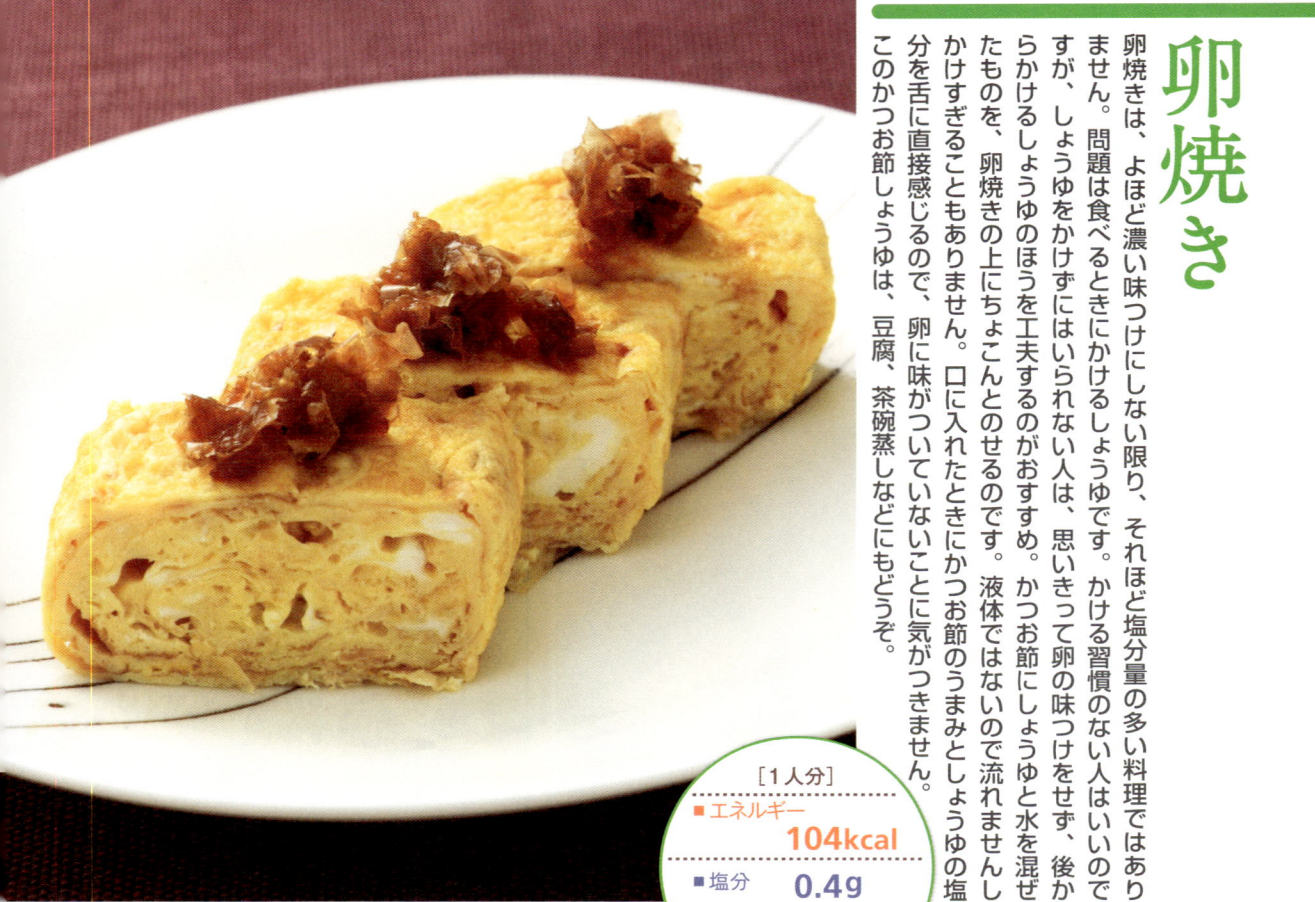

卵焼きは、よほど濃い味つけにしない限り、それほど塩分量の多い料理ではありません。問題は食べるときにかけるしょうゆです。かける習慣のない人はいいのですが、しょうゆをかけずにはいられない人は、思いきって卵の味つけをせず、後からかけるしょうゆのほうを工夫するのがおすすめ。かつお節にしょうゆと水を混ぜたものを、卵焼きの上にちょこんとのせるのです。液体ではないので流れませんし、かけすぎることもありません。口に入れたときにかつお節のうまみとしょうゆの塩分を舌に直接感じるので、卵に味がついていないことに気がつきません。このかつお節しょうゆは、豆腐、茶碗蒸しなどにもどうぞ。

[1人分]
- エネルギー 104kcal
- 塩分 0.4g
- カリウム 91mg

材料 （2人分）

A ┌ 卵 ……………………… 2個
  │ 水 ……………………… 大さじ2
  └ かつお節 …………… ひとつまみ

B ┌ かつお節 …………… 3g
  │ しょうゆ …………… 小さじ½
  └ 水 …………………… 小さじ½

サラダ油 ………………… 適量

作り方

1. **A**をよく混ぜる。
2. 卵焼き器にサラダ油をひき、**1**を流し入れて卵焼きを作る。
3. 食べやすく切り、混ぜ合わせた**B**を等分にのせて、できあがり。

減塩ポイント！
- 卵焼きには味をつけない
- かつお節でうまみをプラス
- しょうゆで味つけしたかつお節をのせる

【卵】卵1個（50g）には、調味料を加えなくても0.2gの塩分が含まれています。

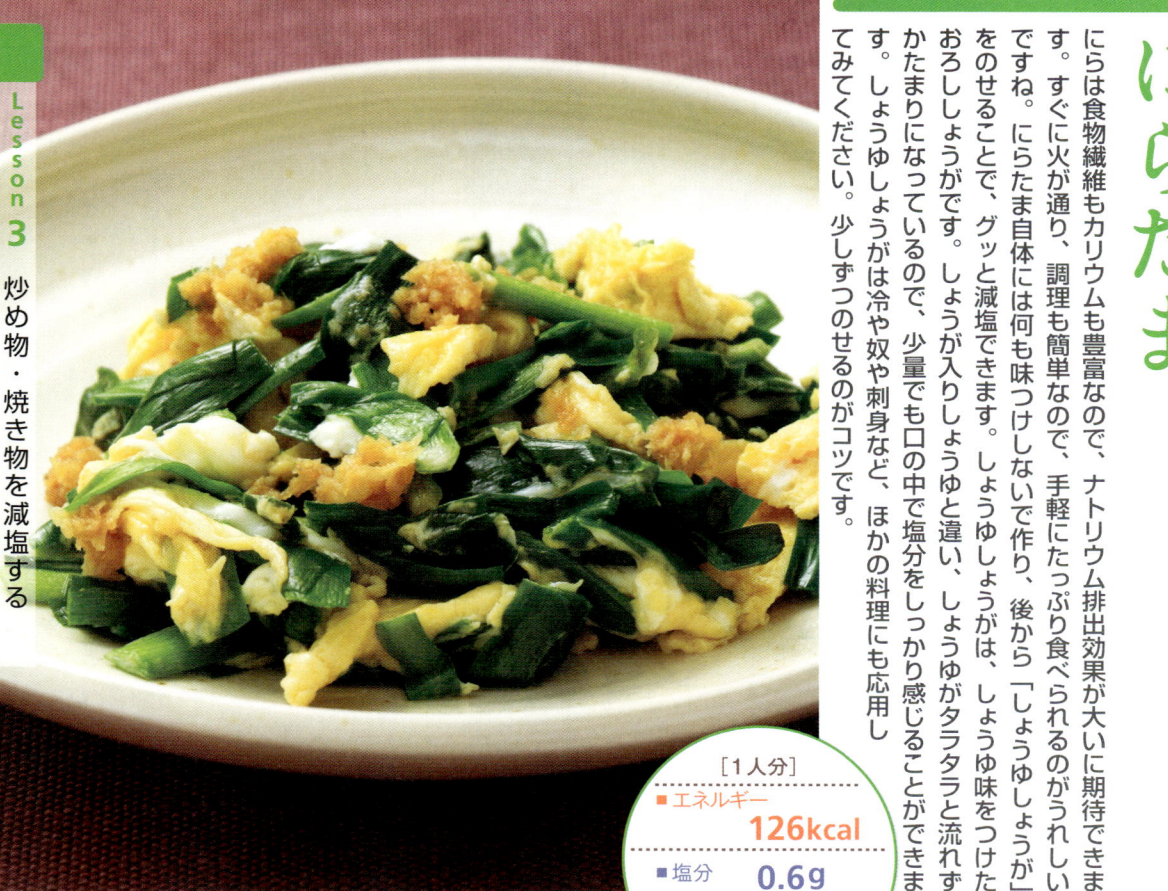

Lesson 3 炒め物・焼き物を減塩する

にらたま

にらは食物繊維もカリウムも豊富なので、ナトリウム排出効果が大いに期待できます。すぐに火が通り、調理も簡単なので、手軽にたっぷり食べられるのがうれしいですね。にらたま自体には何も味つけしないで作り、後から「しょうゆしょうが」をのせることで、グッと減塩できます。しょうゆしょうがは、しょうゆとタラタラと流れずかたまりになっているので、少量でも口の中で塩分をしっかり感じることができます。しょうがが入りしょうゆと違い、しょうゆがタラタラと流れずおろししょうがです。しょうゆしょうがは冷や奴や刺身など、ほかの料理にも応用してみてください。少しずつのせるのがコツです。

[1人分]
- エネルギー **126kcal**
- 塩分 **0.6g**
- カリウム **339mg**

材料（2人分）

にら（ざく切り）	1束
卵（溶きほぐす）	2個
ごま油	小さじ2
A［ しょうゆ	小さじ1
しょうが（すりおろし）	1かけ

作り方

1. フライパンにごま油の半量を入れてにらを炒める。
2. にらを端に寄せ、あいたところに残りのごま油を足し、卵を流し入れて大きく混ぜる。
3. 卵が半熟になったら、にらと混ぜて器に盛り、混ぜ合わせた A をのせる。

減塩ポイント！
- 溶き卵には味をつけない
- 後からしょうゆしょうがをのせる
- 「しょうがじょうゆ」ではなく「しょうゆしょうが」にする

【にら】 にら100gに含まれるカリウム量は510mg。食物繊維量は2.7g。どちらも多く含まれている野菜です。

Lesson 4 揚げ物を減塩する

揚げ物は、油のコクや香ばしさのおかげで、比較的減塩しやすい料理です。けれど、お惣菜の揚げ物は冷めても味が落ちないように作られているため、家庭で作ったものよりも味が濃い場合が多く、それに慣れてしまうと、単に調味料を減らすだけではもの足りなく感じてしまうこともあります。手作りならではの減塩ヘルシー揚げ物のコツを紹介します。

1 油のコクと香ばしさを利用

揚げ物は油のコクと香ばしさが加わるので、薄味でももの足りなさを感じません。だから、**下味の調味料は最低限にしても大丈夫**です。

2 レモンや酢でさっぱり

食べるときにしょうゆやソースをかけてしまうと、一気に塩分量が増えます。天ぷらを食べるときにつける塩も要注意。ほんの少しつけているつもりでもかなり多くなります。

揚げ物にはレモンや柑橘類の果汁、酢をかける習慣を。**酸味と香りで素材のうまみが引き立つ**だけでなく、**さっぱりと食べられる**のでおすすめです。

3 香りや辛みを味方に

のりや青じそを巻いたり、ごまや青のりをまぶしたりすることで香りがよくなり、味つけを濃くしなくてもおいしく感じます。また食べるときに、**七味唐辛子をかけたり、ほんの少しのわさびをつけたり**するのもおすすめです。

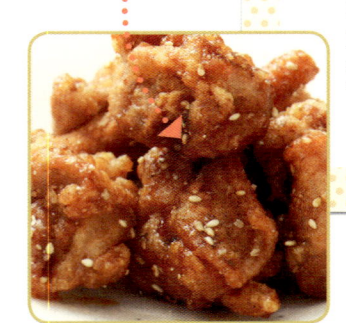

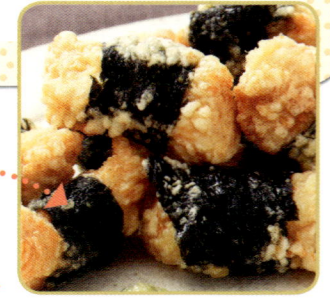

決め手のごま

のりの香りがポイント

5 揚げたてを食べる

揚げたてを食べるというのも大事なポイントです。サクサクした**衣の食感や香ばしい香りの効果**で、減塩でも気になりません。

4 あんかけはあんの量を少なめに

酢豚のようなあんかけ料理は、あんに含まれる塩分が多いので、外食の場合はあんを残し、家で作る場合は**あんの分量をギリギリまで少なくする**のがおすすめです。

7 油を使わない副菜を

揚げ物がメインの献立は、**油を使わない副菜を合わせる**と、全体のエネルギーが高くなりすぎません。野菜サラダのような生の野菜は揚げ物と相性がいいので、たっぷり添えて揚げ物の食べすぎをセーブしましょう。その場合もマヨネーズやドレッシングはやめて、レモンなどでどうぞ。

6 食べすぎ、エネルギーオーバーに注意

薄味でもおいしく食べられる揚げ物ですが、食べすぎには注意。**太りすぎは高血圧の原因**になります。また、揚げる具材も脂の少ない食材を選びましょう。魚介類なら白身魚やえびなど、肉ならもも肉や鶏のささみなどの部位を使うようにしましょう。

＊ たとえばこんな副菜です

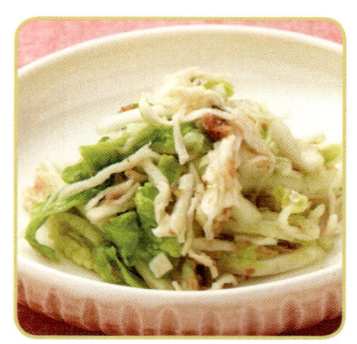

白菜と切り干し大根の即席漬け→ p.140

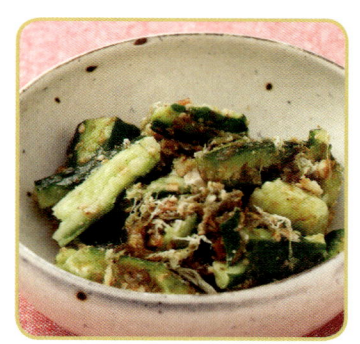

きゅうりのとろろ昆布和え→ p.141

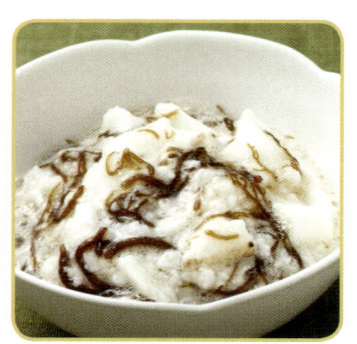

長いもともずくの酢の物→ p.142

鶏のから揚げ

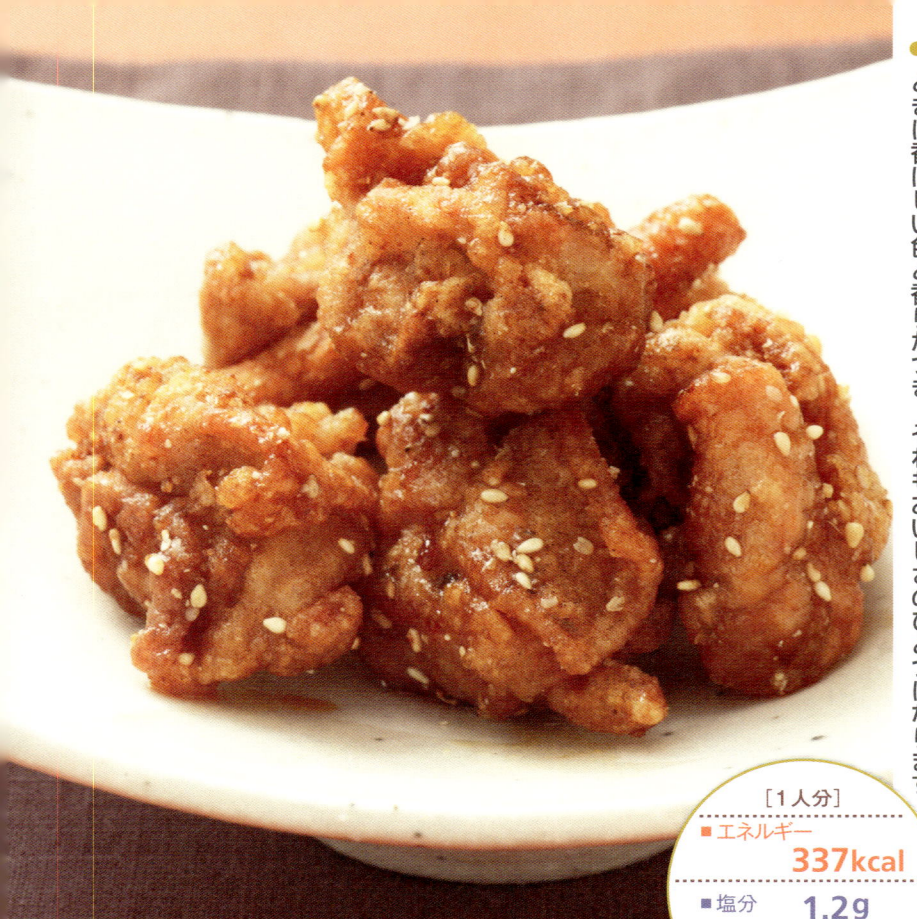

お総菜や外食の鶏のから揚げは味の濃いものが多いので、その味に慣れてしまうとなかなか薄味にはしにくいもの。普通は鶏肉にしっかり下味をもみ込んでから、揚げるのですが、「減塩から揚げ」は揚げてから味をからめます。表面に味をつければ口に含んだときに調味料がすぐに舌に触れるので、しっかり味がついているかのように感じるのです。調味料に酢を少し加えることでさらに味が引き立ち、さっぱりと食べられます。下味にほんの少しだけしょうゆをもみ込んでおくと、揚げたときに香ばしい色と香りがつき、それもおいしさのひとつになります。

[1人分]
- エネルギー **337kcal**
- 塩分 **1.2g**
- カリウム **331mg**

材料（2人分）

A
- 鶏もも肉 ……………… 1枚（200g）
- しょうゆ ……………… 小さじ½
- しょうが（すりおろし） ……… 1かけ
- 片栗粉 ………………… 大さじ2〜3

B
- しょうゆ ……………… 小さじ2
- はちみつ ……………… 小さじ2
- 酢 …………………… 大さじ1
- 粗びき黒こしょう ……… 適量

- いりごま ……………… 適量
- 揚げ油 ………………… 適量

作り方

1. **A**の鶏肉は小さめのひと口大に切り、しょうゆとしょうがをもみ込み、片栗粉をまぶす。
2. ボウルに**B**を混ぜ合わせる。
3. **1**の鶏肉を揚げ油でカラリと揚げる。
4. 揚げたての**3**を**2**に入れてからめ、いりごまをまぶして、できあがり。

減塩ポイント！
- 揚げてから味をからめる
- 鶏肉は小さめに切る
- 酢を利用してうまみをアップ
- 揚げた香ばしさでおいしさをアップ

【のり】焼きのり1枚（2g）に含まれる塩分量は、限りなくゼロ。味つけのり小5枚（3.5g）に含まれる塩分量は0.2g。

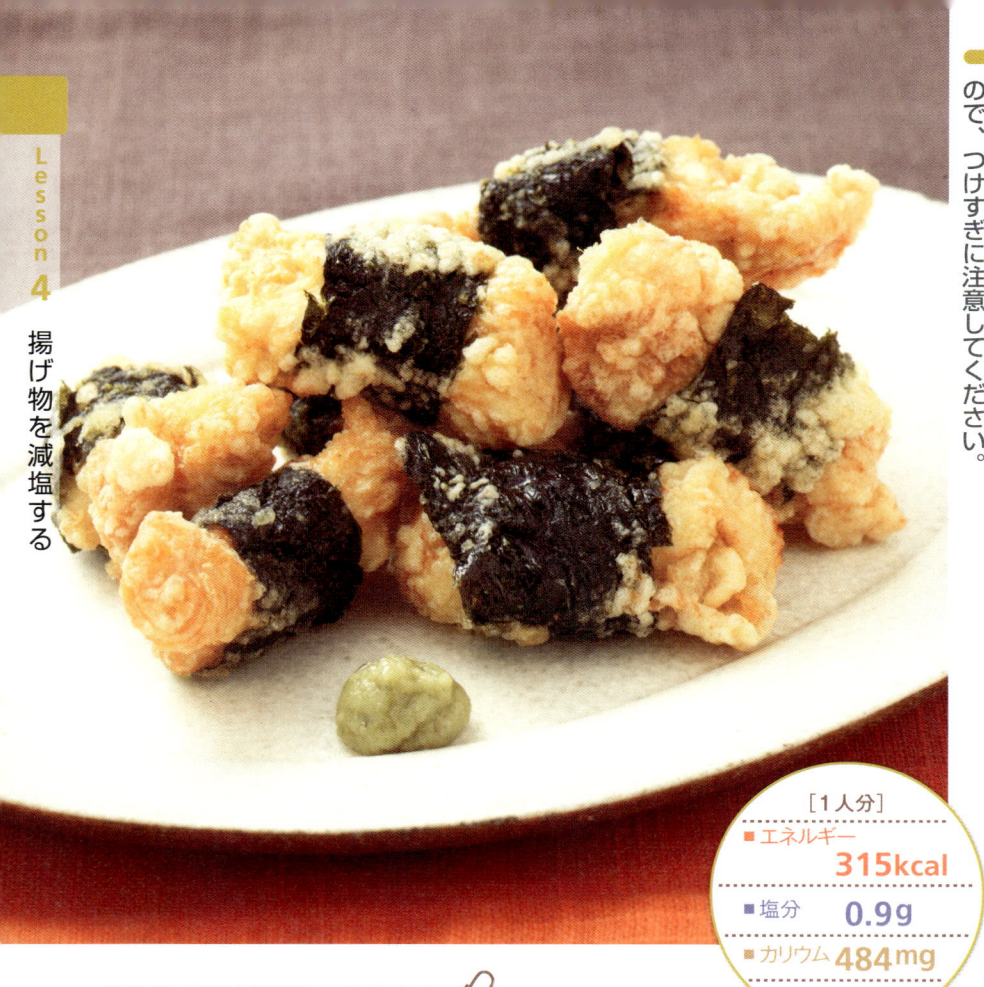

Lesson 4 揚げ物を減塩する

鶏の磯辺揚げ

鶏むね肉を使ったあっさりから揚げです。卵と片栗粉の衣をつけることで、外はさっくり中はしっとり仕上がります。焼きのりを巻くと、磯の香りと香ばしさでおいしく食べられます。食べるときにほんの少しだけわさびをつけるのがおすすめです。のりの香りとよく合います。ただし、チューブのわさびは塩分が添加されていますので、つけすぎに注意してください。

[1人分]
- エネルギー **315kcal**
- 塩分 **0.9g**
- カリウム **484mg**

材料 （2人分）

- A
  - 鶏むね肉（皮なし）……1枚（200g）
  - しょうゆ……小さじ1
- B
  - 卵……1個
  - 片栗粉……大さじ6
- 焼きのり……適量
- わさび（チューブのもの）……小さじ1
- 揚げ油……適量

作り方

1. **A**の鶏肉は棒状に切り、しょうゆをもみ込んでから、**B**を加えてさらに混ぜる。
2. それぞれに焼きのりを巻き、揚げ油でカラリと揚げる。
3. 器に盛って、わさびを添える。

減塩ポイント！
- 鶏肉は小さめに切る
- のりのうまみと香ばしさをプラス
- 衣の香ばしさでおいしさをアップ
- 少量のわさびでアクセントをつける

【おろしわさび】チューブに入った、市販のおろしわさび小さじ1（6g）に含まれる塩分量は0.4g。

酢豚

酢豚は塩分量の多い料理。その理由は豚肉の下味とあんに含まれる塩分です。まずは肉の下味から改善します。角切りの肉を使うと下味なしではもの足りなさを感じるため、薄切りを使います。小麦粉と水とごま油を混ぜた衣をつけて焼くと、揚げなくてもカリカリに香ばしく仕上がるのでもの足りなさを感じません。次にあんですが、分量をギリギリまで少なくして肉と野菜にからめます。量が少ないので合わせ調味料の中に片栗粉も一緒に混ぜてしまうのがコツ。そうすると失敗なくとろみがつけられます。

材料 （2人分）

A	豚もも薄切り肉	150g
	小麦粉	大さじ3
	水	大さじ3
	ごま油	小さじ1
B	砂糖	大さじ1
	しょうゆ	大さじ1
	酢	大さじ1
	ケチャップ	大さじ1
	水	50ml
	片栗粉	小さじ1弱
	玉ねぎ（くし形切り）	½個（100g）
	ピーマン（乱切り）	2個
	ごま油	大さじ1

作り方

1. **A**の豚肉に、残りの**A**を加えてよくもみ込む。
2. **B**を混ぜ合わせる。
3. フライパンにごま油を入れ、**1**の豚肉をカリッとするまで揚げ焼きにし、一度取り出す。
4. フライパンに残った油で玉ねぎとピーマンを炒める。
5. 野菜がしんなりしたら、**2**を一度に入れ、とろみがついたら豚肉を戻し入れて混ぜ、できあがり。

減塩ポイント！

- 薄切り肉を使う
- 肉の下味をつけない
- カリッと焼き上げて香ばしさをプラス
- あんの量を少なくする

［1人分］
- エネルギー 324kcal
- 塩分 1.6g
- カリウム 464mg

【ピーマン】ピーマン100g（3〜4個）に含まれるカリウム量は190mg、食物繊維量は2.3g。

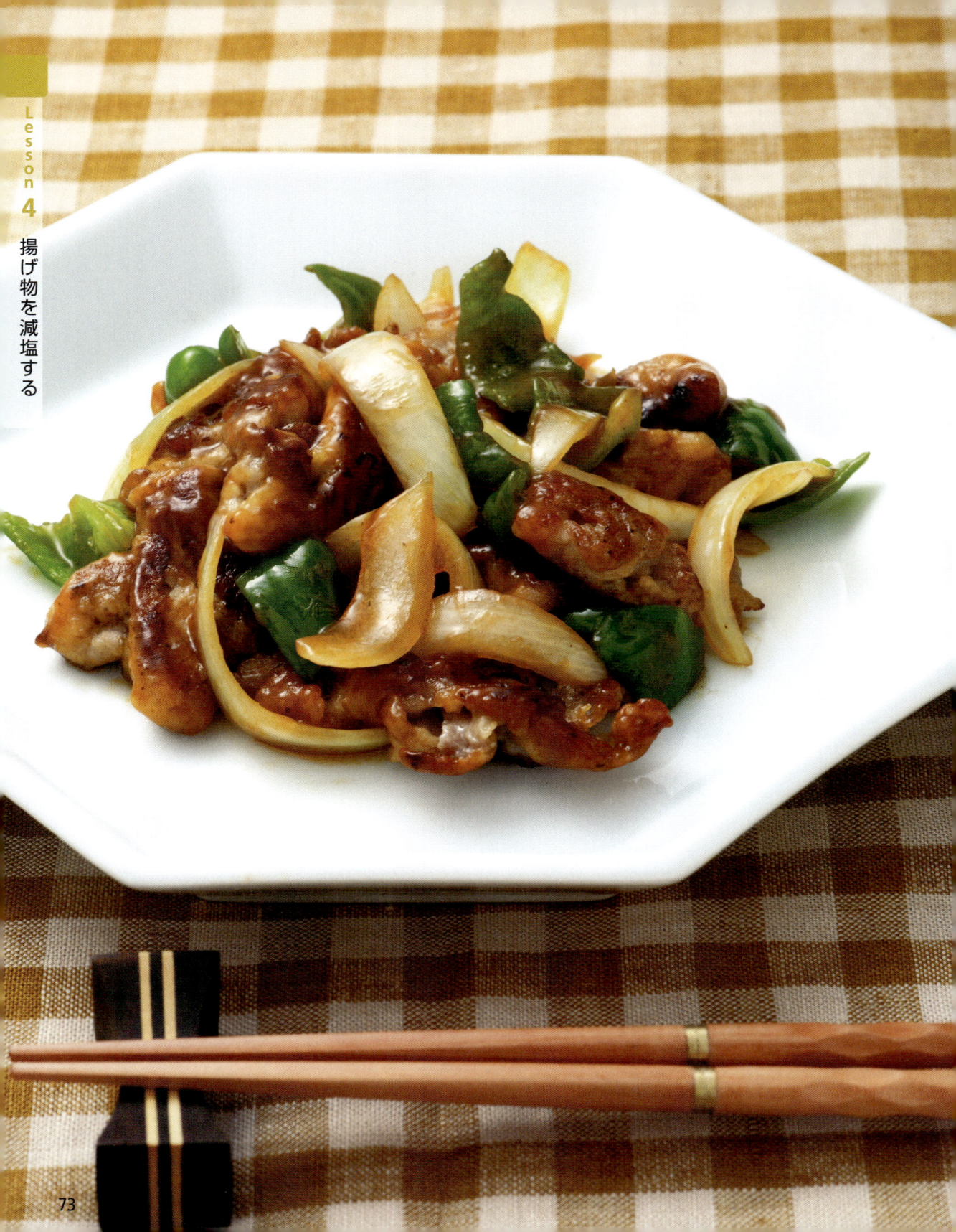

Lesson **4** 揚げ物を減塩する

春巻き

鶏むね肉と長ねぎを使った簡単ヘルシー春巻きです。揚げずに焼いて仕上げるため、きっちり包む必要がなく、半分に切った皮でくるりと巻くだけです。これによりエネルギーもグッと抑えられます。鶏むね肉にしっかり下味をつけるのと、長ねぎにかつお節をまぶすのがコツ。下味をつければたれなしでもおいしく食べられますし、かつお節をまぶすと余分な水分が出てくるのが防げ、うまみもアップします。焼くときは皮がカリッとなるまでじっくり焼くのがポイントです。

材料（2人分）

A	鶏むね肉	½枚（100g）
	塩	小さじ⅓（2g弱）
	片栗粉	小さじ1
B	長ねぎ	1本
	かつお節	1パック（5g）
C	練りがらし	小さじ½
	酢	大さじ1
	春巻きの皮	5枚
	小麦粉、水	各適量
	オリーブ油	大さじ1

作り方

1 **A**の鶏肉は細切りにして、塩と片栗粉をもみ込む。

2 **B**の長ねぎは縦半分に切って斜め細切りにし、かつお節を加えて混ぜる。

3 **1**と**2**を混ぜ合わせる。

4 春巻きの皮を半分に切り、**3**を10等分したものをそれぞれにのせて巻き、巻き終わりを水溶き小麦粉でとめる。

5 フライパンにオリーブ油を入れて**4**をカリッとするまで焼き、できあがり。器に盛り、**C**を添える。

減塩ポイント！

- 鶏肉にしっかりと味をつける
- かつお節に水分吸わせ、うまみをアップ
- カリッと焼いて香ばしさをプラス
- たれはからし酢にする

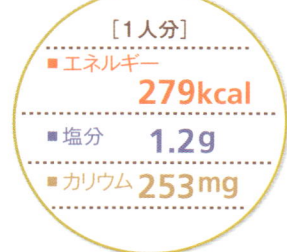

【春巻きの皮】春巻きの皮には塩分が含まれていません。

[1人分]
- エネルギー **279kcal**
- 塩分 **1.2g**
- カリウム **253mg**

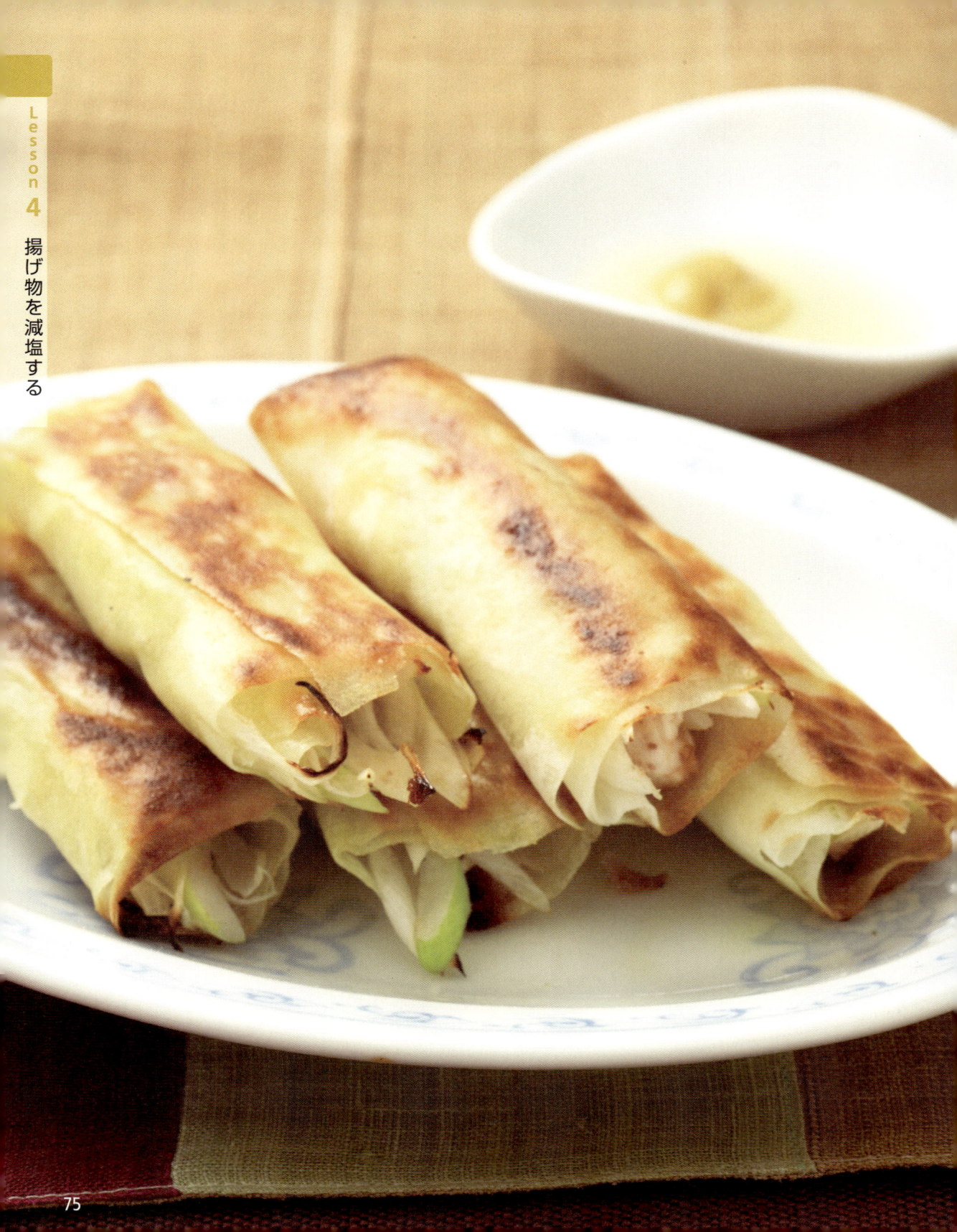

Lesson 4 揚げ物を減塩する

さばの竜田揚げ

しょうゆに漬け込んだ肉や魚に、片栗粉をつけて揚げる料理が竜田揚げ。薄味にするために下味を少なくすると、さばの生臭さが出てしまうのが難点です。しょうゆの代わりにウスターソースに漬け込んでみたら、ウスターソースに含まれるスパイスと酢の働きでさばの臭みがすっきり消えました。ソースの味はほとんど残りません。揚げる直前に余分なソースをキッチンペーパーで軽くふき取ってから小麦粉をつけると、余分な粉がつきすぎず、カラリと軽い仕上がりになります。食べるときにレモンを絞るとうまみがアップし、さっぱりおいしく食べられます。

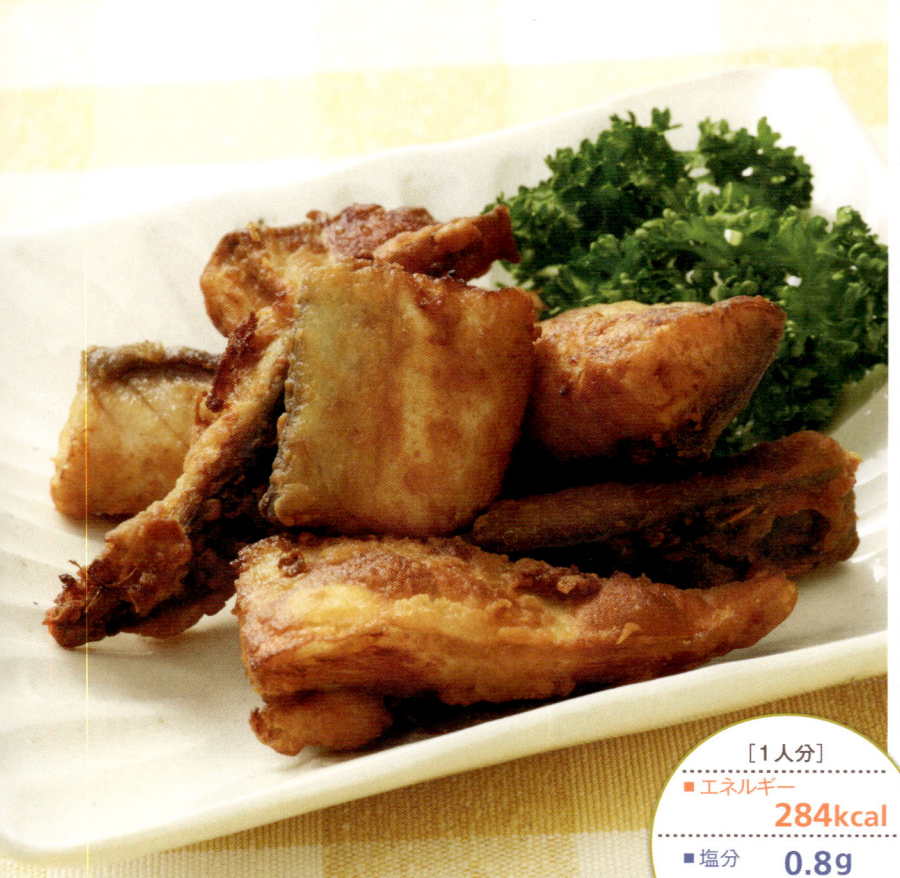

[1人分]
- エネルギー **284kcal**
- 塩分 **0.8g**
- カリウム **367mg**

材料 （2人分）

A ┌ さば ……………………… 半身（200g）
　├ ウスターソース …………… 大さじ1
　└ しょうが（すりおろし）……… 1かけ
小麦粉 ……………………………… 適量
揚げ油 ……………………………… 適量
パセリ ……………………………… 適宜

作り方

1. **A**のさばは食べやすく切ってポリ袋に入れ、ウスターソースとしょうがを加えてからめ、10分ほどおく。
2. さばの汁気をキッチンペーパーで軽くふき、小麦粉をまぶす。
3. 揚げ油でカラリと揚げて、できあがり。器に盛り、パセリを添える。

減塩ポイント！

- ウスターソースで下味をつける
- さばは小さめに切る
- カラリと香ばしく揚げる
- 食べるときに好みでレモンを絞る

【ウスターソース】ウスターソース大さじ1（18g）の塩分量は1.5g。

いわしのカレーフライ

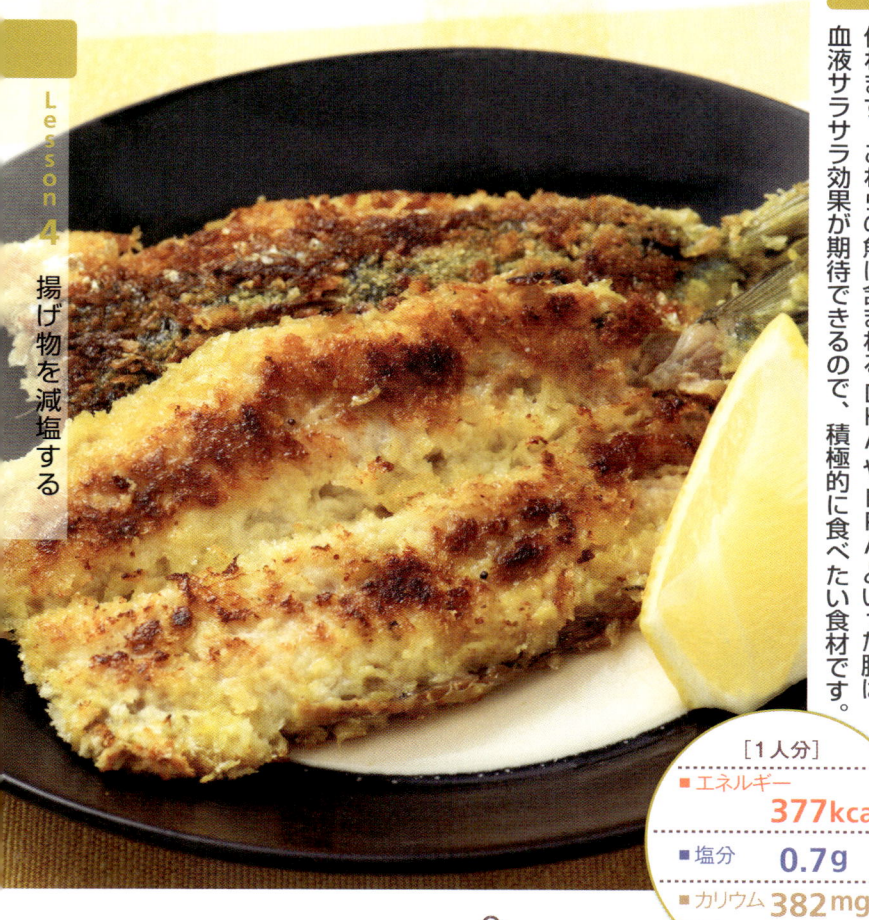

青背の魚は塩水につけることで臭みが抜け、すっきりした味に仕上がります。けれど、手開きにしたいわしのように身の薄いものは塩分が浸透しやすいので、さっとつけて引き上げるのがコツです。衣は、小麦粉に水とマヨネーズを混ぜたものをからめてからパン粉をつけます。マヨネーズを使うとコクがプラスされてソースなしでもおいしく食べられるだけでなく、焼くだけで揚げたような仕上がりになるのがうれしいところです。にんにくとカレー粉を隠し味に加えると、風味がさらにアップして食欲をそそります。いわし以外にさんまやあじなどでも同様に作れます。これらの魚に含まれるDHAやEPAといった脂は血液サラサラ効果が期待できるので、積極的に食べたい食材です。

Lesson 4　揚げ物を減塩する

[1人分]
- エネルギー　377kcal
- 塩分　0.7g
- カリウム　382mg

材料 (2人分)

- A
  - いわし……………………4尾
  - 水………………………1カップ
  - 塩………………………小さじ1
- B
  - 小麦粉……………………大さじ2
  - 水…………………………大さじ2
  - マヨネーズ………………大さじ1
  - にんにく（すりおろし）…1かけ
  - カレー粉………………小さじ1〜2
- パン粉……………………………適量
- オリーブ油………………………大さじ1
- レモン……………………………適宜

作り方

1. **A**のいわしは手開きにし、塩水にさっとつけて引き上げ、キッチンペーパーで水気をふく。
2. **B**を混ぜ合わせて**1**にからめ、パン粉をつける。
3. フライパンにオリーブ油を入れ、揚げ焼きにする。
4. 器に盛り、レモンを添えて、できあがり。

減塩ポイント！
- 衣にマヨネーズを使う
- にんにくとカレー粉を隠し味として加える
- ソースはつけない

【パン粉】市販の乾燥パン粉10gの塩分量は0.1g。

鮭の南蛮漬け

下味の塩分と南蛮酢の塩分量のダブルで味をつけるので、南蛮漬けはどうしても塩分量が多くなりがちです。そこで鮭は下味をカット。その代わりにしょうがをまぶして臭みを抜きます。調味液にはポン酢しょうゆを活用。しょうゆより塩分が少なく、柑橘類の香りがもの足りなさをカバーしてくれます。合わせる野菜は、香りとうまみでおいしさをアップさせてくれる長ねぎを。味がしみ込んでくたっとなった長ねぎが鮭にうまくからまり、一緒に食べるとしっかり味がついているように感じます。

材料（2人分）

A
- 生鮭 ……………………………… 2切れ（140g）
- しょうが（すりおろし）………………… 1かけ
- 小麦粉 ……………………………… 大さじ1

B
- ポン酢しょうゆ ……………………… 大さじ2
- 水 ………………………………… 大さじ2
- 赤唐辛子（輪切り）………………… ½本
- ごま油 ……………………………… 小さじ1

- 長ねぎ ……………………………… 1本
- オリーブ油 ………………………… 大さじ1

作り方

1. **A**の生鮭はひと口大のそぎ切りにし、しょうがをからめて5分ほどおく。長ねぎは縦半分に切って斜め薄切りにする。
2. フライパンにオリーブ油を入れ、**1**の鮭に小麦粉をまぶして両面をこんがりと焼く。
3. ボウルに取り出し、その上に長ねぎをのせる。
4. フライパンの汚れと余分な脂をキッチンペーパーでふき取り、**B**を入れて煮立て、熱々を**3**にかける。
5. 全体を混ぜ合わせて10分以上漬け、できあがり。

減塩ポイント！
- 鮭の下味をカット
- ポン酢しょうゆを使って香りをプラス
- 長ねぎのうまみと香りを利用

[1人分]
- エネルギー **195kcal**
- 塩分 **1.1g**
- カリウム **311mg**

【甘塩鮭】甘塩鮭1切れ（80g）に含まれる塩分量は0.7g。

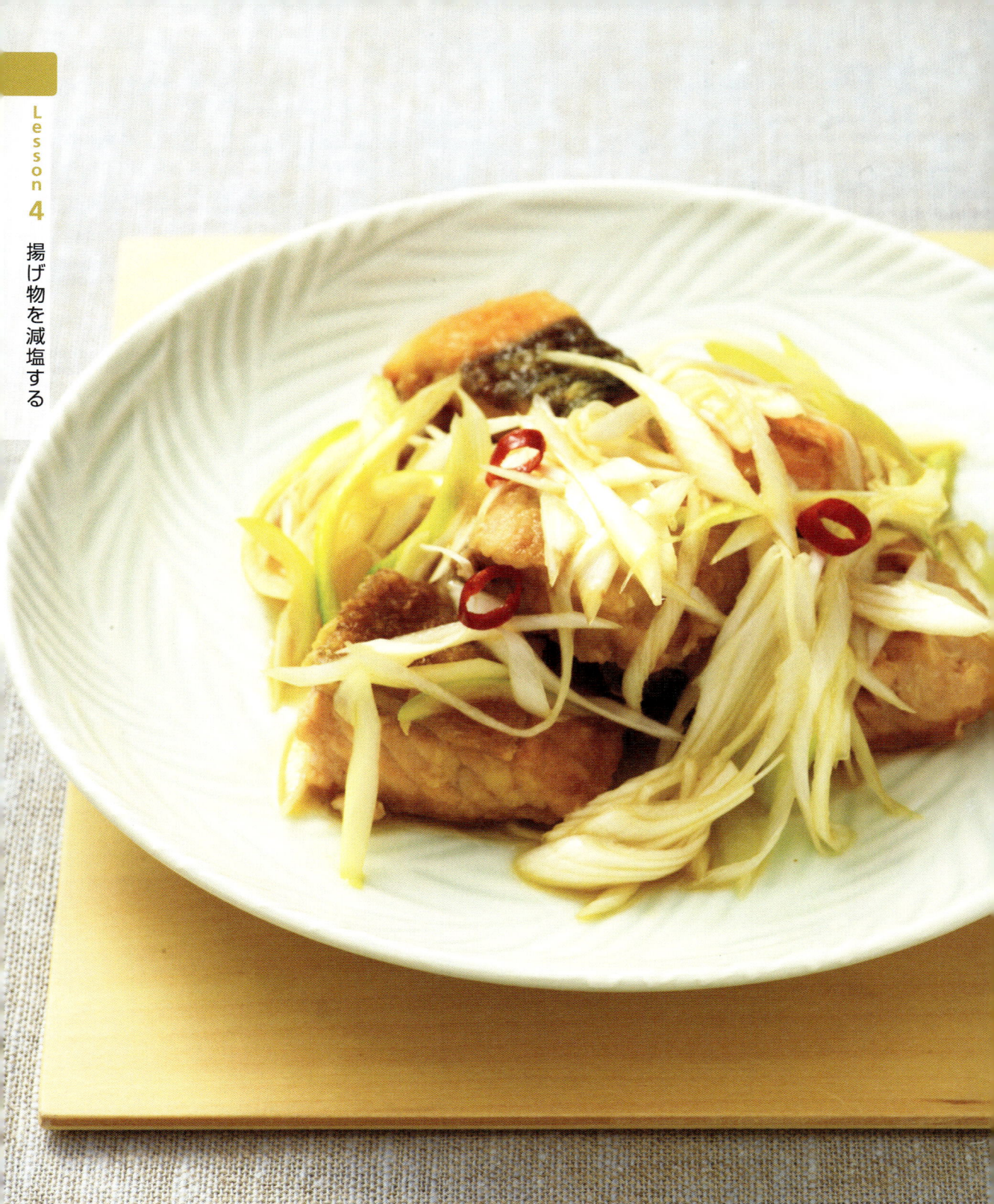

Lesson 4 揚げ物を減塩する

Lesson 5

蒸し物を減塩する

蒸し物は素材の香りやうまみ、栄養素を逃がすことなく調理できるので、薄味でおいしく食べるにはとてもいい調理法です。エネルギーを低めに抑えることができるのも、うれしいところです。

1 薄味に仕上げる

蒸し物は途中で味つけや味見ができないので、最初の味つけが大事です。しかし、蒸し物は素材の風味もうまみも逃がさない調理法なので、**グッと薄味にしても大丈夫**です。蒸し鍋のように後からたれをつけて食べる場合は、まったく下味なしでもおいしく食べられます。

2 たれはかけるよりつける

卓上で好みの具を蒸しながら食べる蒸し鍋は、簡単でおいしくて、野菜がたくさん食べられるのでおすすめです。ただし、食べるときのたれにはご注意。具材を取り分けて好きなだけたれをかけてしまうと、たくさんのたれが口に入ることになります。最初から**使うたれの量を決めて**、具材につけながら食べましょう。

3 酸味と香りが薄味の強い味方

蒸し料理を食べるとき、しょうゆをかける代わりに**レモンやかぼすなどの柑橘類**を絞ってみてください。グッとうまみが際立ち、あっさりした料理のおいしさが引き立つはずです。

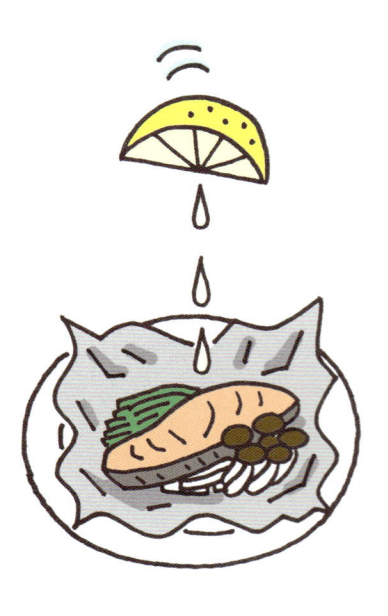

4 フライパンや電子レンジを上手に利用

蒸し物というと蒸し器がないとできないと思っていませんか？ フライパンに少量の水を入れて火にかけ、そこに食材を入れてふたをすれば**「蒸し焼き」**になります。ぴったり閉まるふたさえ用意すればいいだけで、何より**とっても簡単**です。また電子レンジで蒸し料理が作れるグッズもたくさん売られています。ぜひ、気楽に蒸し料理にチャレンジしてみてください。

フライパン蒸しの方法

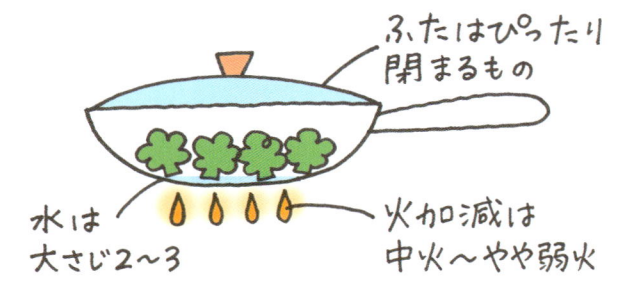

- ふたはぴったり閉まるもの
- 水は大さじ2～3
- 火加減は中火～やや弱火

本書の茶碗蒸しもフライパンで蒸しています！

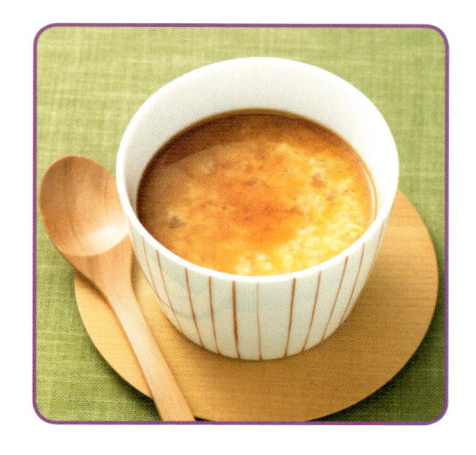

5 とろみを効果的に使う

蒸し焼きにしたときに出る蒸し汁。これにはうまみや栄養素がたっぷり含まれているので、上手に利用しない手はありません。具材だけを器に取り出し、残った蒸し汁に水溶き片栗粉を加えてとろみをつけて、ソース代わりにかけるのがおすすめです。**うまみが溶け出た蒸し汁**は、余分な調味料を入れなくてもそれだけでグンと**おいしさがアップ**します。

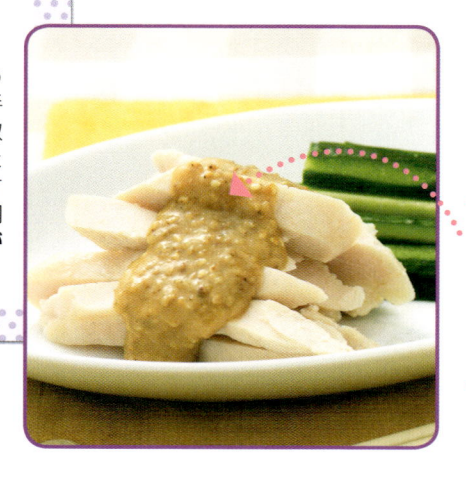

たれには蒸し汁をプラスしてうまみアップ！

シュウマイ

シュウマイも56ページの餃子と同様、つけだれの塩分が問題。肉だねに味をつけてたれをなしにするのと、つけだれの塩分で食べるのとでは、後者のほうが断然おいしく食べられます。肉だねはたっぷりの玉ねぎ、とろろ昆布、干ししいたけでうまみをプラスすると、塩分控えめでももの足りなさはありません。また、これらに含まれる豊富なカリウムでナトリウム排出効果も狙いました。手のかかるイメージがあるシュウマイですが、フライパンに野菜と少量の水を入れ、その上に並べて蒸すだけ。下に敷いた野菜は肉汁を含んでいるので、これも温野菜としてどうぞ。一度にまとめて作っておけば、蒸した状態で冷凍保存ができます。

材料 （2人分×2回分）※1人分7〜8個

- A ┌ 玉ねぎ（みじん切り）……1個（200g）
-   └ 塩……小さじ1/3（2g弱）
- B ┌ とろろ昆布……5g
-   │ 干ししいたけ……2枚
-   │ 片栗粉……大さじ2
-   │ しょうが（すりおろし）……1かけ
-   └ ごま油……小さじ1
- 豚ひき肉……200g
- シュウマイの皮……30枚
- キャベツ（ざく切り）……適量
- もやし……適量
- 水……100ml
- 練りがらし……適宜

作り方

1. ポリ袋に**A**の玉ねぎと塩を入れてもむ。
2. 1の玉ねぎがしんなりしたら、**B**を加えて混ぜる（とろろ昆布はキッチンバサミで細かく切り、干ししいたけは手で砕く）。
3. ひき肉を加えてさらによく混ぜたら、ポリ袋を切って広げ、肉だねをシュウマイの皮で包む。
4. 鍋の底にキャベツ、もやしを敷き、水を入れて火にかける。沸騰したら野菜の上にシュウマイを並べ、ふたをして10〜13分蒸す。
5. 器に野菜とともに盛り、練りがらしを添えて、できあがり。

減塩ポイント！

- 玉ねぎ、とろろ昆布、干ししいたけでうまみをアップ
- 豊富なカリウムで減塩効果アップ
- つけだれはなし
- 野菜と一緒に蒸して、野菜もたっぷり食べる

［1人分］
- エネルギー 230kcal
- 塩分 0.6g
- カリウム 378mg

【とろろ昆布】 とろろ昆布5gに含まれる塩分量は0.3g。カリウム量は240mg。食物繊維量は1.4g。

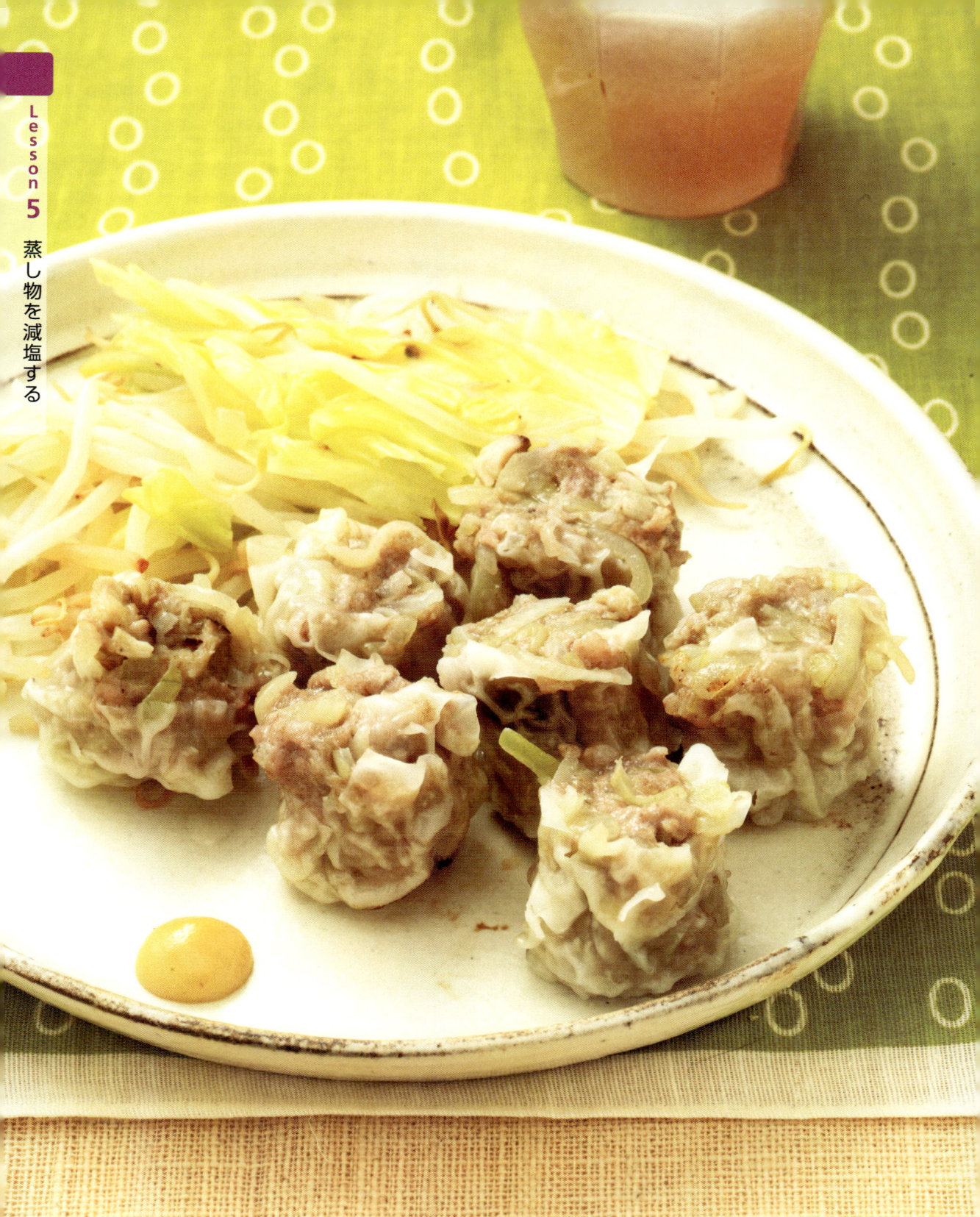

Lesson 5 蒸し物を減塩する

83

茶碗蒸し

具のない茶碗蒸しです。具を入れるとその分塩分量が多くなりますし、具がないほうが、つるりとした食感を楽しめ、何より手軽に作れます。水とかつお節をそのまま溶き卵と混ぜてしまうことで、めんどうなだし汁をとる必要は一切なし。こす手間もありません。フライパンに1センチくらいの湯を沸かし、直接器を入れて蒸すだけというのも簡単です。茶碗蒸しには味をつけず、仕上げにめんつゆをかけるだけ。味つけしてないとは気づかないで食べてしまうはずですよ。

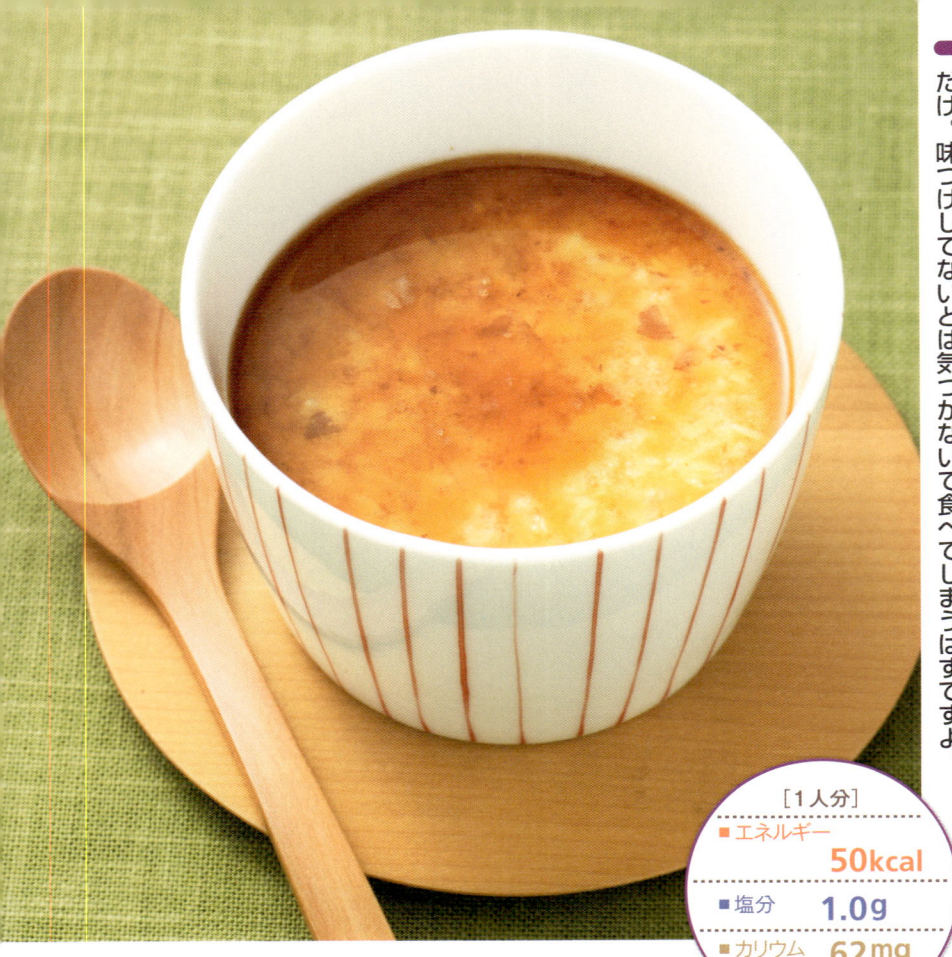

[1人分]
- エネルギー **50kcal**
- 塩分 **1.0g**
- カリウム **62mg**

材料 （2人分）

A [卵 ……………………… 1個
    水 ……………………… 1カップ
    かつお節 …………… 1パック（5g）]

めんつゆ（2倍濃縮タイプ）
………………………… 大さじ1

作り方

1 Aを混ぜ、器に等分に入れてラップをかける。

2 フライパンに湯（分量外）を沸かして**1**を入れ、ふたをして蒸す。

3 強火で3分加熱したら、ごく弱火にして10分蒸す。

4 卵がかたまったら、めんつゆを均等にかけて、できあがり。

減塩ポイント！

- かつお節を入れてうまみをアップ
- 卵液に味をつけない
- めんつゆを最後にかける

【めんつゆ】2倍濃縮タイプのめんつゆ大さじ1（17g）の塩分量は1.1g。3倍濃縮タイプのめんつゆ大さじ1（18g）の塩分量は1.8g。

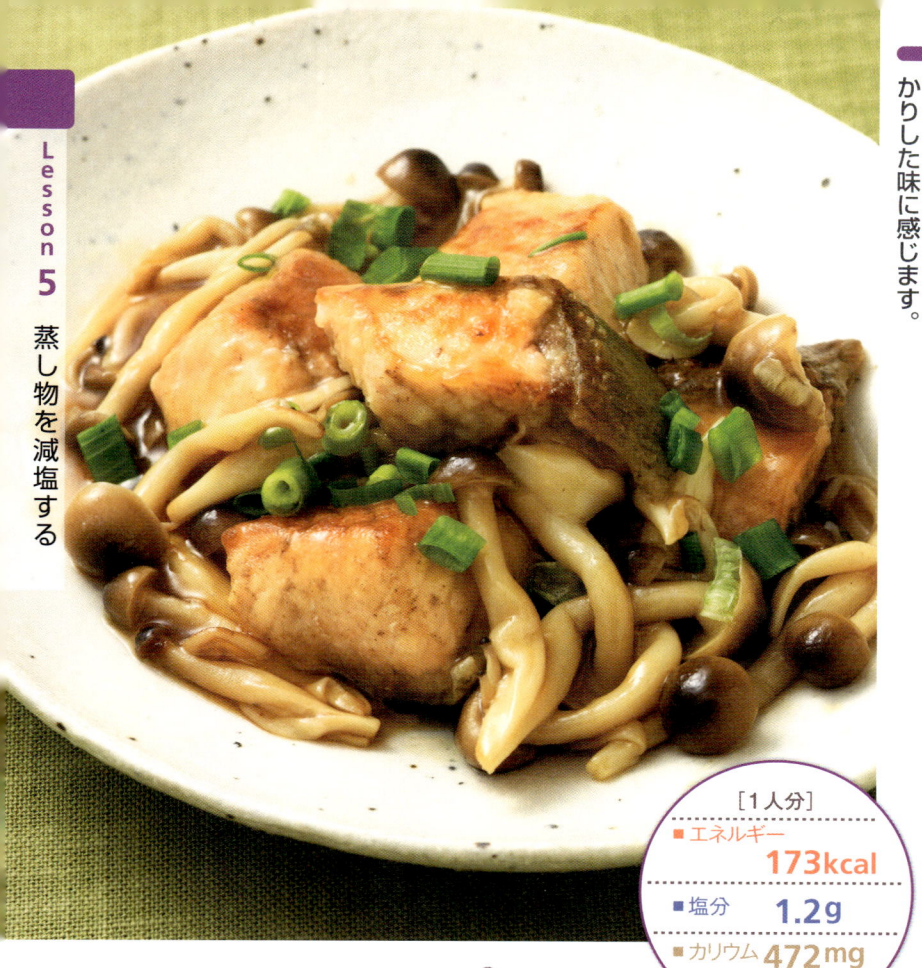

Lesson 5 蒸し物を減塩する

鮭ときのこの蒸し煮

鮭はDHA、EPAといった血液サラサラ効果が期待できる脂を豊富に含んでいます。味にクセがないのでシンプルな蒸し料理にはぴったりです。下味の塩は酒に溶いてから全体にからめると、少ない塩でも全体に回ります。小麦粉をまぶして一度焼いてからきのこを加えて酒蒸しにし、溶け出したうまみたっぷりの蒸し汁を、そのままあんにしてからめました。小麦粉をまぶして焼くことでうまみが逃げず、きのこのうまみが溶け出したあんもうまくからむので、調味料を少なくしてもしっかりした味に感じます。

[1人分]
- エネルギー 173kcal
- 塩分 1.2g
- カリウム 472mg

材料 （2人分）

A
- 生鮭 ……………… 2切れ（140g）
- 塩 ………………… 小さじ1/6（1g）
- 酒 ………………… 大さじ1
- 小麦粉 …………… 適量

B
- 水 ………………… 100mℓ
- しょうゆ ………… 小さじ2
- 片栗粉 …………… 大さじ1/2

- しめじ（小房に分ける） ……… 1パック（100g）
- 酒 ………………… 大さじ1
- ごま油 …………… 小さじ2
- 青ねぎ（小口切り） ……… 適量

作り方

1. **A**の生鮭は食べやすい大きさのそぎ切りにし、塩と酒を混ぜたものを回しかけてもみ込み、5分おく。鮭の水気をキッチンペーパーでふき、小麦粉をまぶす。

2. **B**を混ぜ合わせる。

3. フライパンにごま油を入れて**1**をこんがりと焼き、フライパンの汚れと余分な脂をキッチンペーパーでふき取り、しめじを加えて炒める。

4. 酒を入れてふたをし、2～3分蒸し焼きにする。**2**を加え、とろみがついたら器に盛り、青ねぎを散らしてできあがり。香りづけにごま油適量（分量外）を回し入れてもよい。

減塩ポイント！
- 鮭の下味の塩は酒に溶いてからめ、小麦粉をつけて焼く
- 蒸し汁ごとあんにする

【ぶなしめじ】ぶなしめじ1パック（100g）に含まれるカリウム量は380mg、食物繊維量は3.7g。

棒棒鶏（バンバンジー）

蒸し鶏を作っておくとサラダにしたり和え物にしたり、いろいろ使い回せて重宝します。鶏むね肉は縦半分に切ってから、厚みを半分に切って均一にするのがポイント。熱が均等に入るので、身がパサつく失敗がありません。下味にほんの少し塩をふっておくと塩の保水効果でしっとり仕上がるので、これも大事なポイントです。ここではオーブントースターで作る方法を紹介しました。電子レンジより加熱むらがなく、余熱を利用することでしっとりやわらかく仕上がります。

材料（2人分）

A
- 鶏むね肉 ……………………………… 小1枚（200g）
- 塩 ……………………………………… 小さじ1/5（1g）
- ごま油 ………………………………… 小さじ1

B
- 練りごま（白） ……………………… 大さじ1
- 酢 ……………………………………… 大さじ1
- はちみつ ……………………………… 小さじ1
- しょうゆ ……………………………… 小さじ1
- すりごま ……………………………… 大さじ1
- 蒸し汁（鶏肉を蒸し焼きにしたときに出たもの） …… 適量

きゅうり …………………………………… 1本

作り方

1. **A**の鶏肉は縦半分に切ってから、厚みを半分にし、塩とごま油をからめる。
2. オーブントースターの天板にアルミホイル（またはオーブンペーパー）を敷いて**1**を並べ、5分ほど加熱し、そのまま5分おく。
3. **B**を混ぜ合わせる。きゅうりは食べやすく切る。
4. **2**の鶏肉を食べやすく切り、きゅうりとともに盛り、混ぜ合わせておいた**B**をかけて、できあがり。

[1人分]
- エネルギー 296kcal
- 塩分 1.0g
- カリウム 427mg

減塩ポイント！
- 鶏肉は厚みを均一にする
- オーブントースターを利用してしっとりと仕上げる
- ごまだれは食べる直前にかける

【鶏むね肉】鶏むね肉（皮なし）100gに含まれるカリウム量は350mg、塩分量は0.1g。

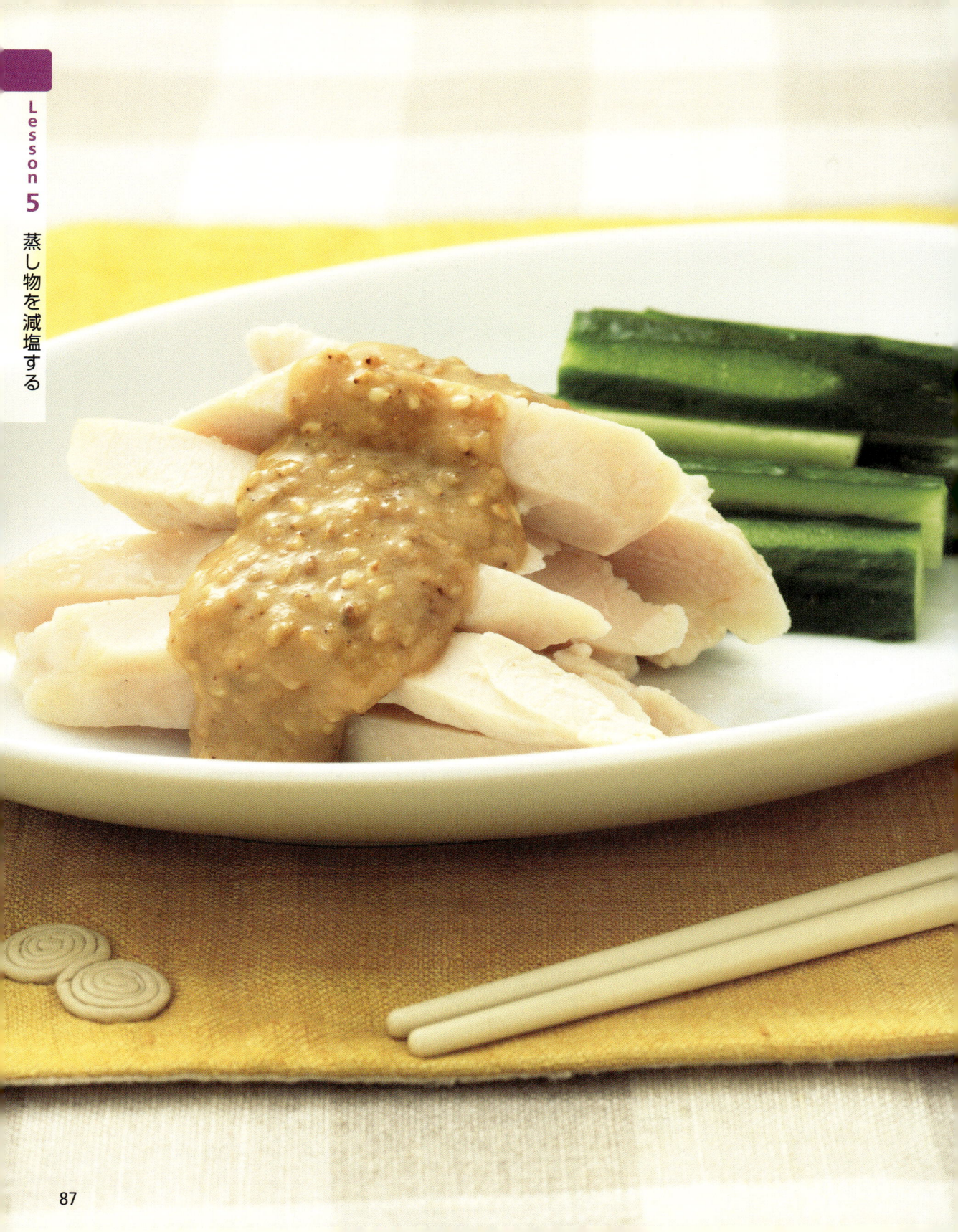

Lesson 5 蒸し物を減塩する

Lesson 6

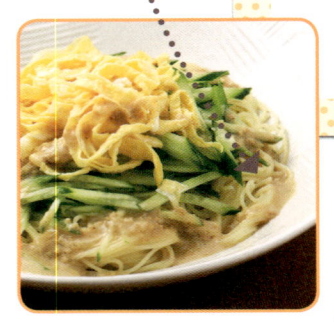

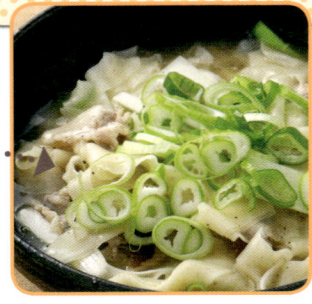

麺類を減塩する

麺類は、最も減塩が難しい料理です。つゆやスープが高塩分なだけでなく、麺自体にもたくさんの塩分が含まれているからです。そこで、麺とスープ（つゆ）を別々に考え、それぞれに塩分をおいしく減らすコツをまとめてみました。

1 麺に含まれる塩分を知る

麺の塩分量をチェック！

麺類の塩分量が多くなるのは、**つゆや味つけの問題だけでなく、麺自体に塩分を含んでいる**から。うどんやそばなどは、乾麺よりゆで麺のほうが塩分が少なく、中華麺は蒸し麺より生麺のほうが口に入る塩分は少ないです（生麺はゆでるときに塩分が抜けるため。※4 参照）。最近は塩分を含まない麺も市販されていますので、利用するのも手です。

	塩分量（g）	
	（100g 当たり）	（よく使う分量当たり）
うどん（ゆで）	0.3g	0.6g　1玉（200g）
うどん（乾麺）	4.3g	4.3g　1束（100g）※2
そば（ゆで）	0.0g ※1	0.0g　1玉（220g）
そば（乾麺）	2.2g	2.2g　1束（100g）※3
中華生麺	1.0g	1.2g　1玉（120g）※4
中華蒸し麺	0.4g	0.7g　1玉（170g）

※1…生そばをゆでた場合。乾そばをゆでた場合は約 0.3 g になる（100g 当たり）。
※2、3、4…乾麺（うどん、そば）や中華生麺などは、ゆでることにより塩分の変化があるので、実質口に入る量は上記よりも少なくなる。うどんの場合1束当たり 0.9g、そばの場合1束当たり約 0.3 g、中華生麺の場合1玉当たり 0.5 g。

2 パスタやシュウマイの皮を上手に利用

スパゲティなどの**パスタは、塩分を含んでいない**ので、塩を入れずにゆでることで塩分ゼロの中華麺としても使えます。また、スープに直接入れても煮汁にとろみが出ないので、ラーメンにしてもおいしく食べられます。また、本書ではシュウマイの皮を細く切った麺も紹介しています。**シュウマイや餃子の皮は塩分を含まない**ので、細く切って汁物に入れるだけで無塩麺になります。特にシュウマイの皮は枚数が多いので、1袋で2人分としても食べごたえがあり、適度なコシがあるのでおすすめです。

中華麺に見えるこの正体は、細いパスタ！

平たいうどんに見えるこの正体は、シュウマイの皮！

3 麺の太さにもこだわる

　麺の太さも大事です。麺が細いほうがつゆやソースがよくからみます。したがって外食の場合は、太い麺を選んだほうが口に入る塩分は少なくなるといえます。しかし家でつゆやソースの味を薄くした場合は、細い麺のほうがたっぷりと味がからむのでもの足りなさを感じにくくなります。**状況によって、麺の太さを変えるのがかしこい**食べ方です。

4 つゆの量を少なくする

　ラーメン、うどん、そばなど、**外食の麺は**つゆの味が濃く、量もたっぷりなので、**全部飲みほすと5g以上の塩分を取ること**になります。半分は残しましょう。

　家庭で麺類を作る場合、薄味にしたからと安心してたくさん飲んでしまいがち。でもいくら薄味でも量をたっぷり飲めば、結果として塩分が多くなるので、最初から入れる**つゆを通常の半分にする**のがおすすめです。汁の少なさが目立たないよう、小さめの器に盛るのもコツです。

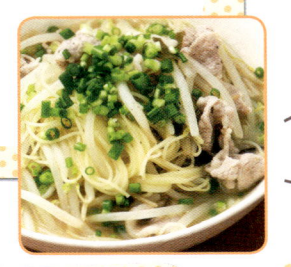

つゆの量を減らす＝減塩になる
→安心して飲める！

5 うまみをきかして薄味に

　うまみが増えると、薄味でももの足りなさを感じにくくなります。昆布、干ししいたけなどは細く切ったり手で砕いたりして入れるだけなので手軽ですし、全部食べればアルギン酸やカリウムの効果で、減塩も期待できます。市販の煮干し粉は、水につけたり途中で引き上げたりする手間もなく、入れるだけでグッとうまみが増し、コクのあるつゆになるのでおすすめです。

6 野菜で増量

　麺類は麺だけをたくさんに食べてしまうところが問題です。塩分過多の問題だけでなく、炭水化物中心の食事は栄養バランスも悪くエネルギーも高くなりがち。野菜をたくさん加えると、**麺の量を少なくしても満足感が出ます**し、野菜に含まれる**カリウムで減塩効果も期待できます**。麺の量を減らしてえのきたけを加えるのもおすすめです。えのきたけが麺の増量役となってエネルギーが抑えられ、カリウムも同時にとれます。

7 辛み、香り、酸味を味方に

　こしょう、七味唐辛子、赤唐辛子などの辛み、しょうが、ねぎ、にんにく、粉山椒などの香り、柑橘類の果汁、酢などの酸味。これらを**うまく利用すれば、薄味でもおいしく食べられます。**

8 できたてを食べる

　この本で紹介した麺類は、表面に味をつけて減塩する手法を使っているため、時間がたつと麺がのびるだけでなく、麺が塩分を吸ってつゆの味がどんどんぼやけてしまいますし、もともと少ないつゆの量が、ますます少なくなってしまいます。どんな料理にもいえることですが、特に**麺類はできたてをどうぞ。**

煮干しラーメン

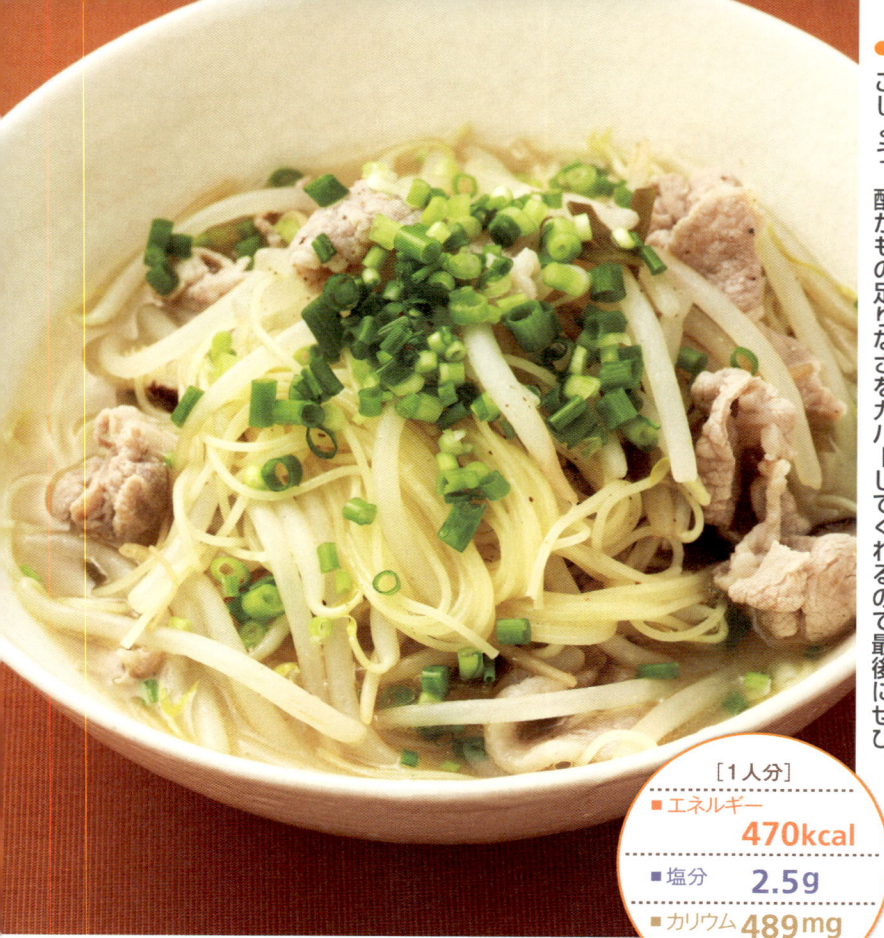

ラーメンをおいしく減塩するには、スープの塩分をいかに減らすかにかかっています。まずはスープには昆布、干ししいたけ、豚肉、煮干し粉といった食材をたっぷり加えて、うまみのある味にすること。次にスープの量を減らすこと。スープの量が減れば、味を薄くせずに調味料が減らせます。中華麺自体に塩分が含まれているので、スパゲティを使うのもポイント。麺の塩分をゼロにすることができ、スープの中で直接煮てもとろみがつく心配もありません。味つけは最後にしましょう。麺が塩分を吸うのを防ぎ、少ない塩分を効率よく舌で感じることができます。ごま油、こしょう、酢がもの足りなさをカバーしてくれるので最後にぜひ。

[1人分]
- エネルギー **470kcal**
- 塩分 **2.5g**
- カリウム **489mg**

材料 （2人分）

A
- 水 ……………………………… 3カップ
- 昆布（1×10cm）………………… 1枚
- 干ししいたけ …………………… 2枚

B
- 豚バラ薄切り肉（細切り）…… 100g
- スパゲティ（細いもの。2つに折る）
   ………………………………… 120g
- もやし …………………… 1袋（200g）

C
- 塩 ………………… 小さじ 1/3（2g弱）
- しょうゆ ………………………… 大さじ1
- 煮干し粉（または煮干し5～6尾を手で砕く）…………………… 小さじ2
- 酢 ………………………………… 大さじ1
- ごま油、こしょう …………… 各適量
- 青ねぎ（小口切り）……………… 適量

作り方

1. 鍋に**A**を入れ（昆布はキッチンバサミで細く切り、干ししいたけは手で砕く）、火にかける。

2. 沸騰したら**B**を豚肉、スパゲティ、もやしの順に入れ、ふたをしてスパゲティの袋の表示時間通りに加熱する。

3. スパゲティがやわらかくなったら、**C**を入れて全体を混ぜる。器に盛ってごま油、こしょうをかけ、青ねぎを散らし、酢を回しかけて、できあがり。

減塩ポイント！
- スープにうまみ食材を入れ、スープの量を少なくする
- 麺をスパゲティに変える
- スープの中で麺をゆでる
- 味つけを最後にする
- ごま油、こしょう、酢でパンチをきかせる

【パスタ】スパゲティ、マカロニなどパスタはすべて塩分ゼロです。

ポン酢ごまだれ冷麺

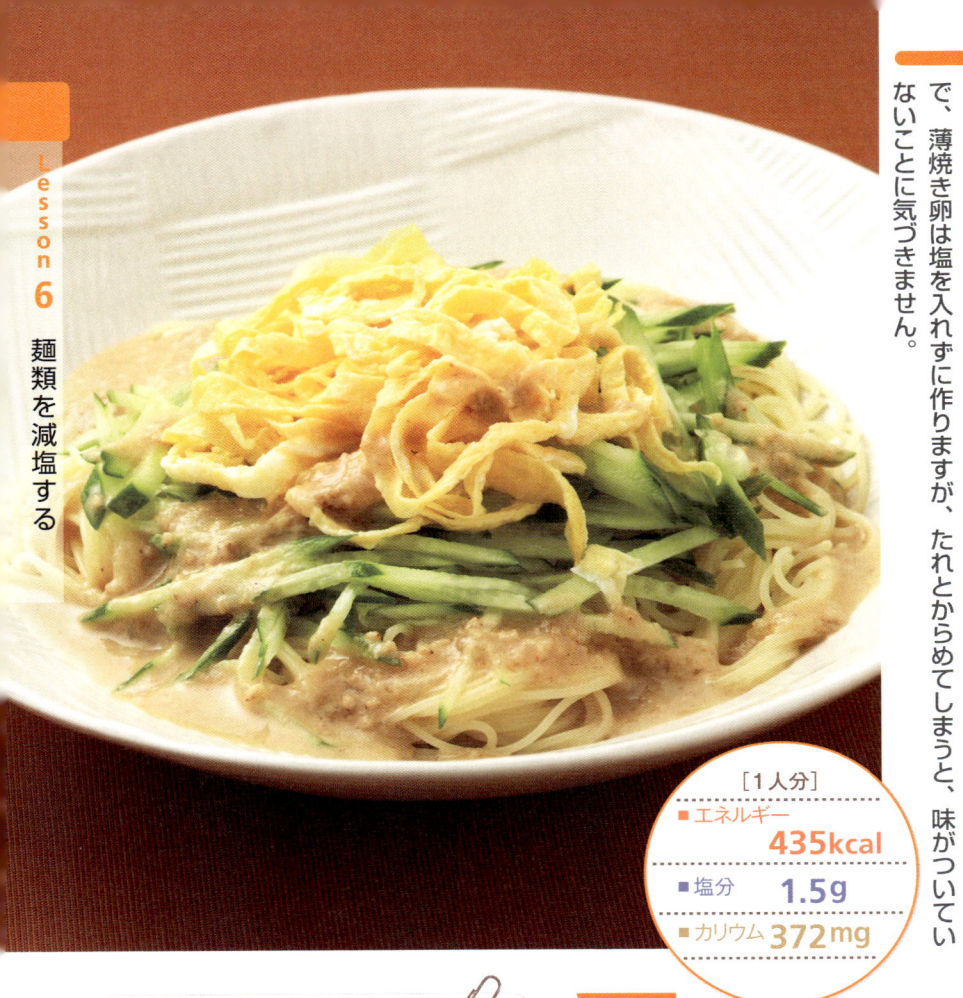

Lesson 6　麺類を減塩する

スパゲティを使った冷麺です。スパゲティは塩を入れずにゆでれば塩分ゼロ。細いものを使えば食感は中華麺とそっくりで、違和感はありません。たれはポン酢しょうゆをベースに練りごまを混ぜることでとろみとコクをプラス。麺によくからみます。ポン酢しょうゆはしょうゆよりも塩分が少なく、酸味と柑橘類の香りのおかげで、塩分が少なくてもおいしく食べられます。卵はそれ自体に塩分を含んでいるので、薄焼き卵は塩を入れずに作りますが、たれとからめてしまうと、味がついていないことに気づきません。

[1人分]
- エネルギー **435kcal**
- 塩分 **1.5g**
- カリウム **372mg**

材料（2人分）

A
- 練りごま（白） ……… 大さじ2
- ポン酢しょうゆ ……… 大さじ2
- 水 ………………………… 大さじ1
- 砂糖 ……………………… 小さじ1
- レモン汁 ……… 1個分（大さじ2）
- すりごま ……………… 大さじ1

- スパゲティ（細いもの） ……… 120g
- 卵 ……………………………… 1個
- きゅうり（細切り） …………… 2本
- ごま油 ………………………… 適量

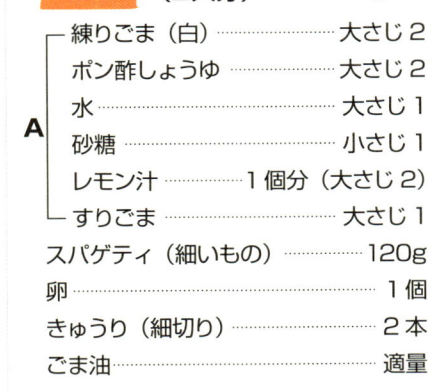

作り方

1. スパゲティは塩を入れずに袋の表示時間通りにゆで、水にとって冷やし、水気をきってごま油をからめる。
2. 卵を溶きほぐし、塩を入れずに薄焼き卵を作り、細切りにする。**A**を混ぜ合わせる。
3. 器に **1** を盛り、きゅうりと薄焼き卵をのせ、**A**のたれをかけて、できあがり。

減塩ポイント！
- 麺をスパゲティに変える
- スパゲティは塩を加えずにゆでる
- ポン酢しょうゆを使う
- 薄焼き卵は調味料を使わずに作る

【中華生麺】中華生麺1玉（120g）をゆでた後の塩分量は0.5g。

中華風ピリ辛和え麺

和え麺はスープがない分減塩しやすそうですが、案外汁麺よりも味つけが濃い場合が多く、薄味にするとものの足りなさを感じやすくなります。そこで麺には味のからみやすい細いスパゲティを使い、うまみをきかせたスープの中で直に煮ます。少ない水で蒸し煮にするとゆで上がったときには水気がなくなります。もし残っていればふたを取り、煮飛ばしてください。水っぽさがなくなり、スパゲティはスープのうまみを吸っておいしくなり、スパゲティに含まれるカリウムもムダなく摂取できます。最後に高菜漬けをのせるのも大事なポイント。少量ですが濃い味が口に入ることで、薄味のもの足りなさがカバーできるのです。

材料 （2人分）

A
- 豚ひき肉 ……………………………… 150g
- にんにく（すりおろし） …………… 1かけ
- しょうが（すりおろし） …………… 1かけ

B
- 水 ……………………………………… 350mℓ
- 昆布（1×10cm） …………………… 1枚
- 干ししいたけ ………………………… 2枚
- スパゲティ（細いもの） …………… 120g

C
- オイスターソース …………………… 小さじ2
- しょうゆ ……………………………… 小さじ1
- 酢 ……………………………………… 小さじ1
- ごま油 ………………………………… 小さじ1

- 高菜漬け（刻む） …………………… 20g
- 青ねぎ（小口切り） ………………… 適量
- ラー油 ………………………………… 適宜

作り方

1. フライパンに**A**を入れ、混ぜてから火にかけて炒める。
2. ひき肉に火が通ったら**B**の水と昆布、干ししいたけを入れる（昆布はキッチンバサミで細く切り、干ししいたけは手で砕く）。
3. **B**のスパゲティを半分に折って入れ、ふたをしてスパゲティの袋の表示時間通りに加熱する。
4. ふたを取り、水分があれば飛ばしてから**C**を加えて混ぜる。
5. 器に盛り、高菜漬けをのせて青ねぎを散らし、できあがり。好みでラー油をかける。

減塩ポイント！

- 中華麺の代わりにスパゲティを使う
- うまみをきかせたスープの中でスパゲティを煮る
- 高菜漬けで味にメリハリをつける
- ラー油でパンチをきかせる

[1人分]
- エネルギー 443kcal
- 塩分 1.8g
- カリウム 560mg

【高菜漬け】高菜漬け10gに含まれる塩分量は0.6g、カリウム量は45mg、食物繊維量は0.5g。

Lesson 6 麺類を減塩する

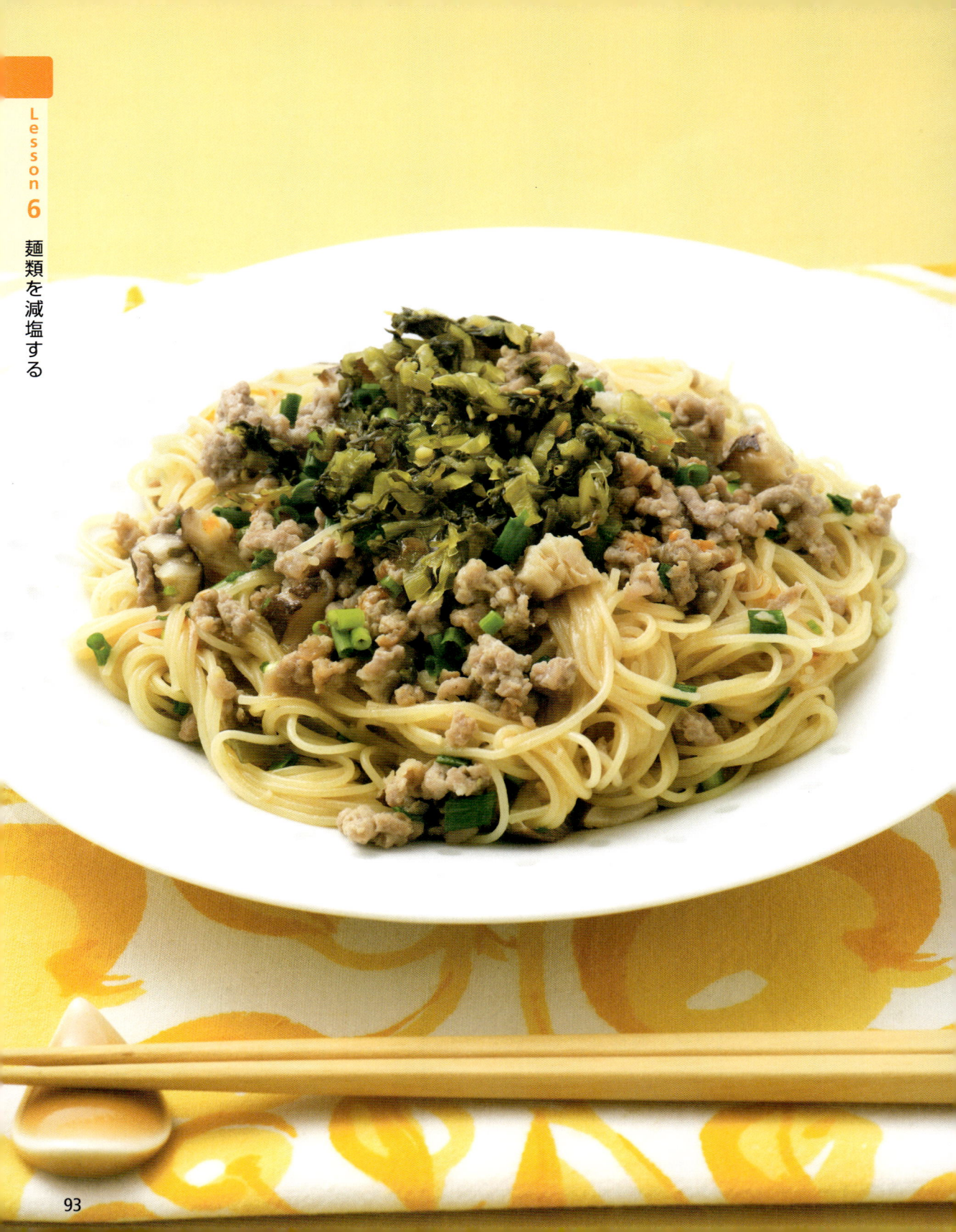

汁なしごま担々麺

濃厚なごまのコクとピリ辛味の効果で、それほど味が濃くなくてもおいしく食べられるのが担々麺。ごまだれの量が多くなるとそれだけ塩分量も増えますが、逆にごまだれが少ないとうまく麺とからまないのが難点です。そこで1つ目のポイントは、ごまだれがからみやすい細いパスタを使い、うまみ食材をたっぷり使ったスープで蒸し煮にすることです。2つ目のポイントは、ゆで上がった麺にごまだれを入れるのではなく、ごまだれのほうに麺を入れること。そうすると、ねりごまやしょうゆを少なくしても風味がいきます。隠し味に酢を加えるのも大事です。うまみが引き立ちます。

材料（2人分）

A
- 豚ひき肉 　　　　　　　　　　　150g
- にんにく（すりおろし）　　　　 1かけ
- しょうが（すりおろし）　　　　 1かけ
- 昆布（1×10cm）　　　　　　　　1枚
- 干ししいたけ　　　　　　　　　 2枚
- 水　　　　　　　　　　　　　 300mℓ

B
- 練りごま（白）　　　　　　　 大さじ2
- 酢　　　　　　　　　　　　　大さじ1
- しょうゆ　　　　　　　　　　大さじ1
- ごま油　　　　　　　　　　　小さじ1

- スパゲティ（細いもの）　　　　 120g
- オイスターソース　　　　　　 小さじ2
- 長ねぎ（粗みじん切り）　　　　 ½本
- ラー油　　　　　　　　　　　　 適宜

作り方

1. 鍋に**A**を入れ（昆布はキッチンバサミで細く切り、干ししいたけは手で砕く）、混ぜながら火にかける。
2. 沸騰したら、スパゲティを半分に折って入れ、ふたをしてスパゲティの袋の表示時間通りに加熱する。
3. ボウルに**B**を入れ、混ぜ合わせる。
4. **2**のスパゲティがやわらかくなったら、オイスターソースを混ぜる。
5. **3**に**4**を入れ、からめる。
6. 器に盛り、長ねぎを散らしてできあがり。好みでラー油をかけてもよい。

減塩ポイント！

- 中華麺ではなく細いスパゲティを使う
- うまみ食材を使う
- スパゲティをスープの中で煮る
- ごまだれに麺を入れてからめる
- ごまだれに酢を加える

[1人分]
- エネルギー 542kcal
- 塩分 2.1g
- カリウム 558mg

【スパゲティ】スパゲティ60gに含まれるカリウム量は120mg。スープの中で直接煮ると、含まれているカリウムをムダなく摂取できます。

Lesson 6 麺類を減塩する

ワンタンメン

シュウマイの皮を細く切って、麺代わりにしました。シュウマイの皮は塩分を含んでいないので、簡単に塩分ゼロの麺ができあがるのです。スープにひき肉を入れば、口の中でワンタンメンの味わいになるというわけです。さらにえのきたけを加えることで麺のつるんとした食感をプラス。えのきたけには食物繊維、カリウムが豊富なので減塩効果も期待できる食物繊維、カリウムが豊富なので減塩効果もアップ。また、えのきたけで増量することで、エネルギーを低く抑えたまま満足感が得られます。

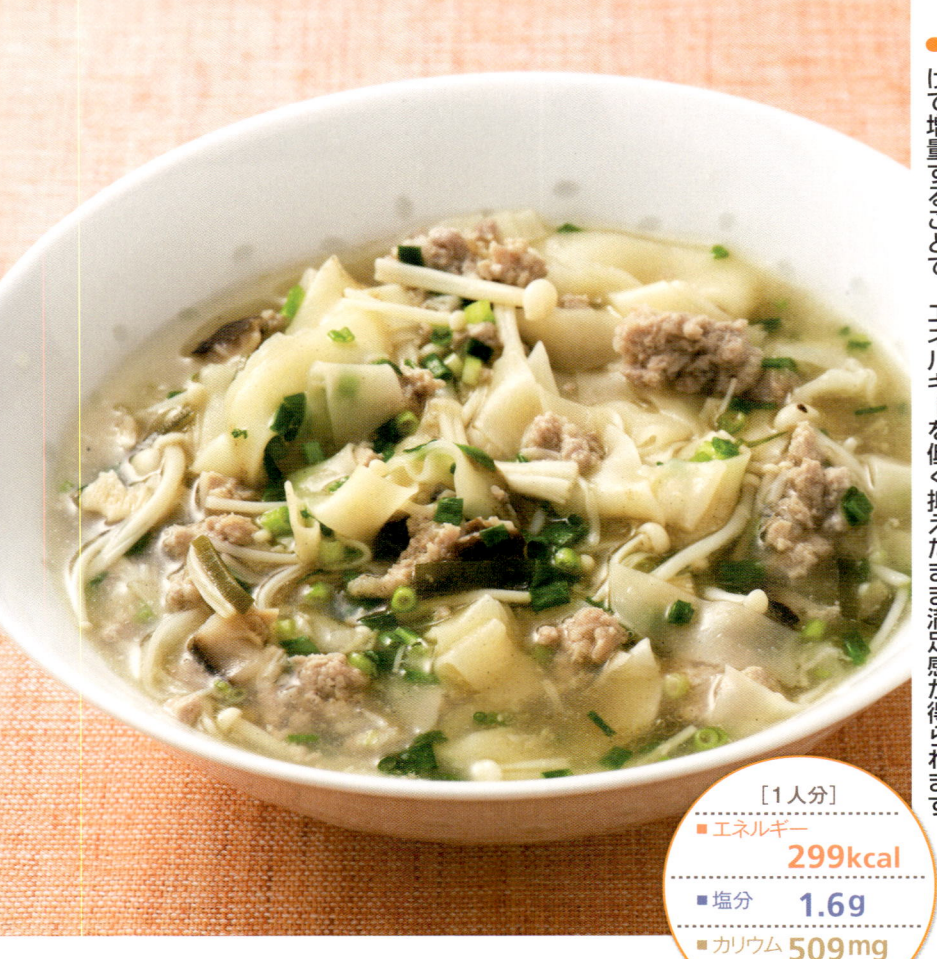

[1人分]
- エネルギー **299kcal**
- 塩分 **1.6g**
- カリウム **509mg**

材料 （2人分）

- A
  - 水 ……………………… 500mℓ
  - 昆布（1×10cm）……… 1枚
  - 干ししいたけ …………… 2枚
- B
  - 豚ひき肉 ………………… 100g
  - にんにく（すりおろし）… 1かけ
  - しょうが（すりおろし）… 1かけ
  - 酒 ………………………… 大さじ1
- C
  - えのきたけ（ほぐす）
    ………………………… 1袋（100g）
  - シュウマイの皮（短冊切り）… 1袋
- D
  - 塩 ……………… 小さじ1/3（2g弱）
  - しょうゆ ……………… 大さじ1/2
  - ごま油 ………………… 小さじ1
- 青ねぎ（小口切り）……………… 適量

作り方

1. 鍋にAを入れ（昆布はキッチンバサミで細切り、干ししいたけは手で砕く）、ふたをして火にかける。
2. Bを混ぜ合わせる。
3. 1が沸騰したら2を少しずつスプーンですくって加える。
4. ひき肉に火が通ったら、Cを入れ、Dで味をととのえる。器に盛り、青ねぎを散らして、できあがり。

減塩ポイント！

- シュウマイの皮を細く切って麺にする
- スープの量を少なくする
- 昆布、干ししいたけでうまみをアップ
- えのきたけを加えてナトリウムを排出させる

【シュウマイの皮】シュウマイの皮、餃子の皮、ワンタンの皮、春巻きの皮はすべて塩分ゼロです。

Lesson 6 麺類を減塩する

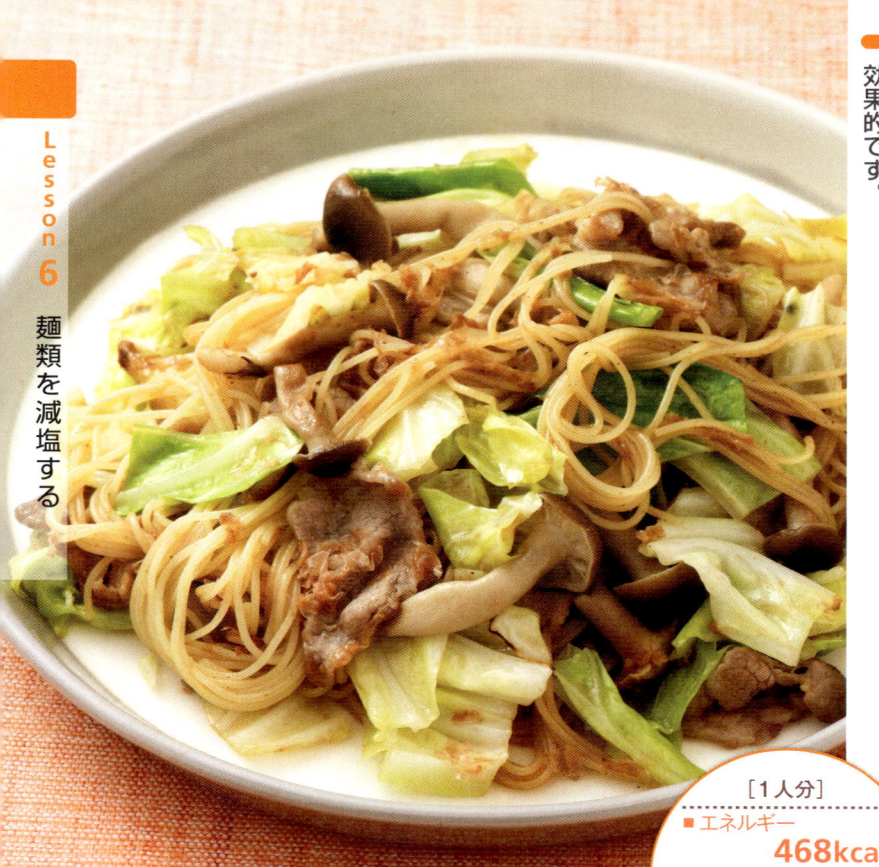

ソース焼きそば

焼きそばの麺をスパゲティに変えるだけで、麺からの塩分摂取量をゼロにできます。細いスパゲティを使えば、ゆで時間も短くて済み、食感もほとんど変わりません。具にはカリウム、食物繊維が豊富なきのこを加えるのがおすすめ。ナトリウム排出効果を高め、うまみもプラスできます。ソースを目分量で入れると、とっている塩分の量がわからないので、量って入れる習慣を。かつお節を混ぜるとうまみがアップし、ソースを吸って具材にうまくからみます。食べるときにからし酢をかけることで、ソースの少なさをカバーできます。器に盛ってからかけるほうが効果的です。

[1人分]
- エネルギー **468kcal**
- 塩分 **1.8g**
- カリウム **753mg**

材料（2人分）

A
- 豚もも薄切り肉（ひと口大） … 100g
- 小麦粉 … 大さじ1

B
- しめじ（小房に分ける） … 1パック（100g）
- キャベツ（ざく切り） … 1/6個（200g）

C
- 練りがらし … 小さじ1
- 酢 … 大さじ2

- スパゲティ（細いもの） … 120g
- かつお節 … 1パック（5g）
- ウスターソース（または中濃ソース） … 大さじ2
- ごま油 … 大さじ1

作り方

1. スパゲティは塩を入れずに袋の表示時間通りにゆで、ざるにあげる。
2. **A**の豚肉に小麦粉をもみ込み、ごま油を入れたフライパンで炒める。
3. **B**のしめじとキャベツを加えて炒めたら **1** を加え、ウスターソースを入れて混ぜ、かつお節をからめる。
4. 器に盛り、食べるときに混ぜ合わせた**C**をかける。

減塩ポイント！
- 焼きそば用の中華蒸し麺をスパゲティに変える
- きのこをプラス
- ソースは量って入れる
- かつお節を全体に混ぜる
- からし酢をかけて、うまみをアップ

【中華蒸し麺】焼きそば用の中華蒸し麺1玉（170g）に含まれる塩分量は0.7g。

ミートソーススパゲティ

スパゲティ自体は塩分を含んでいませんが、塩の入った湯でゆでることで麺に塩分が入るので、麺だけで1人前0.6gの塩分が加算されます。そこで塩ゆでせずにミートソースの中でゆでる作戦です。麺に加わる塩分をカットしつつ、昆布や干ししいたけを加えてうまみ、食物繊維、カリウムをプラス。より減塩効果が高まります。スパゲティは2つに折って入れるのがコツ。フライパンにぴったり入ります。味つけは最後に塩としょうゆを少しずつ。しょうゆは塩よりもうまみがあり、味も全体に行き渡ります。粉チーズをかけることでうまみがアップ。もの足りなさをカバーしてくれますが、かけすぎにはくれぐれも注意してください。

材料 (2人分)

A	豚ひき肉	150g
	にんにく（みじん切り）	1かけ
	玉ねぎ（みじん切り）	½個（100g）
B	水	1カップ
	昆布（1×10cm）	1枚
	干ししいたけ	2枚
	スパゲティ（細いもの）	120g
	トマト	1個（200g）
塩		小さじ⅓（2g弱）
しょうゆ		小さじ1
青じそ（細切り）		10枚
粉チーズ		大さじ2
粗びき黒こしょう		適宜

作り方

1 フライパンにAのひき肉、にんにくを入れて混ぜてから火にかけ、肉の色が変わったら玉ねぎを加えて炒める。

2 Bの水、昆布、干ししいたけを加え（昆布はキッチンバサミで細く切り、干ししいたけは手で砕く）、沸騰したら半分に折ったスパゲティと、トマトをすりおろしながら加える。ふたをしてスパゲティの袋の表示時間通りに加熱する（途中一度かき混ぜる）。

3 ふたを取って水分を飛ばし、水分がほぼなくなったら塩としょうゆで味をととのえる。

4 器に盛って、青じそをのせ、粉チーズをかける。好みで粗びき黒こしょうをふってもよい。

減塩ポイント！

- スパゲティをソースの中でゆでる
- 昆布、干ししいたけでうまみをプラス
- 味つけは最後に
- 少量の粉チーズを上手に利用

[1人分]
- エネルギー **475kcal**
- 塩分 **1.7g**
- カリウム **803mg**

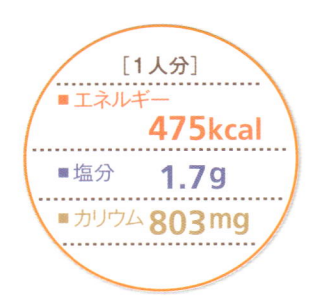

【粉チーズ】 粉チーズ（パルメザン）大さじ1（6g）に含まれる塩分量は0.2g。

Lesson 6
麺類を減塩する

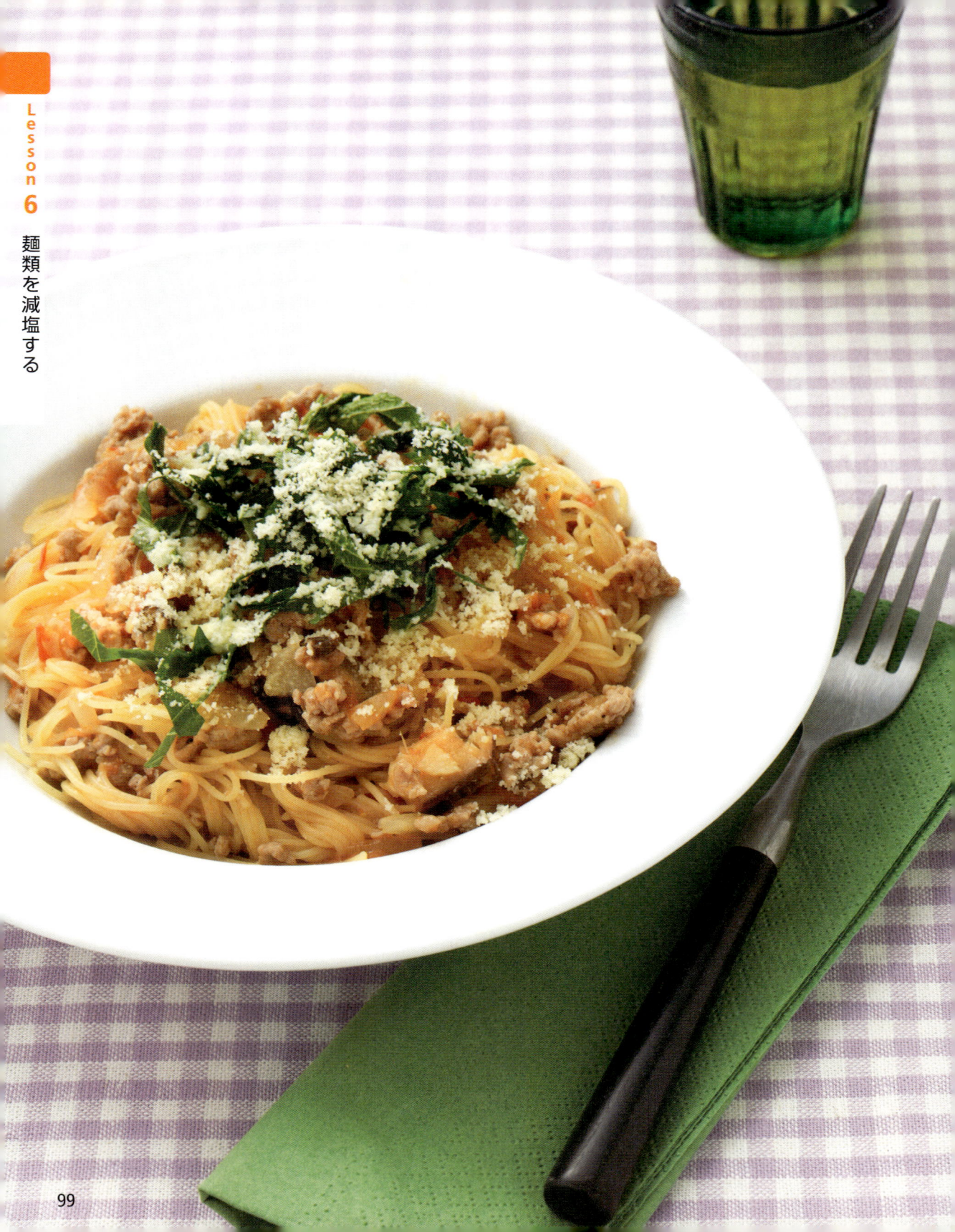

ボンゴレ

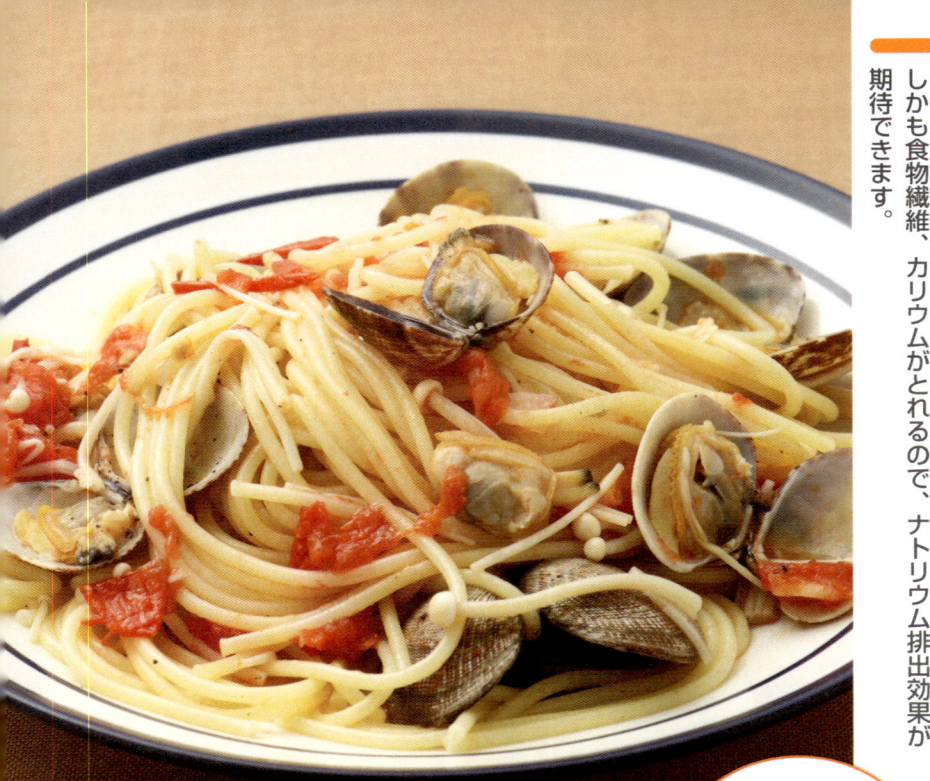

ここでは、スパゲティを塩ゆでしつつ減塩する方法をご紹介。まずはゆでる湯に入れる塩を通常の半分にし、スパゲティの量も減らします。ゆでるときに入れる塩を減らす分、ソースにはうまみのある食材を使うのがおいしく作るコツです。魚貝類はうまみが多く、血圧の安定に効果があるとされるタウリンを多く含むのでおすすめです。スパゲティの量を減らす分、えのきたけを加えてみました。見た目がスパゲティに似ているので全体のボリュームを減らすことなく、エネルギー量を下げ、しかも食物繊維、カリウムがとれるので、ナトリウム排出効果が期待できます。

[1人分]
- エネルギー 300kcal
- 塩分 1.8g
- カリウム 611mg

材料（2人分）

A
- 水 ……………… 5カップ
- 塩 ……………… 小さじ1

- スパゲティ ……………… 120g

B
- オリーブ油 ……………… 小さじ1
- にんにく（みじん切り）…… 小1かけ
- トマト（ざく切り）…… 1個（200g）
- あさり ……… 300g（正味120g）
- えのきたけ（ほぐす）
  　……………… 1袋（100g）

- 粗びき黒こしょう ……………… 適量

作り方

1. **B**のあさりは塩水（分量外）につけて砂抜きする。
2. 鍋に**A**を入れて火にかけ、沸騰したらスパゲティを入れて袋の表示時間通りにゆでる。
3. フライパンに**B**のオリーブ油とにんにくを入れて火にかけ、香りが立ったらトマトとあさり、えのきたけを入れ、ふたをして蒸し焼きにする。
4. あさりの口が開いたら、ゆであがったスパゲティを加えて粗びき黒こしょうをふり、全体に混ぜて、できあがり。

減塩ポイント！
- ゆでるときの塩を通常の半分に
- スパゲティの量を減らす
- えのきたけを加えてかさ増し
- うまみ食材をソースに使う

【あさり】あさり300g（正味120g）に含まれる塩分量は2.6g。

肉うどん

シュウマイの皮を細切りにして、うどんに見立てました。シュウマイの皮には塩分が含まれていないので、手軽に無塩麺を楽しむことができますし、コシがしっかりしていて、1袋に入っている量が2人分にちょうどいいのです。長ねぎは短冊切りと小口切り、2種類の切り方で入れるのがコツ。短冊切りの長ねぎは麺と同じ形状なので一体化して見た目のボリュームがアップ。小口切りは器に盛ってから加えて香りと食感をプラスします。好みで七味唐辛子をふって、どうぞ。

[1人分]
- エネルギー 248kcal
- 塩分 1.3g
- カリウム 395mg

材料 (2人分)

A
- 水 ……………………………… 500mℓ
- 昆布（1×10cm）……………… 1枚
- 干ししいたけ ………………… 2枚
- 煮干し粉（または煮干し5〜6尾を手で砕く）…………………… 小さじ2

B
- 豚もも薄切り肉（ひと口大）… 100g
- シュウマイの皮（短冊切り）… 1袋

C
- 塩 ……………… 小さじ⅓（2g弱）
- しょうゆ ………………… 大さじ½

長ねぎ …………………………… 1本

作り方

1. 鍋に**A**を入れ（昆布はキッチンバサミで細く切り、干ししいたけは手で砕く）、ふたをして火にかける。
2. 長ねぎの半分は短冊切り、残り半分は小口切りにする。
3. **1**が沸騰したら**B**の豚肉を入れ、肉に火が通ったらシュウマイの皮を入れる。
4. **C**で味をととのえ、短冊切りの長ねぎを入れてさっと煮て、火を止める。器に盛って小口切りの長ねぎをのせ、できあがり。

減塩ポイント！
- シュウマイの皮を短冊切りにして麺にする
- 短冊切りにした長ねぎでかさ増し
- 昆布、干ししいたけ、煮干し粉でうまみをアップさせ、味つけは最後に

【ゆでうどん】ゆでうどん1玉（200g）に含まれる塩分量は0.6g。

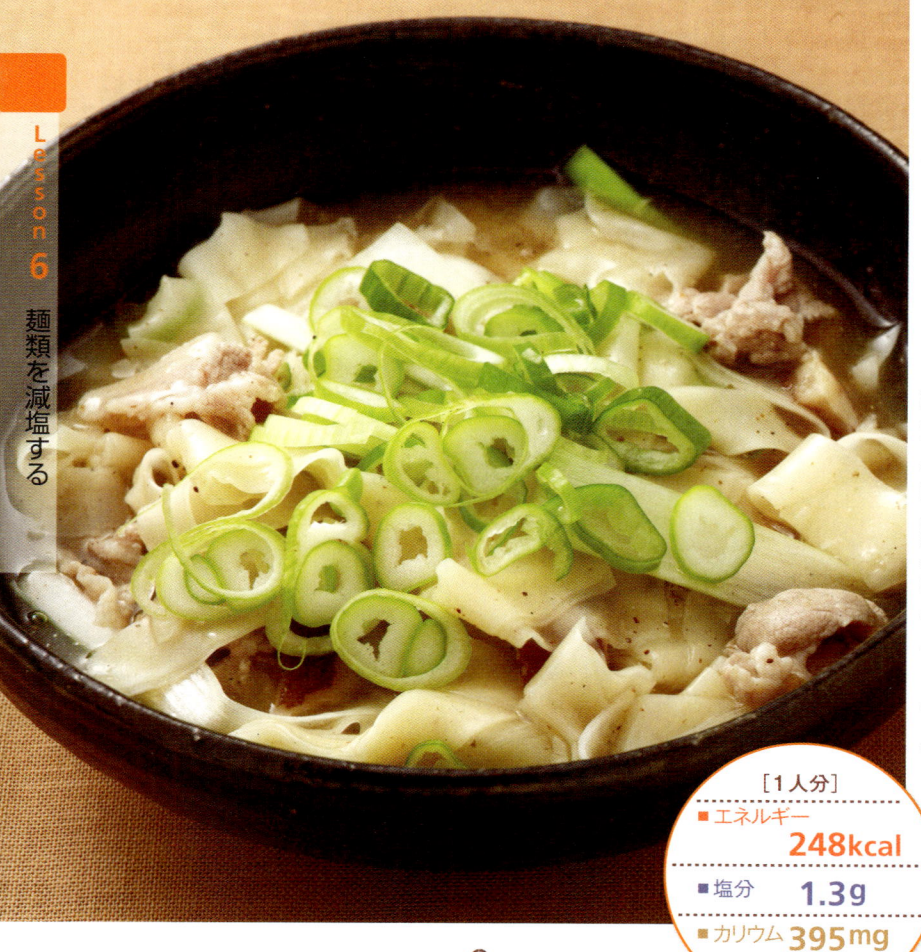

ほうとう

簡単にできる無塩の手打ち麺です。コツは小麦粉に熱湯を加えて混ぜること。やけどに気をつけて箸で混ぜ、手で触れるくらいの温度になったらひとまとめにしてポリ袋に入れ、5分ほどねかせます。後は粘土細工の要領で細いひも状にしてから指で平たい形にするだけです。大きさや厚さがふぞろいになりますが、それが煮込んだときのおいしさにもなります。塩を加えない麺はコシが出にくくやわらかめですが、野菜と一緒に煮込めばそのやわらかさもおいしさになります。

材料（2人分）

A	小麦粉	100g
	熱湯	100mℓ
B	水	500mℓ
	昆布（1×10cm）	1枚
	干ししいたけ	1枚
	煮干し粉（または煮干し2〜3尾を手で砕く）	小さじ1
C	豚もも薄切り肉（ひと口大）	100g
	玉ねぎ（薄いくし形切り）	½個（100g）
	かぼちゃ（1cm厚さのひと口大）	100g
	油揚げ（短冊切り）	½枚
	みそ	大さじ1
	しょうゆ	小さじ1
	青ねぎ（ざく切り）	適量
	七味唐辛子	適宜

作り方

1 ボウルに**A**の小麦粉を入れ、熱湯を加えて菜箸でかき混ぜ、手で触れる温度になったら手でひとつにまとめてポリ袋に入れる。そのまま5分ほどねかせる。

2 鍋に**B**を入れ（昆布はキッチンバサミで細く切り、干ししいたけは手で砕く）、火にかける。沸騰したら**C**を入れ、ふたをして煮る。

3 1を軽くこね直し、少しずつ手でちぎって棒状にし、指で押して平たくする。

4 3の生地を**2**に加え、ふたをして火が通るまで煮る。

5 みそを溶き入れてしょうゆで味をととのえ、青ねぎを散らす。器に盛り、好みで七味唐辛子をふって、できあがり。

減塩ポイント！

- 麺を手作りして無塩麺にする
- 昆布、干ししいたけ、煮干し粉でうまみをアップ
- かぼちゃ、玉ねぎでカリウムをプラス
- みそは最後に入れる
- 七味唐辛子の辛みと香りを利用

[1人分]
- エネルギー 391kcal
- 塩分 1.7g
- カリウム 672mg

【干しうどん】干しうどん1束（100g）に含まれる塩分量は、ゆでる前は4.3g、ゆでた後は0.9g。乾麺をゆでずに直接だし汁で煮ると、ゆでる前の塩分量をとることになります。

Lesson **6**
麺類を減塩する

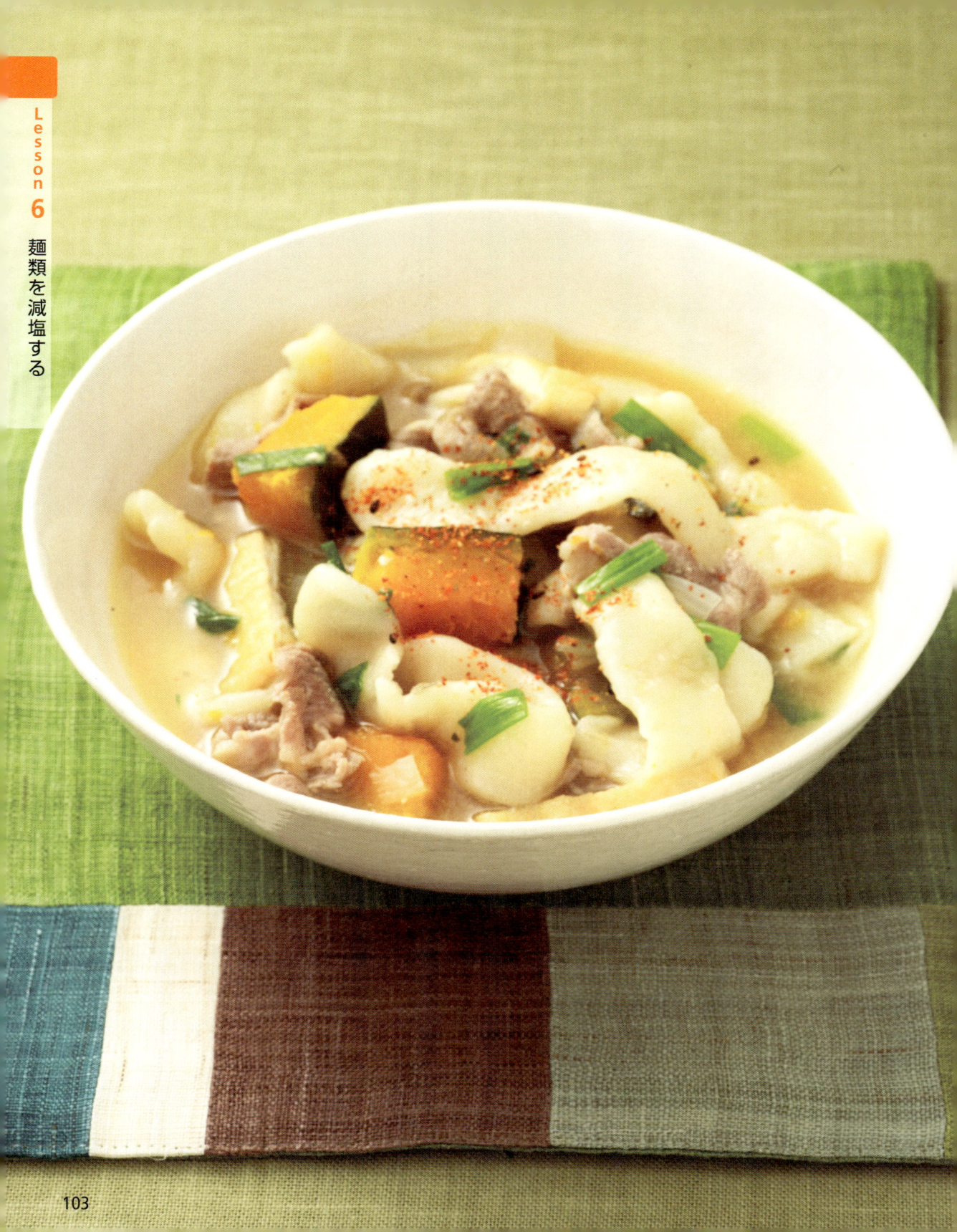

Lesson 7 ご飯類を減塩する

ご飯は麺やパンと違い、それ自体に塩分を含まないので、安心して食べられる主食です。けれど、その分味の濃いおかずと組み合わせがち。また、炊き込みご飯や混ぜご飯、丼、カレーなど、ご飯に味をつけて食べる料理は、注意が必要です。

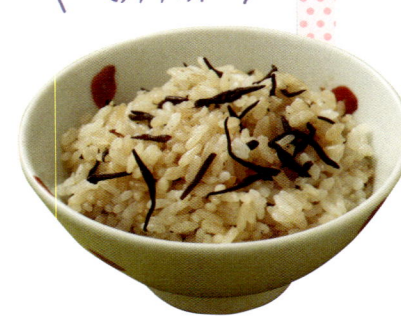

1 玄米や雑穀をプラス

ご飯を炊くときに、混ぜるだけでよい玄米や雑穀が売られていますので、かしこく利用するのも手です。ビタミンやミネラルに加え、食物繊維量もアップし、ナトリウムを排出する助けになります。

＼ひじきを加えるのもおすすめ！／

2 丼物はご飯にかけない

丼物はご飯にかけたときにちょうどよい味つけになるように、味を濃いめにする必要があります。また、煮汁をご飯が吸ってしまうため、すべての塩分が口に入ることになります。そのうえ、ご飯の量も多くなりがちです。そこで、**丼物はご飯にかけず、別盛りにする**のがおすすめ。別々に食べれば薄味にしてもの足りなさを感じにくく、ご飯の量も調節できます。どうしてもご飯にかけたいときは、ひと口分ずつ具をかければ、丼気分を楽しめます。

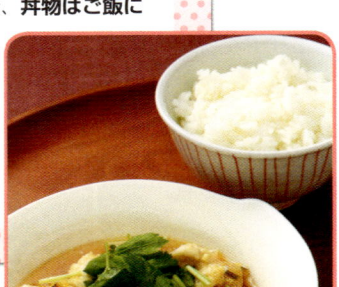

ご飯と具は別々に盛るのがポイント！

3 カレーはご飯の量を守る

カレーは手軽に野菜がたっぷり食べられるので、比較的栄養バランスのよい料理です。問題は食べすぎること。ご飯の量が多くなると、ルウも多くかけてしまい、塩分もエネルギー量もオーバーするので、まずは**ご飯の量を守る**こと。そのために**器を小さめにする**、カレーだけでおなかいっぱいにするのではなく、**塩分の少ない副菜をプラス**して満足感をアップさせるなどの工夫をしてみてください。豆などかみごたえのある食材をカレーに入れて、早食いを防止するのもおすすめ。

5 炊き込みご飯は具だくさんにしてうまみをきかす

炊き込みご飯は**うまみの出る具材を多めに入れる**ことで、薄味にしてもおいしく食べられます。干ししいたけ、昆布、かつお節のほかに、切り干し大根もおすすめの具材です。

＼具をたっぷり／

うまみの昆布もプラス

4 市販のおにぎりに注意

市販のおにぎりはご飯自体に味がついていることが多く、また中に入っている具も塩分量が多いので、買うときは**塩分量をよく見て買う**ようにしてください。手作りする場合は、ラップを利用してご飯をにぎれば、手に塩をつける必要がなく、衛生的にもいいですね。できれば中に具を入れず、焼きのりを巻いたりごまをまぶしたりして、香りや香ばしさを利用して食べるのがおすすめです。

ポン酢しょうゆを使った酢飯はこんな感じ。色は濃くつかずいつものと変わらないのに、しっかり減塩！

6 寿司はしょうゆに注意

酢飯は意外に塩分が多いので、寿司は**しょうゆなしで食べる**のがおすすめ。にぎり寿司でしょうゆがどうしてもほしいときは、ご飯のほうではなく魚のほうに、ほんの少ししょうゆをつけるようにしてください。しょうゆのつけ方で口に入る塩分が大きく変わりますので気をつけてください。家庭で寿司を作る場合は、寿司酢ではなく、**ポン酢しょうゆを利用するのも手**です。柑橘類の香りの効果で酢飯にさわやかさが加わり、少しかけるだけで済みます。

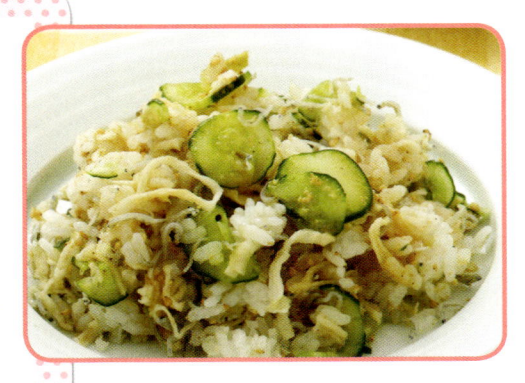

7 食べすぎに注意

肥満は血圧を上げる原因でもあります。自分の食べる適量を知り、食べすぎないことも大事です。そのためには、**茶碗を小さめにする、ゆっくりかんで食べる**などの工夫も取り入れてみてください。

親子丼

丼物をおいしく減塩する一番のコツは、具をご飯にかけず別盛りにすることです。ご飯にかけると、その分味を濃くしなくてはならず、また、つゆがご飯にしみるため、つゆに含まれる塩分のすべてが口に入ることになります。別盛りにすることで、つゆの量を少なくでき、つゆを残すこともできます。鶏肉は低エネルギーの鶏むね肉がおすすめ。薄いそぎ切りにして片栗粉をまぶして煮ることで、しっとりやわらかく仕上がり、調味料もしっかりからみます。鶏肉にしっかり味がつくと、つゆが薄味でももの足りなさはありません。卵はそれ自体に塩分を含むので、ここでは2人で1個にしました。1人1個にするとプラス0.2gです。

材料 （2人分）

A	鶏むね肉（薄いそぎ切り）	½枚（100g）
	片栗粉	小さじ1
B	水	150mℓ
	昆布（1×10cm）	1枚
	干ししいたけ	1枚
	しょうゆ	大さじ1
	みりん	大さじ1
	玉ねぎ（薄切り）	¼個（50g）
	卵（溶きほぐす）	1個
	三つ葉（ざく切り）	少々
	ご飯	茶碗2杯分（300g）

作り方

1. **A**の鶏肉に片栗粉をまぶす。
2. 鍋に**B**を入れ（昆布はキッチンバサミで細く切り、干ししいたけは手で砕く）、火にかける。沸騰したら玉ねぎを入れ、軽く火が通ったら**1**を加え、ふたをして煮る。
3. 肉に火が通ったらひと混ぜして、溶き卵を回し入れる。好みのかたさになったら、器に盛って三つ葉を散らす。ご飯を添えて、できあがり。

減塩ポイント！

- 具をご飯にかけない
- つゆの量を少なくする
- 鶏肉に片栗粉をまぶす
- 卵の量に注意する

[1人分]
- エネルギー 431kcal
- 塩分 1.5g
- カリウム 374mg

【たくあん漬け】 たくあん漬け2切れ（10g）に含まれる塩分量は0.4g。

Lesson 7 ご飯類を減塩する

鶏そぼろ丼

鶏そぼろを減塩にするポイントはとろろ昆布です。鶏ひき肉は加熱する前に調味料と水を加えて混ぜ、それから火にかけます。火が通ったところでとろろ昆布を加えると、昆布が余分な水分を吸ってしっとりなめらかなそぼろになります。とろろ昆布のうまみと塩分を上手に利用することで、全体の塩分を低く抑えることができるというわけです。さらに、とろろ昆布はカリウム、食物繊維、アルギン酸などナトリウムを排出してくれる栄養素を豊富に含んでいるので減塩効果が期待できます。そぼろの味だけでも一緒に盛りつけるいり卵は塩なしで作ります。十分おいしく食べられます。

[1人分]
- エネルギー 398kcal
- 塩分 1.2g
- カリウム 369mg

材料 （2人分）

A
- 鶏ひき肉 ……………… 100g
- 水 …………………… 50㎖
- 砂糖 ………………… 小さじ2
- しょうゆ ……………… 小さじ2
- 酒 …………………… 小さじ2
- しょうが（すりおろし）…… 1かけ

- とろろ昆布 …………… 5g
- 卵（溶きほぐす）……… 1個
- ご飯 ………… 茶碗2杯分（300g）
- 青ねぎ（小口切り）……… 適宜

作り方

1. とろろ昆布はキッチンバサミで細かく切る。
2. フライパンに**A**を入れてよく混ぜてから火にかけ、ひき肉に火が通ったら、とろろ昆布を加えて水分を吸わせて取り出す。
3. 器にご飯を盛り、**2**をのせる。
4. **2**のフライパンでいり卵を作り、**3**のそぼろの上にのせ、青ねぎを散らして、できあがり。

減塩ポイント！
- とろろ昆布のうまみと塩分を利用
- 減塩効果が期待できるとろろ昆布を使う
- いり卵は塩を使わずに作る

【ふりかけ】市販のふりかけ小さじ1（2.5g）に含まれる塩分量は約0.3g。

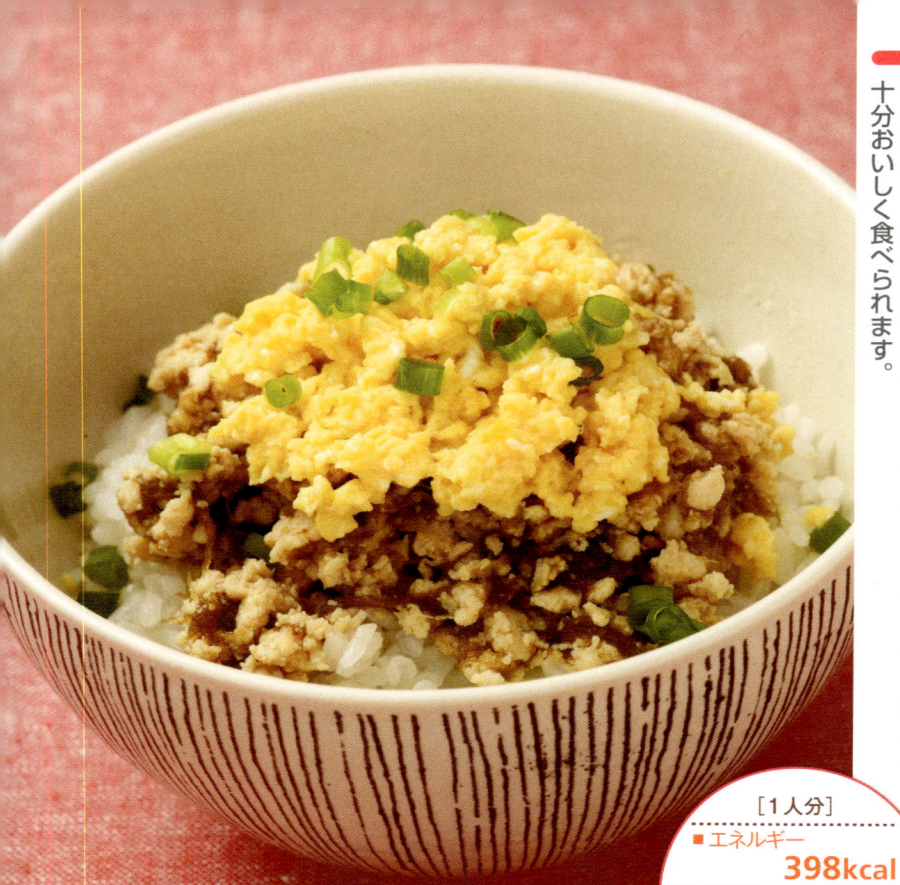

Lesson 7　ご飯類を減塩する

いなり寿司

いなり寿司を減塩するには、酢飯と油揚げ、それぞれ別々においしく減塩する必要があります。まず油揚げですが、こんがり焼いてから甘辛味をからめます。焼いた油揚げはそれだけで香ばしく、さっと調味料をからめただけでおいしく食べられます。調味料を入れるときは火を止めて加え、余熱で煮つめながらからめると焦げつきません。中に入れるご飯はまったく味をつけないと油揚げとうまくなじまないので、酢とちりめんじゃこ、すりごまを混ぜて酢飯に。香ばしい油揚げと一緒にほおばれば、表面の甘辛味とご飯の酸味、ちりめんじゃこの塩分が口の中で混ざり合い、ちょうどいい味になります。

[1人分]
- エネルギー 351kcal
- 塩分 1.2g
- カリウム 105mg

材料（2人分）

A
- ちりめんじゃこ ………… 10g
- すりごま ………… 大さじ1
- 酢 ………… 大さじ1
- ご飯 ………… 200g

B
- 砂糖 ………… 大さじ2
- 酒 ………… 大さじ2
- しょうゆ ………… 小さじ2

油揚げ ………… 2枚

作り方

1. Aのちりめんじゃこ、すりごま、酢を混ぜ合わせて5分ほどおき、ご飯に加えて混ぜる。
2. 油揚げは長さを半分に切り、開いて袋状にし、それぞれに1を詰める。
3. フライパンに2を並べ、両面をこんがりと焼く。
4. Bを混ぜ合わせて加え、煮つめながら全体にからめて、できあがり。

減塩ポイント！

- ちりめんじゃこのうまみと塩分を利用
- 油揚げは焼いて香ばしさをプラス
- 油揚げは煮ないで表面に味をからめる

【ちりめんじゃこ】ちりめんじゃこ10gに含まれる塩分量は0.7g。

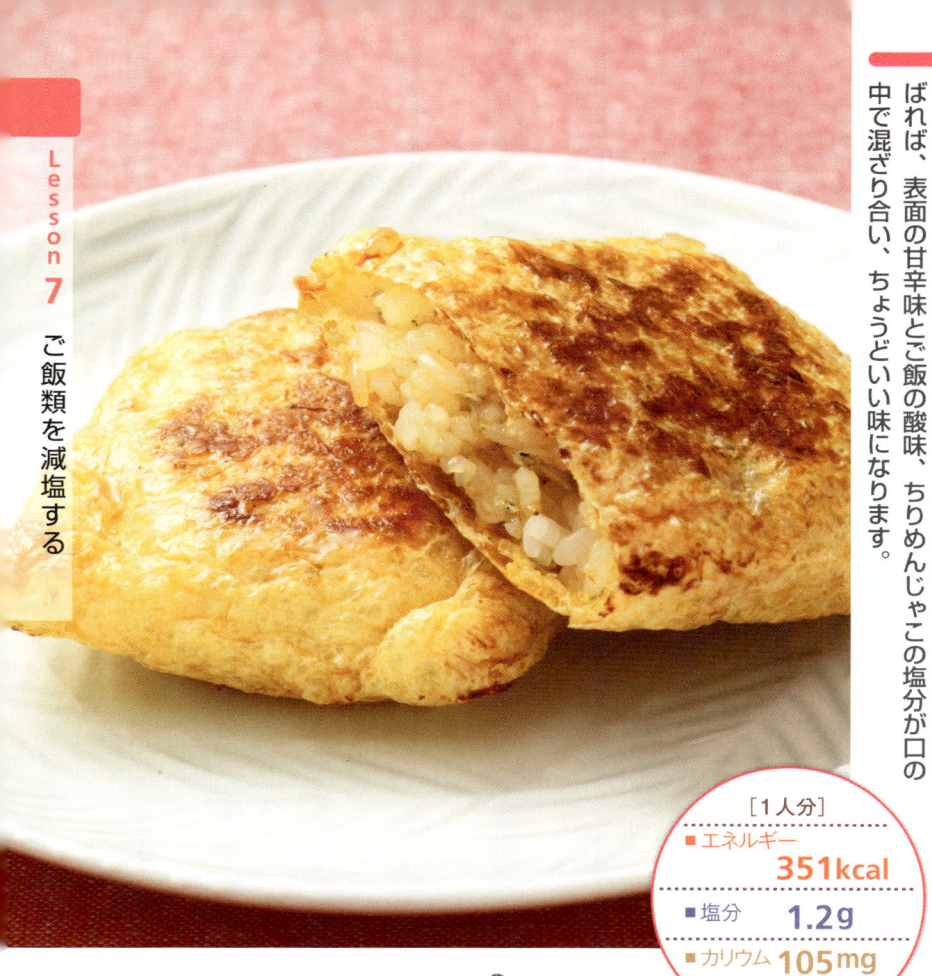

切り干しとじゃこの混ぜ寿司

混ぜ寿司をおいしく減塩するコツは、中に入れる具材に塩分の少ないものを選ぶこと。干ししいたけ、かんぴょうを甘辛く煮た具は高塩分になるので、さっともどしただけの切り干し大根を加えるのがおすすめ。甘みとうまみがあり、カリウム、食物繊維が豊富です。ご飯のかさ増しにもなります。寿司酢の代わりにポン酢しょうゆを使うのもポイント。適度な甘みと柑橘類の香りでおいしく食べられます。ご飯に混ぜてしまうのではなく、盛りつけてからかけてください。味がついているところといないところができますが、不思議と気になりません。さらにレモン汁をかけると、フレッシュさがアップします。

材料 （2人分）

A	きゅうり（小口切り）	1本
	ちりめんじゃこ	20g
B	切り干し大根	20g
	水	大さじ3
	昆布（1×10cm）	1枚
	すりごま	適量
	ポン酢しょうゆ	大さじ1
	ご飯（熱いもの）	茶碗2杯分（300g）

作り方

1. ポリ袋にAを入れてもむ。
2. きゅうりがしんなりしたら、Bの切り干し大根をさっと洗って食べやすく切り、1に加える。水を加え、昆布をキッチンバサミで細く切りながら加えて、さらにもむ。
3. ご飯に、2を混ぜる。
4. 器に盛り、ポン酢しょうゆをかけてすりごまをふり、できあがり。

[1人分]
- エネルギー **320kcal**
- 塩分 **1.5g**
- カリウム **547mg**

減塩ポイント！
- 切り干し大根でカリウム、食物繊維をプラス
- 酢飯にしない
- 盛りつけてからポン酢しょうゆをかける

【切り干し大根】 切り干し大根20gに含まれるカリウム量は640mg、食物繊維量は4.1g。

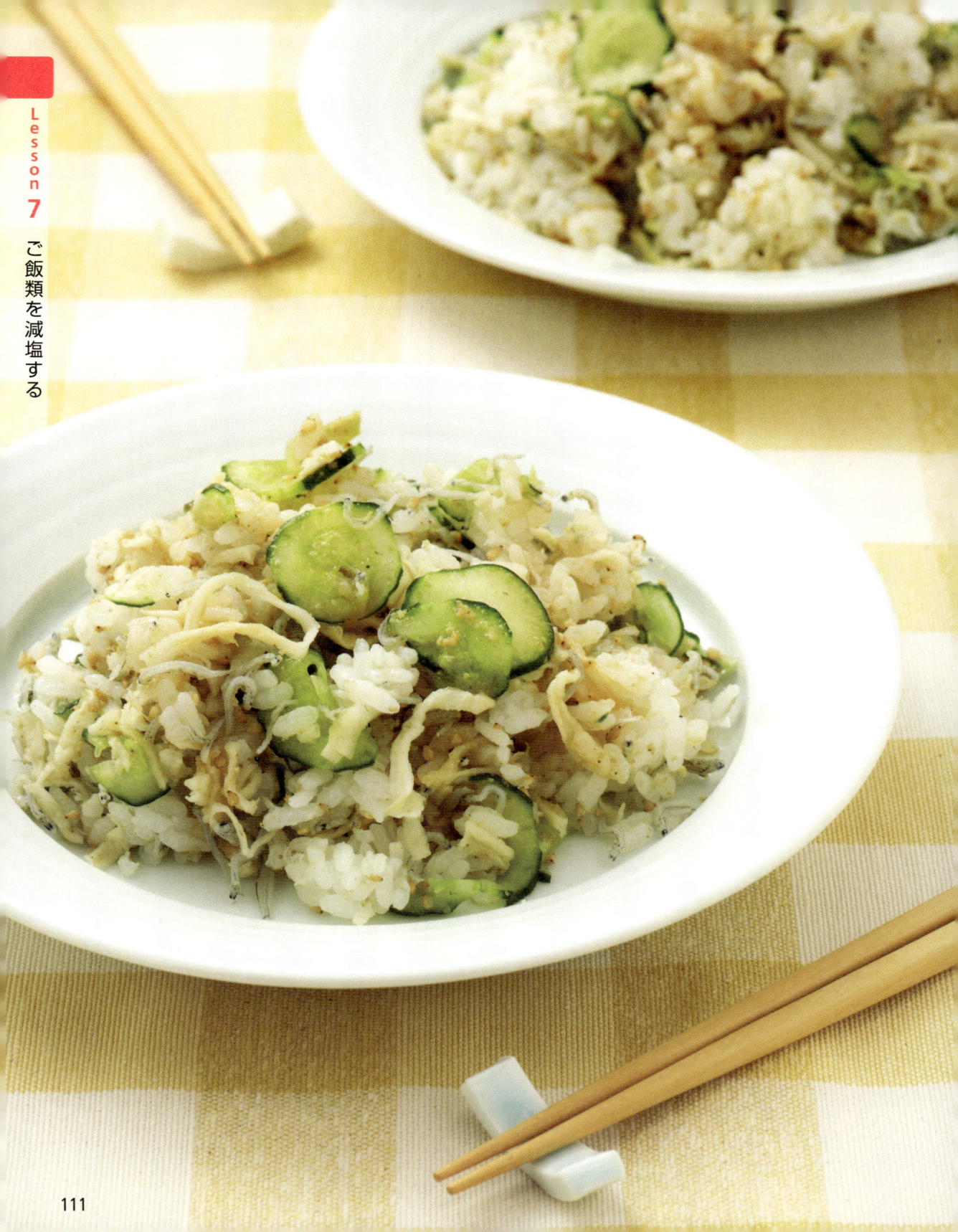

Lesson 7 ご飯類を減塩する

炊き込みご飯

炊き込みご飯をおいしく減塩するコツは、うまみ食材を多めに加え、具だくさんにし、さらに歯ごたえのあるものを加えることです。干ししいたけ、昆布、鶏肉に加え、切り干し大根もいい味を出してくれます。炊きあがった後にかつお節を混ぜると、かつお節のよい香りが立ち、うまみもアップします。具をたくさん炊き込むときは、米の上に具をのせて炊くことが大事。具とご飯を混ぜてから火にかけると米の芯が残ってしまうので注意してください。またごぼうやにんじんなどかむ食材を入れるとしっかりかんで食べるので、薄味でも味や香りを感じることができます。食べすぎ防止にもなります。

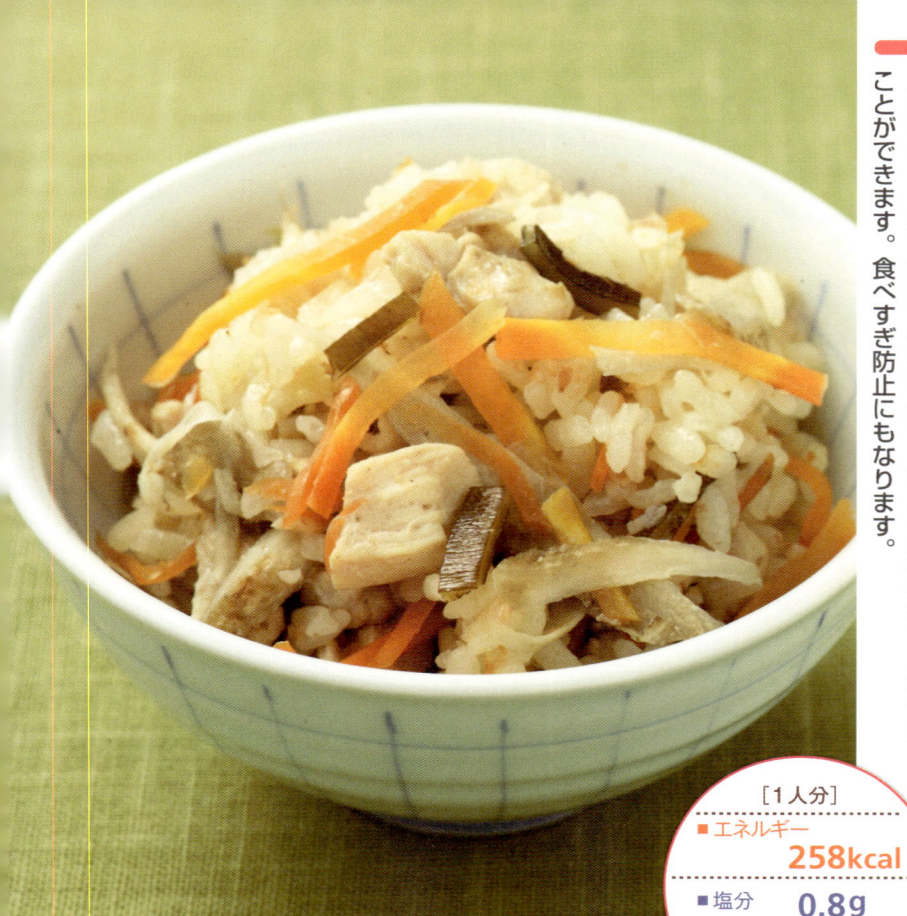

[1人分]
- エネルギー 258kcal
- 塩分 0.8g
- カリウム 353mg

材料 （作りやすい分量。2人分×3回分）

A
- 米 ……………………… 2カップ
- 水 ……………………… 2カップ強

B
- 昆布（1×10cm）……………… 1枚
- 干ししいたけ ………………… 2枚
- 塩 ………………… 小さじ1/3（2g弱）
- 酒 ……………………… 大さじ1

C
- 切り干し大根 ………………… 20g
- 水 ………………………… 50ml

D
- 鶏むね肉（小さい角切り）……… 1/2枚（100g）
- にんじん（せん切り）…… 小1本（100g）
- ごぼう（ささがき）……… 1本（100g）
- しょうゆ ………………… 大さじ1

かつお節 ……………… 1パック（5g）

作り方

1 Aの米を洗い、分量の水に30分ほどつける。

2 Cの切り干し大根はさっと洗ってキッチンバサミで食べやすく切り、分量の水につけておく。

3 Dを混ぜ合わせ、2をつけていた水ごと加えて混ぜる。

4 1にBを加え（昆布はキッチンバサミで細く切り、干ししいたけは手で砕く）、ひと混ぜし、3を広げてのせる（混ぜない）。普通に炊き、炊きあがったらかつお節を混ぜて、できあがり。

減塩ポイント！

- 具にうまみ食材を加える
- 切り干し大根でうまみ、食物繊維、カリウムをプラス
- ごぼう、にんじんでかみごたえをプラス
- 炊きあがった後にかつお節を混ぜる

【炊き込みご飯の素】炊き込みご飯を市販の炊き込みご飯の素を使って作ると、1人分の塩分量は約2〜4g。

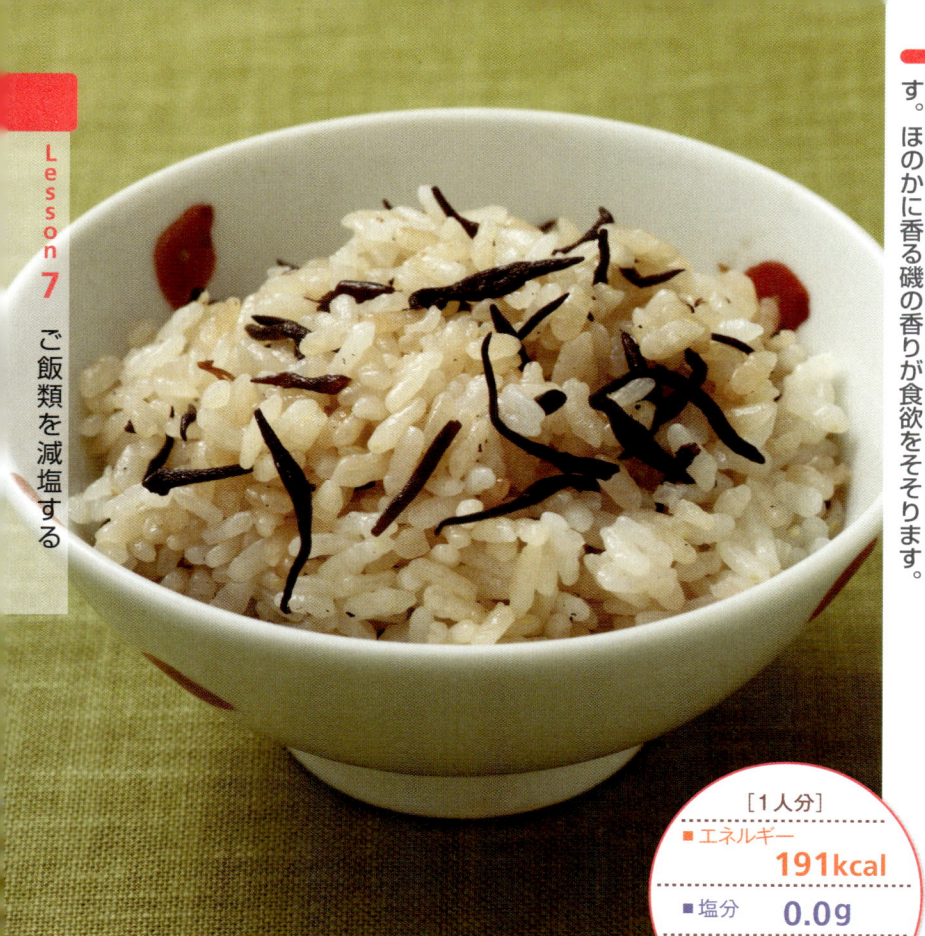

Lesson 7 ご飯類を減塩する

ひじきご飯

ひじきは食物繊維、カリウム、アルギン酸などナトリウムの排出を促す栄養素をたっぷり含んでいる優秀な食材。ご飯と一緒に炊き込むと、簡単にヘルシーご飯になります。もどしたり煮たりせず、乾燥のまま入れるので、何の手間もかかりません。炊き込み用玄米や雑穀などと同じ感覚で作れます。ひじきが水を吸うので、ひじきひとつまみに対して水を大さじ1加えてください。このとき味つけをしないのがコツです。そうすれば、普通のご飯と同じようにおかずと合わせて食べられます。ほのかに香る磯の香りが食欲をそそります。

[1人分]
- エネルギー **191kcal**
- 塩分 **0.0g**
- カリウム **76mg**

材料 （作りやすい分量。2人分×3回分）

A ┌ 米 ……………………… 2カップ
　└ 水 ……………………… 2カップ

B ┌ 芽ひじき ………… ふたつまみ（4g）
　└ 水 ……………………… 大さじ2

作り方

1 **A**の米を洗い、分量の水に30分ほどつける。

2 **1**に**B**を加えて普通に炊き、できあがり。

減塩ポイント！
- 芽ひじきは炊くときに直接入れる
- 味つけをしない

【芽ひじき】芽ひじき4gに含まれるカリウム量は176mg、食物繊維量は1.7g、塩分量は0.1g。

大豆ときのこのカレー

市販のルウを使った減塩カレーを考えました。おいしく作るコツは具材にきのこやトマトなど、うまみの多い食材を選び、たっぷり入れること。また大豆水煮を加えて、しっかりかんで食べる効果を狙いました。かんで食べることで味をしっかり感じることができ、薄味でもおいしく食べられるからです。カレールウは刻んで加えるほうが溶けやすいです。食べるときにウスターソースと酢を混ぜたものをかけるのも大事なポイント。ウスターソースだけでなく酢も加えると、グッとうまみが増して物足りなさがなくなります。

材料 （2人分）

- A
  - 豚もも薄切り肉（ひと口大） ……… 100g
  - 小麦粉 ……… 大さじ1
  - カレー粉 ……… 小さじ1
- B
  - にんにく（みじん切り） ……… 1かけ
  - きのこ（しめじ、まいたけなど。小房に分ける） ……… 合わせて2パック
  - 大豆水煮缶 ……… 1缶（約100g）
  - トマト ……… 1個（200g）
  - 水 ……… 100ml
- C
  - 酢 ……… 小さじ2
  - ウスターソース ……… 小さじ2
- カレールウ ……… 1かけ（20g）
- ご飯 ……… 茶碗2杯分（300g）
- オリーブ油 ……… 小さじ1

作り方

1. **A**の豚肉に小麦粉とカレー粉をもみ込む。
2. フライパンにオリーブ油を入れて**1**を炒め、焼き色がついてきたら**B**のにんにくときのこを加えて、さらに炒める。
3. きのこがしんなりしたら**B**のトマトをすりおろしながら加え、大豆水煮と分量の水も加え、ふたをして5分ほど煮る。
4. カレールウを刻んで加え、全体にとろみがつくまで煮る。
5. 器にご飯を盛り、**4**をかける。好みで混ぜ合わせた**C**を半量ずつかける。

減塩ポイント！

- 具だくさんにしてカレールウの量を減らす
- きのこ、トマトでうまみをアップ
- 大豆水煮でかみごたえをプラス
- きのこ、トマト、大豆水煮の食物繊維とカリウムで、ナトリウム排出効果を狙う
- 食べるときに酢＋ウスターソースをかける

【カレールウ】市販のカレールウ1かけ（20g）に含まれる塩分量は2.1g。

[1人分]
- エネルギー 576kcal
- 塩分 1.6g
- カリウム 1162mg

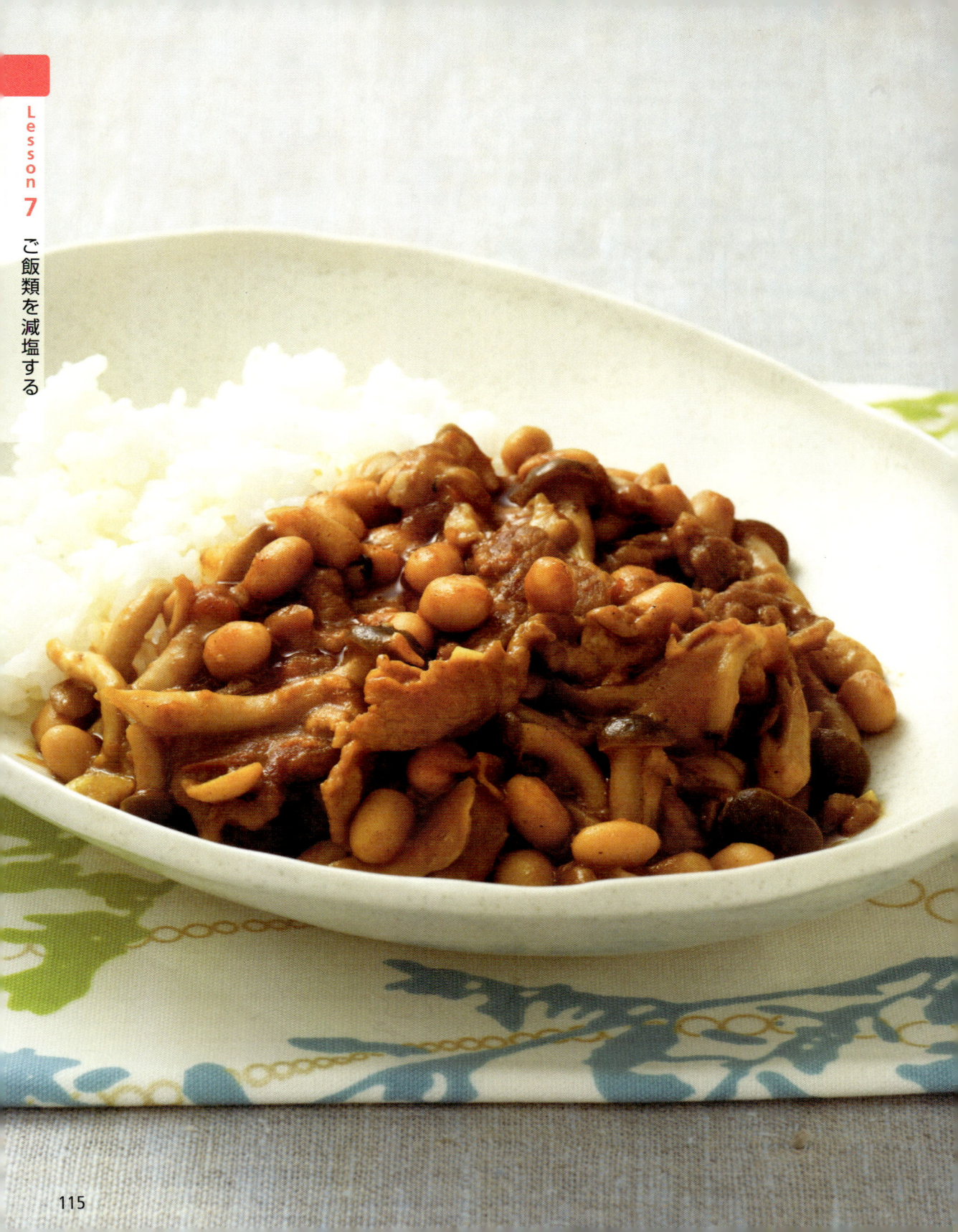

Lesson 7　ご飯類を減塩する

かぼちゃのカレー

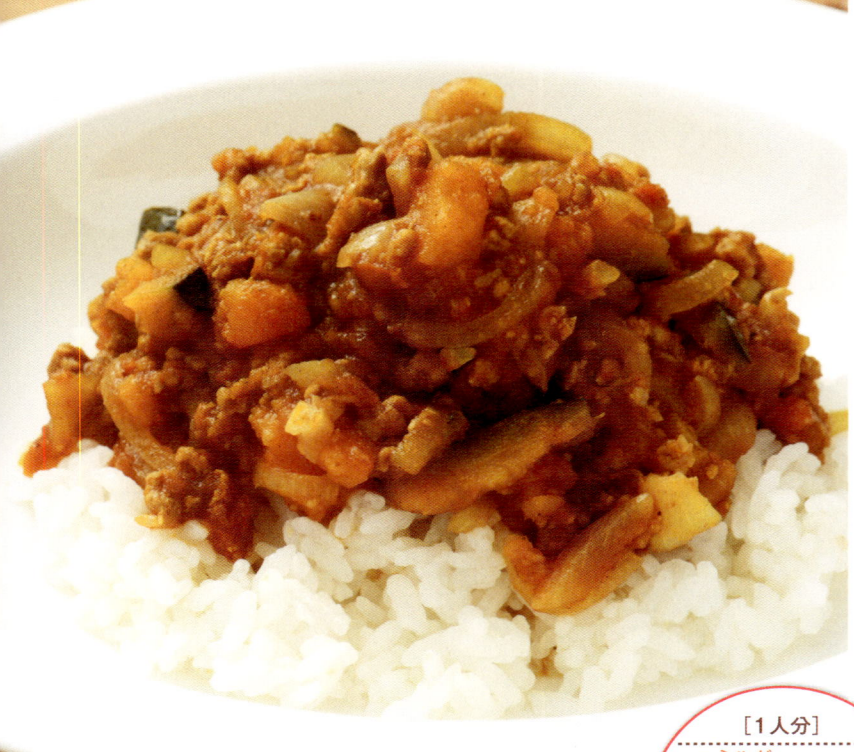

ルウを使わないカレーです。手軽においしく作るコツは、ひき肉を使い、水を使わずに野菜の水分で蒸し煮にすること。かたまりの肉では下味が必要ですが、ひき肉なら必要なく、どこをすくっても肉のうまみが口に入ります。火の通りが早いので、水を加えずにトマトの水分だけで煮ることができます。トマトはグルタミン酸が多いので、水で煮るよりグッとおいしくなります。味つけを最後にするのも大事です。ウスターソースは最後に加えることでスパイスの香りがいきます。意外かもしれませんが、食べるときにレモン汁をかけるとカレーの香りがグッと引き立ちます。

[1人分]
- エネルギー 509kcal
- 塩分 2.0g
- カリウム 940mg

材料 (2人分)

A
- 豚ひき肉 100g
- にんにく（すりおろし） 1かけ
- しょうが（すりおろし） 1かけ
- カレー粉 大さじ 1/2〜1

B
- 玉ねぎ（薄切り） 1/2個（100g）
- かぼちゃ（ひと口大） 1/8個（150g）
- トマト（ざく切り） 1個（200g）

- 塩 小さじ 1/5（1g）
- ウスターソース 大さじ2
- ご飯 茶碗2杯分（300g）
- レモン汁 適宜

作り方

1. フライパンにAを入れ、よく混ぜてから火にかける。
2. ひき肉に火が通ったらBの玉ねぎを入れてさっと炒め、かぼちゃとトマトを加えたら、ふたをしてかぼちゃがやわらかくなるまで弱火で煮る。
3. ふたを取り、水分が多ければ軽く煮つめて、水分を飛ばす。塩を加え、火を止めてウスターソースを回し入れる。
4. 器にご飯を盛り、3をかけて、できあがり。好みでレモン汁をかける。

減塩ポイント！
- トマトの水分で蒸し煮にする
- かぼちゃ、トマト、玉ねぎのカリウム、食物繊維で塩分排出効果を狙う
- ウスターソースは最後に火を止めてから加える

【おろしにんにく】チューブに入った、市販のおろしにんにく小さじ1（6g）の塩分量は0.3g。生のにんにくをすりおろして使うのがおすすめ。

カレーチャーハン

Lesson 7　ご飯類を減塩する

ご飯料理の中で、意外に塩分の多いのがチャーハン。塩分量が多くなる原因は、焼き豚やハムなどの肉加工品を使うことです。そこで、ツナ缶を使ったレシピを考えました。ツナ缶はうまみがあって、塩分もそれほど多くないのです。にんにくとカレー粉を加えて香りと辛みをプラスすることで、塩分の少なさをカバーします。味つけにウスターソースを使ってスパイシーな香りと酸味をプラス。フライパンの中で味をつけるのではなく器に盛ってからかけるのがコツです。全体に均一に味をつけないことで、調味料の量をグッと減らすことができ、香りも酸味も飛ばないので、少しの量でもしっかり味がつきます。

[1人分]
- エネルギー **423kcal**
- 塩分 **1.1g**
- カリウム **319mg**

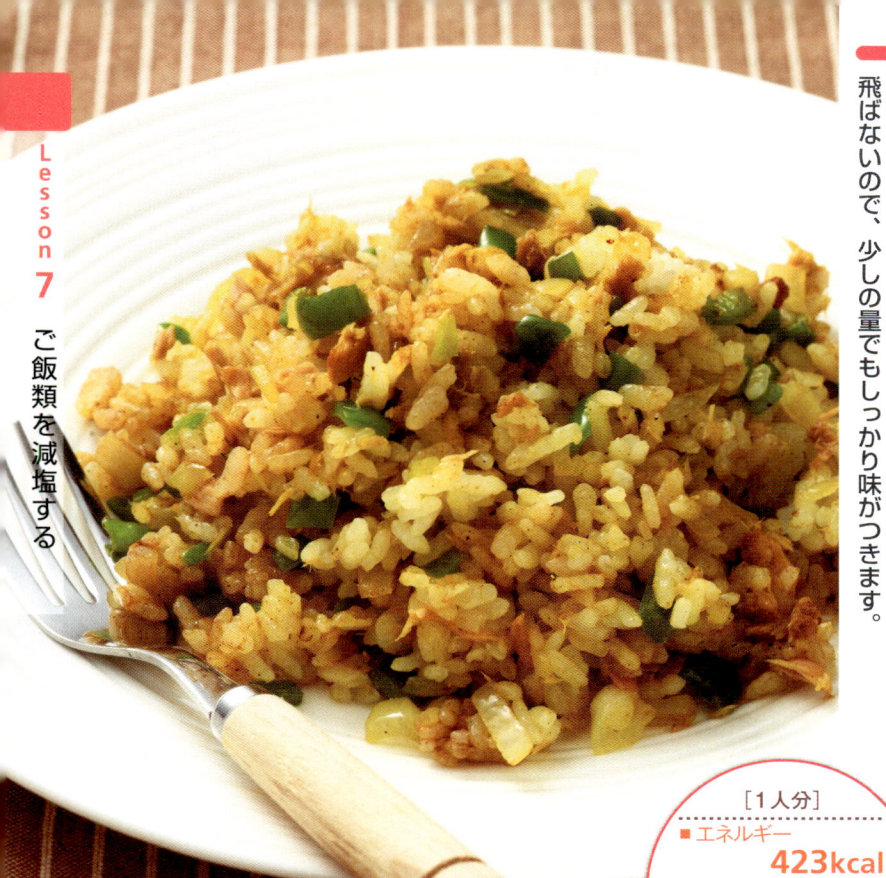

材料 (2人分)

- 玉ねぎ（粗みじん切り）………… ½個（100g）
- ピーマン（粗みじん切り）………… 2個
- ツナ缶（オイル漬け）………… 小1缶
- にんにく（みじん切り）………… 1かけ
- カレー粉 ………… 小さじ1
- ご飯（熱いもの）………… 茶碗2杯分（300g）
- ウスターソース ………… 大さじ1
- オリーブ油 ………… 小さじ1

作り方

1. フライパンにオリーブ油とにんにくを入れて火にかけ、香りが立ったら玉ねぎとピーマンを炒める。
2. ツナ（オイルごと）を入れて炒め、カレー粉を加えてさらに炒める。
3. ご飯を加えて全体に混ぜて器に盛り、ウスターソースを半量ずつかけて、できあがり。

減塩ポイント！

- 肉加工品を使わずツナ缶を利用
- にんにくとカレー粉でパンチをきかせる
- ウスターソースは器に盛ってからかける
- 均一に味をつけない

【カレー粉】カレー粉は一般的な使用量ならば塩分量はゼロ。香りの効果でもの足りなさをカバーしてくれる便利な香辛料です。

オムライス

オムライスはチキンライス、卵、最後にかけるケチャップと3段階で味をつけるため、どうしても高塩分になりがち。どの部分で減塩するのが最もおいしく食べられるかを試した結果、最後にかけるケチャップさえあれば、ご飯と卵に味がついていなくても、もの足りなさはない、ということがわかりました。ただし、角切りの鶏肉では味がついていないことを舌が感じてしまうため、ひき肉を使います。ご飯には生のトマトを加えることで、ケチャップライス風になります。上にかけるケチャップは、水で2倍に薄めてたっぷりかけました。水で薄めても味はほとんど変わりません。たっぷりかかっていることで見た目にも満足できます。

材料（2人分）

- A
  - 鶏ひき肉 100g
  - しょうが（すりおろし） 1かけ
- B
  - 玉ねぎ（みじん切り） .... ½個（100g）
  - トマト（ざく切り） .... ½個（100g）
  - ピーマン（みじん切り） 2個
  - ご飯 .... 茶碗2杯分（300g）
- C
  - ケチャップ 大さじ3
  - 水 大さじ3
- 卵 2個
- オリーブ油 小さじ2

作り方

1. フライパンにAを入れ、よく混ぜてから火にかける。
2. ひき肉の色が変わったら、Bを順に入れて炒める。
3. 別のフライパンにオリーブ油の半量を入れて熱し、溶きほぐした卵1個分を流し入れて広げ、2の半量をのせて包む。
4. 器に取り出し、混ぜ合わせたCの半量をかける。残りも同様にする。

減塩ポイント！

- チキンライスには味をつけない
- ひき肉を使う
- 生のトマトを使ってケチャップライス風に仕上げる
- 卵には塩を入れない
- ケチャップは水で薄めてたっぷりかける

[1人分]
- エネルギー 508kcal
- 塩分 1.0g
- カリウム 584mg

【トマト】トマト1個（200g）に含まれるカリウム量は420mg、食物繊維量は2.0g。

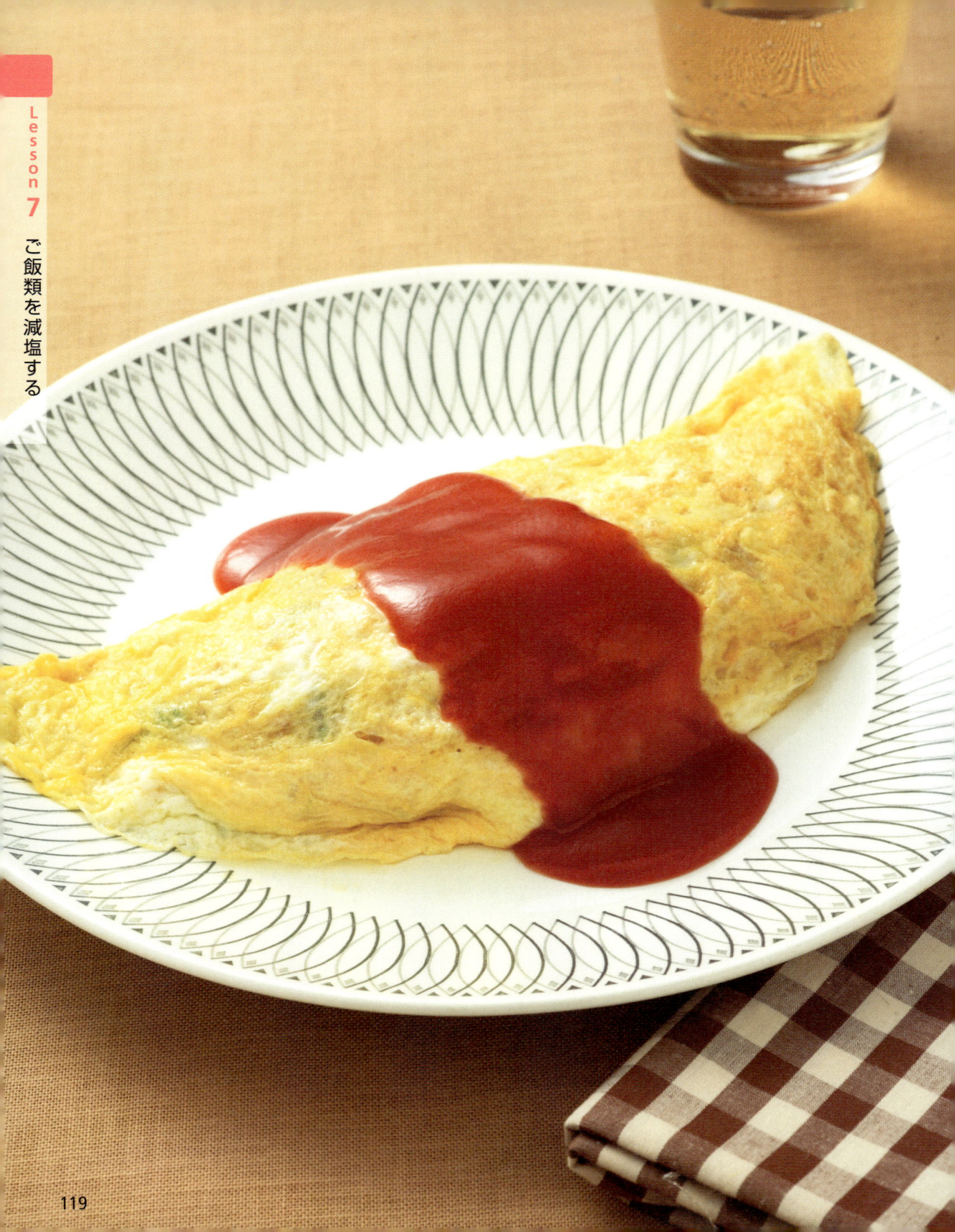

Lesson 7　ご飯類を減塩する

Lesson 8

パン類を減塩する

ご飯と同じように主食としておかずを合わせて食べることが多いと思いますが、実はパン自体、塩分を含んでいるので、食べ方には注意が必要です。パンの塩分を考慮して、おいしく食べる工夫をまとめてみました。

1 何もつけずに食べる習慣を

パンには塩分や油脂が含まれているので、そのまま食べても十分味があります。**何もつけずに食べるのが一番**。パンを食べるときは、具だくさんのスープやサラダ、卵料理などのおかずを準備し、おかずの味で食べるようにするのがおすすめです。こうすると栄養バランスもよくなります。

パンの塩分量をチェック！

	分量	塩分
食パン	4枚切り1枚（90g）	1.2g
食パン	6枚切り1枚（60g）	0.8g
食パン	8枚切り1枚（45g）	0.6g
バターロール	1個（30g）	0.4g
フランスパン	3cm厚さ1切れ（30g）	0.5g
クロワッサン	1個（40g）	0.5g

2 トーストしておいしさアップ

こんがり焼くと、**香ばしさが加わっておいしさがアップ**するので、何もつけなくてもおいしく食べられます。バターロールのようなやわらかいパンなら、温め直すとふわふわ感がよみがえります。電子レンジや蒸し器で温め直すのもいいですし、オーブントースターのスイッチを入れて5分くらいしたら、スイッチを切ってパンを入れ、余熱でパンを温める方法もおすすめです。焼きたてのやわらかさが戻りますよ。

3 肉加工品、チーズは少量を

ハム、ベーコン、ソーセージなどの肉加工品、チーズはパンとの相性がいいですが、いずれも塩分が多く含まれます。1回に**食べる量を加減**する、あるいは**食べる回数を減らす**、などの工夫をしましょう。

肉加工品の塩分量をチェック！

	分量	塩分
ロースハム	薄切り1枚（20g）	0.5g
ボンレスハム	薄切り1枚（20g）	0.6g
ソーセージ	1本（15g）	0.3g
フランクフルト	1本（50g）	1.0g
ベーコン	1枚（18g）	0.4g

チーズの塩分量をチェック！

	分量	塩分
スライスチーズ	1枚（20g）	0.6g
ピザ用チーズ	大さじ1（6g）	0.2g
粉チーズ	大さじ1（6g）	0.2g

5 市販のサンドイッチは中身を確認

市販のサンドイッチは、中身をよく見て選んでください。ハム、ベーコン、チーズなどがたっぷり入っているもの、マヨネーズをたっぷり使っているものは、塩分やエネルギーが高くなりがちです。レタスやトマト、きゅうりなど、**フレッシュな野菜がたっぷりはさまれていて、マヨネーズやバターなどをあまり使っていないものを選ぶ**のがおすすめです。

4 副菜は薄味に

パンそのものに塩分が含まれているので、パンのときは意識して**薄味の副菜を合わせる**ようにしましょう。パンにはさんで食べる場合は、単品で食べるときより薄味にしても、おいしく食べられます。

＊ たとえばこんな副菜です

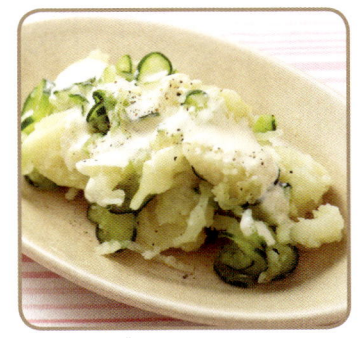

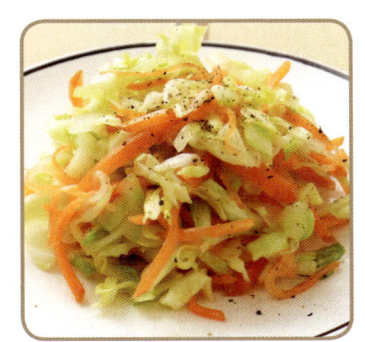

ポテトサラダ→p.131　　コールスロー→p.136　　きのことミニトマトのマリネ→p.138

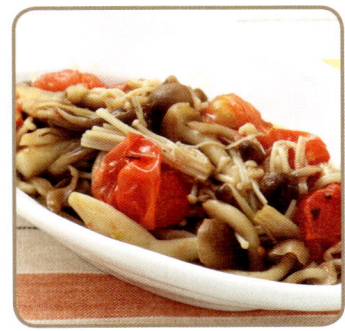

本書で紹介している「無塩パン」は、ベーキングパウダーを利用しているので手軽！

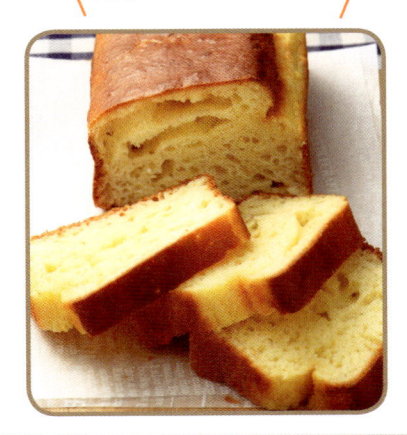

6 手作りパンに挑戦

自分で作れば「無塩パン」が簡単にできます。最近は家庭用のホームベーカリーもたくさんの種類があり、値段もずいぶん手頃になりました。よくパンを食べる家庭なら、手作りするのもおすすめです。市販品に、塩分の入っていない無塩パンもあります。口に合う、合わないがあるかもしれませんが、かしこく利用してみるのも手です。

本格ピザ

たっぷりチーズのかかった市販のピザは塩分もエネルギーも高くなるので、少しの量をときどき楽しむくらいがいいですね。自分で作る場合は、ハムやベーコンなど塩分の高い肉加工品をやめるだけでずいぶん減塩になります。野菜が多めのソースを手作りすると、カリウムや食物繊維量がアップするので、ナトリウム排出効果が期待できます。薄い生地なのでエネルギーも控えめ、塩は加えません。チーズの量は守ってください。ピザソースは焼きあがってからチョンチョンとのせると、少しの量でも味が際立ちます。

材料（2人分）

A
- 玉ねぎ（薄切り） ………………………… 小1個（150g）
- トマト（ざく切り） ………………………… 1個（200g）
- ツナ缶（オイル漬け） ……………………… 小1缶
- 麩 ……………………………………… 2〜3個

B
- 小麦粉 ………………………………… 100g
- ベーキングパウダー ……………………… 小さじ½
- 卵 ……………………………………… 1個
- 砂糖 …………………………………… 小さじ1
- 水 ……………………………………… 100㎖
- オリーブ油 ……………………………… 小さじ1

- 粗びき黒こしょう ………………………… 適量
- ピザ用チーズ …………………………… 80g
- ピザソース（市販） ……………………… 大さじ2
- オリーブ油 ……………………………… 小さじ2
- パセリ（ちぎる）、ペッパーソース ………… 各適宜

作り方

1. フライパンに**A**のツナ缶のオイルだけを入れて玉ねぎを炒め、しんなりしたらトマトを加えてさらに炒める。ツナと砕いた麩を加えて炒め、粗びき黒こしょうをふって取り出す。

2. **B**の小麦粉、ベーキングパウダー、砂糖を合わせる。卵、水、オリーブ油を加え、混ぜ合わせる。

3. フライパンにオリーブ油の半量を入れ、**2**の半量を流し入れて両面をこんがりと焼く。

4. **1**とピザ用チーズの半量をのせてふたをし、チーズが溶けるまで加熱する。

5. 器に盛り、ピザソースの半量をところどころにのせ、パセリを散らして、できあがり。残りも同様にする。食べるときに好みでペッパーソースをふる。

減塩ポイント！

- のせる具に肉加工品は使わない
- 野菜たっぷりのソースを手作りする
- ピザ生地を手作りする
- チーズの量をきちんと守る

【ピザソース】市販のピザソース大さじ1（17g）に含まれる塩分量は0.1g。

[1人分]
- エネルギー 598kcal
- 塩分 2.0g
- カリウム 641mg

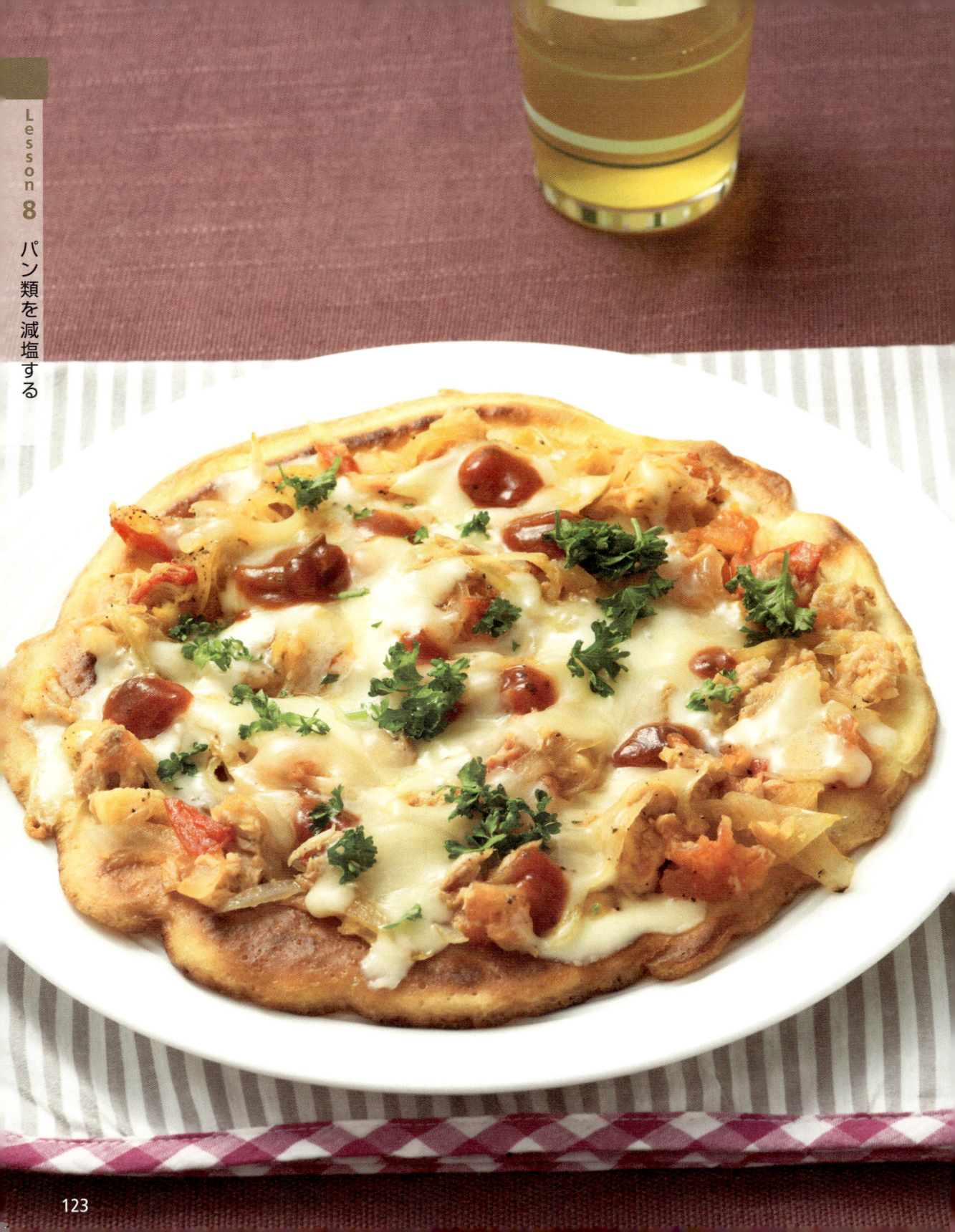

Lesson 8　パン類を減塩する

ヨーグルトブレッド

イーストを使わず、ベーキングパウダーでふくらませるお手軽パンです。すべての材料を混ぜ合わせて型に流して焼くだけなので、はじめてでも絶対失敗しません。ヨーグルトを入れることで、もちもちしたやわらかい食感になります。ほんのり甘いので、そのままでおいしく食べられます。2センチ幅くらいに切ってラップで包めば冷凍保存もできます。食べるときは、オーブントースターで軽く焼くと、香ばしさが加わっておいしいです。

[1/8切れ分]
- エネルギー **100kcal**
- 塩分 **0.1g**
- カリウム **64mg**

材料 （作りやすい分量。8×21×6cmのパウンド型1台分）

A
- 小麦粉 ……………… 100g
- ベーキングパウダー ……… 小さじ1
- 砂糖 ………………… 大さじ2

B
- プレーンヨーグルト ……… 100g
- 卵 …………………… 1個
- オリーブ油 …………… 大さじ2

作り方

1. ボウルに**A**を入れてよく混ぜ、**B**を加えてさらに混ぜる。
2. オーブンペーパーを敷いた型に流し入れ、180℃のオーブンで30分焼き、できあがり。

減塩ポイント！
- 塩を入れない
- ヨーグルトを入れることで、食塩無添加パンの味気なさをカバー

【プレーンヨーグルト】プレーンヨーグルト100gに含まれるカリウム量は170mg、塩分量は0.1gです。

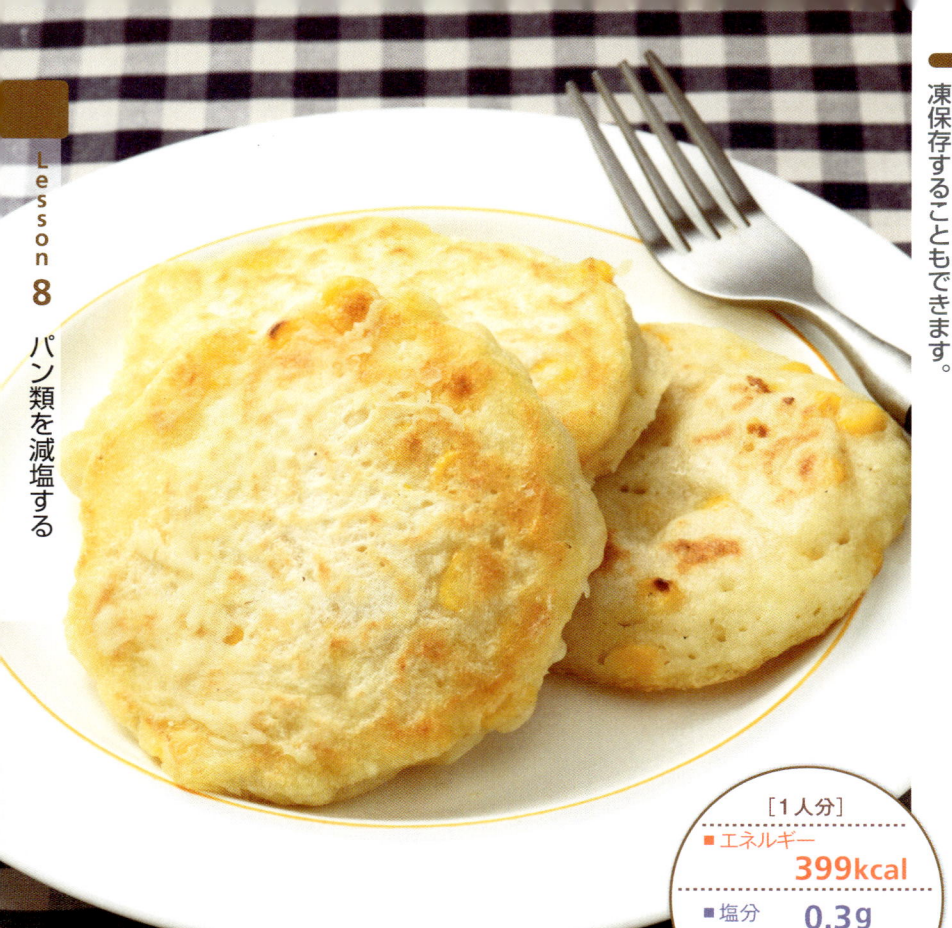

Lesson 8　パン類を減塩する

じゃがいもとコーンのパンケーキ

パン作りはちょっと……、という人でもパンケーキなら手軽に作れませんか？ カリウム、食物繊維の多いじゃがいもとコーンを入れると、減塩効果も期待でき、ヘルシーなパンケーキになります。じゃがいもはすりおろして加えることで、生地がもちもちした食感になります。冷めてもそのもちもち感は変わらないので、お弁当にもOKです。コーンの甘みとぷちぷちした食感がクセになるおいしさです。冷凍保存することもできます。

[1人分]
- エネルギー　399kcal
- 塩分　0.3g
- カリウム　768mg

材料（2人分）

A ┌ 小麦粉 …………………… 100g
　├ ベーキングパウダー …… 小さじ1
　└ 砂糖 ……………………… 小さじ1
じゃがいも ………………… 2個（200g）
豆乳（成分無調整）………… 50mℓ
コーン（冷凍）……………… 1カップ
オリーブ油 ………………… 適量

作り方

1. Aを混ぜ合わせ、じゃがいもをすりおろしながら加えてよく混ぜる。豆乳、コーンも加えて混ぜ合わせる。

2. フライパンにオリーブ油を入れ、1を食べやすい分量ずつ流し入れ、両面をこんがりと焼き、できあがり。

減塩ポイント！
- カリウムと食物繊維の豊富なじゃがいもとコーンを入れる
- 豆乳を使ってカリウムをプラス

【コーン】コーン（冷凍）100gに含まれるカリウム量は260mg、食物繊維量は2.8g、塩分はゼロ。

麩のピザトースト

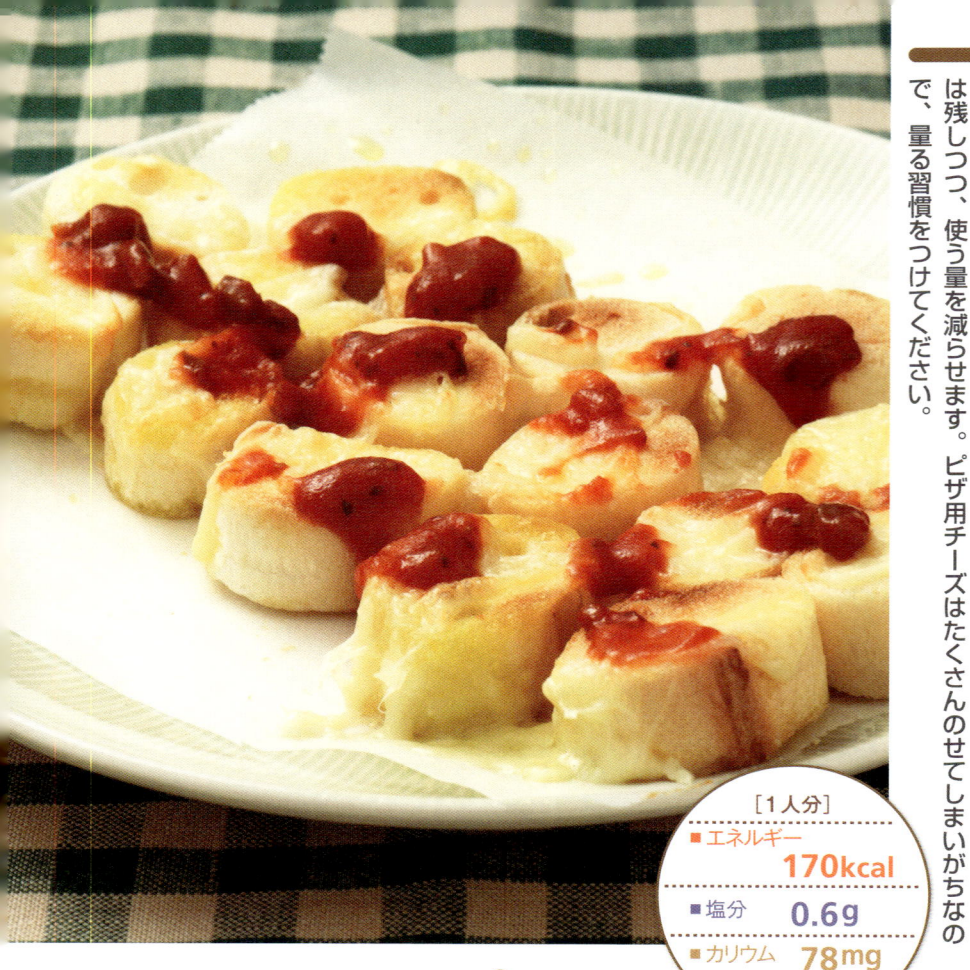

ピザトーストは、食パン、ピザソース、ピザ用チーズ、それぞれに塩分を含んでいるので、知らず知らずのうちに2g近い塩分をとってしまうことになります。そこで食パンを麩に変えてみると、それだけで簡単に減塩できます。麩は塩分ゼロで、焼くとフランスパンのようなサクサクとした食感になるのです。ピザソースは最初から塗るのではなく、後からチョンチョンとのせる感じに。ピザソースの風味は残しつつ、使う量を減らせます。ピザ用チーズはたくさんのせてしまいがちなので、量る習慣をつけてください。

[1人分]
- エネルギー 170kcal
- 塩分 0.6g
- カリウム 78mg

材料 （2人分）

麩	30g
オリーブ油	大さじ1
ピザ用チーズ	30g
ピザソース（市販）	大さじ2

作り方

1. オーブントースターの天板にオーブンペーパーを敷いて麩を並べ、オリーブ油を全体にからめる。
2. ピザ用チーズをのせ、オーブントースターで5分ほど焼く。
3. ピザソースをところどころにのせて、できあがり。

減塩ポイント！
- 食パンの代わりに麩を使う
- ピザソースは後からのせる
- チーズは計量する

【ピザ用チーズ】ピザ用チーズ30gに含まれる塩分量は約0.6g。

Lesson 8 パン類を減塩する

麩の豆乳きなこフレンチトースト

パンの代わりに麩を使ったフレンチトーストです。おつゆに入れる小さな麩は塩分ゼロなので、パンの代わりに使えば簡単に減塩ができるというわけです。卵液を中までしっかり吸わせるとふわふわに仕上がりますよ。カリウムが豊富な豆乳と、カリウム、食物繊維が豊富なきな粉を使うことで、ナトリウム排出効果が期待できます。もしあればシナモンを少しふるのもおすすめ。

[1人分]
- エネルギー **219kcal**
- 塩分 **0.1g**
- カリウム **267mg**

材料 (2人分)

A
- 卵 ……………………………… 1個
- 豆乳（成分無調整）……… 100mℓ
- 砂糖 ………………………… 小さじ1
- 麩 ……………………………… 30g

B
- きなこ ……………………… 大さじ2
- はちみつ …………………… 大さじ1

オリーブ油 …………………… 小さじ2

作り方

1. **A**の卵、豆乳、砂糖を混ぜ合わせ、麩を加えてひたす。
2. フライパンにオリーブ油を入れ、**1**を両面こんがりと焼く。
3. 器に盛り、**B**をかけて、できあがり。

減塩ポイント！
- パンの代わりに麩を使う
- 豆乳、きな粉でナトリウム排出効果を狙う

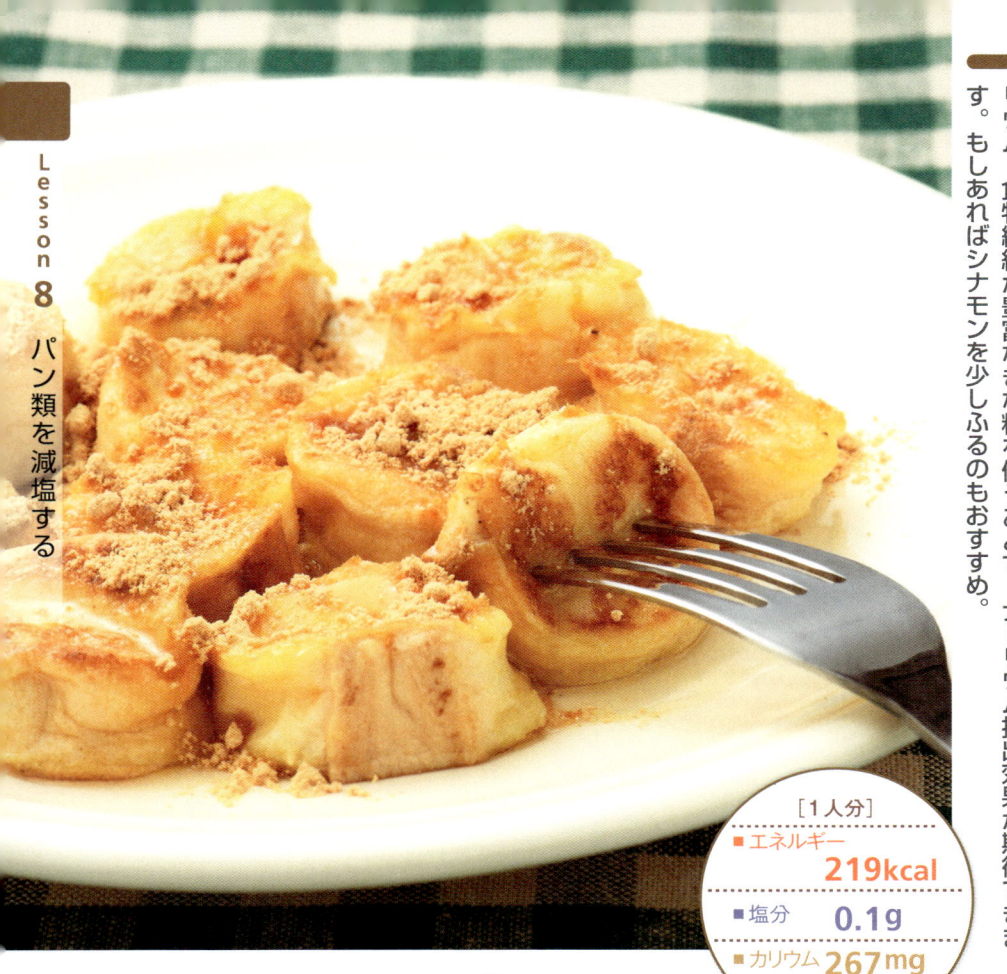

【きな粉】 きな粉大さじ1（6g）に含まれるカリウム量は114mg、食物繊維量は1.0g、塩分量はゼロ。

Lesson 9 副菜を減塩する

野菜を使った副菜を加えると、栄養バランスがよくなり満足感が得やすくなるだけでなく、食物繊維やカリウムなどをとることもできるので減塩効果が期待できます。主菜に1～2品加えても塩分オーバーにならないような副菜作りのコツをまとめてみました。

1 ドレッシングはかけずに和える

器に盛りつけた野菜の上からドレッシングをかけると、タラタラと流れ落ちてしまうため、かけすぎてしまう傾向があります。ドレッシングは**あらかじめボールの中で和えてしまう**と、少ない量でも味が行き渡ります。

2 調味料を野菜にからめる

野菜にごまやかつお節などをあらかじめ混ぜておくと、そこにドレッシングがしみて、**少しの量でもしっかり味がからみます**。うまみやコクもアップするので、少ない塩分でもしっかり舌で感じることができます。

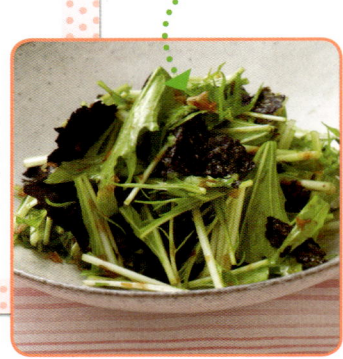

このかつお節がポイント！

3 野菜の水気をしっかりきる

サラダの野菜は**水気をしっかりきって**おくことも大切です。水気が残っているとそれだけ余分にドレッシングが必要になります。専用の水きり器を使うのも手ですが、料理の最初に野菜を洗ってざるにあげ、ほかの料理を作っている間は冷蔵庫に入れておけば、それだけで自然に水がきれ、また野菜自身が水分を吸ってパリッとなります。

4 味つけは食べる直前に

サラダや和え物は**食べる直前に調味料を加える**のがポイントです。調味料を入れて時間がたつと、野菜からどんどん水が出て味が薄まるので、同じ塩分でもまったく違う味になってしまうのです。

5 サラダ感覚で食べられる低塩分の漬物を

ご飯が進む高塩分の漬物ではなく、サラダのようにたくさん食べられる低塩分の**漬物を手作りするのがおすすめ**です。かつお節、昆布、とろろ昆布などうまみのある食材を使って、酢をきかせれば、漬物風の野菜料理がすぐにできます。

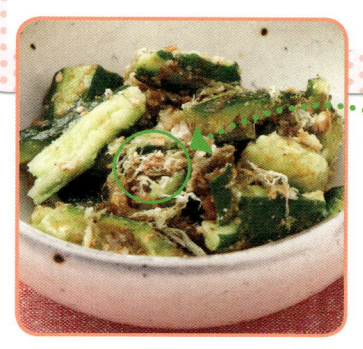

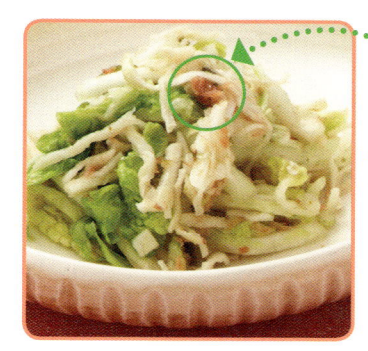

これがうまみのある食材。ここではかつお節

これがうまみのある食材。ここではとろろ昆布

6 食感と温度も大事

歯ごたえや、温度、みずみずしさ、それだけで野菜はおいしく感じるもの。野菜自体がおいしければ、調味料はほとんどなくてもモリモリ食べられます。

7 酢を使った副菜は減塩の味方

酢には血管を拡張して血流をよくし、結果として血圧を下げる効果があるといわれています。一度にたくさんとるよりは、毎食少しずつとることでその効果が期待できます。**毎食酢を使った副菜を1品**加えましょう。酢の効果でうまみがアップするのもうれしいところです。

しょうが焼きなど塩分が高くなりがちな和食の副菜におすすめの無塩副菜

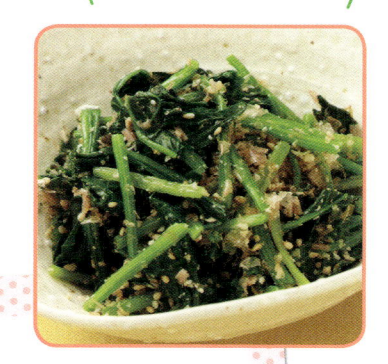

8 塩分ゼロの副菜

献立によっては、**味つけなしの副菜もおすすめ**です。切っただけのトマトやキャベツ、ゆでただけの青菜やいも類、蒸した根菜類など。特に、主菜がしっかりした味の料理の場合、味つけしていない副菜でもの足りなさは感じにくく、かえって**野菜のおいしさを感じる**ことができます。

水菜の和風サラダ

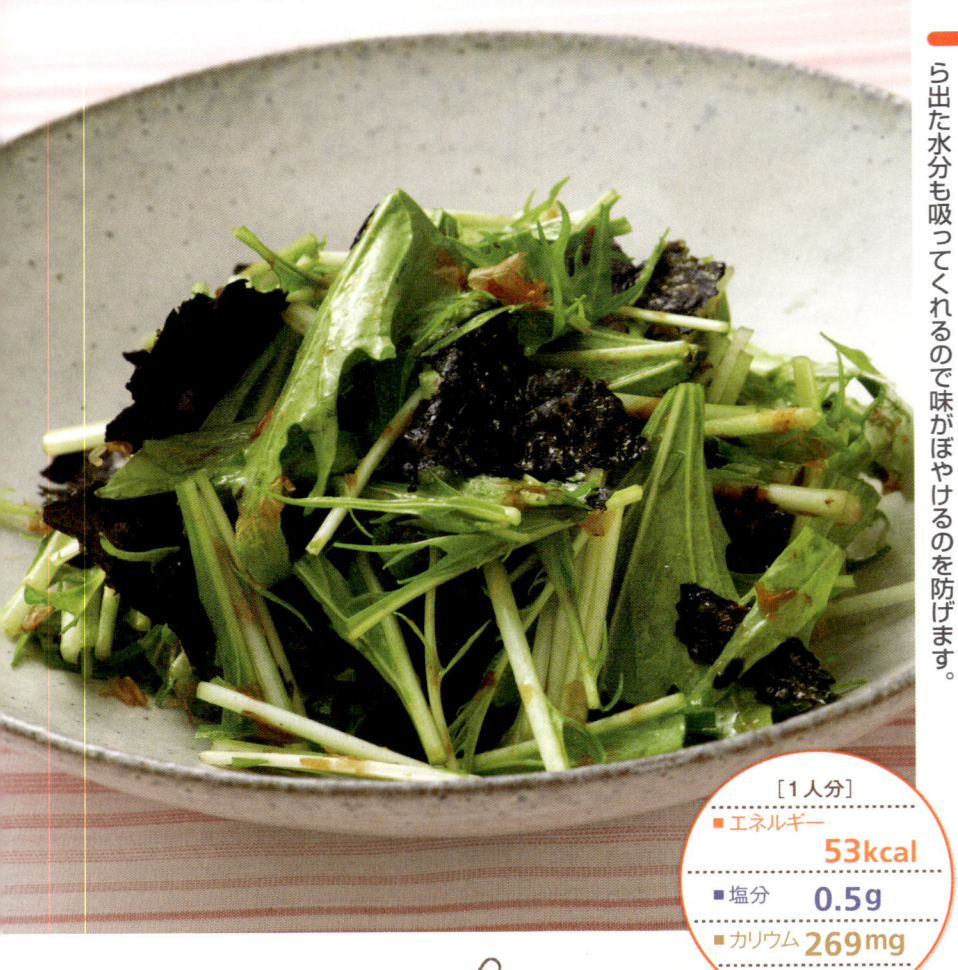

奥薗流のサラダの基本は、最初に野菜に油をからめてから、残りの調味料を混ぜるのがポイント。野菜の表面を油でコーティングすることで野菜から水が出にくくなります。調味料を入れた後、かつお節、焼きのりなど、うまみがあって水分を吸う食材を混ぜるのも大事です。調味料を吸いつつ野菜にからみつくので、口に入れたときにしっかり味を感じ、うまみや香りでおいしさもアップします。また、野菜から出た水分も吸ってくれるので味がぼやけるのを防げます。

[1人分]
- エネルギー **53kcal**
- 塩分 **0.5g**
- カリウム **269mg**

材料（2人分）

A
- 水菜 …………… ½束（100g）
- オリーブ油（またはごま油）
  ………………………… 小さじ1

B
- かつお節 ………… 1パック（5g）
- 焼きのり ……………… 全形1枚

C
- しょうゆ ……………… 小さじ1
- 酢 ……………………… 小さじ1
- みりん ………………… 小さじ1

作り方

1. **A**の水菜は食べやすく切り、オリーブ油をからめる。
2. **B**のかつお節を加え、焼きのりをちぎり入れて混ぜ、**C**で和えて、できあがり。

減塩ポイント！
- 野菜の水気をしっかりきる
- 最初に油をからめてから味をつける
- かつお節、焼きのりを上手に使う
- 味つけは食べる直前に

【ドレッシング】市販のドレッシング大さじ1（15g）に含まれる塩分量は約0.5g。油の量が少なくなるほど塩分量は多くなる傾向にあります。

Lesson 9 副菜を減塩する

ポテトサラダ

サラダの中でも人気の高いポテトサラダ。じゃがいもはカリウム、食物繊維を豊富に含む食材です。じゃがいもがおいしいとそれだけで塩分をグッと減らせます。おいしくゆでるコツは、じゃがいもを少しの水で蒸しゆでにし、やわらかくなったら湯を捨てて粉をふかせること。これでしっとりホクホクに仕上がります。じゃがいものゆであがり直前に玉ねぎを加えると、玉ねぎの辛みが飛び、うまみをプラスすることができます。熱いうちに酢で下味をつけるのも大事なコツ。適度に酸味が飛び、じゃがいものおいしさが引き立ちます。マヨネーズは盛りつけてからソースとしてかけると、少量でもおいしく食べられます。

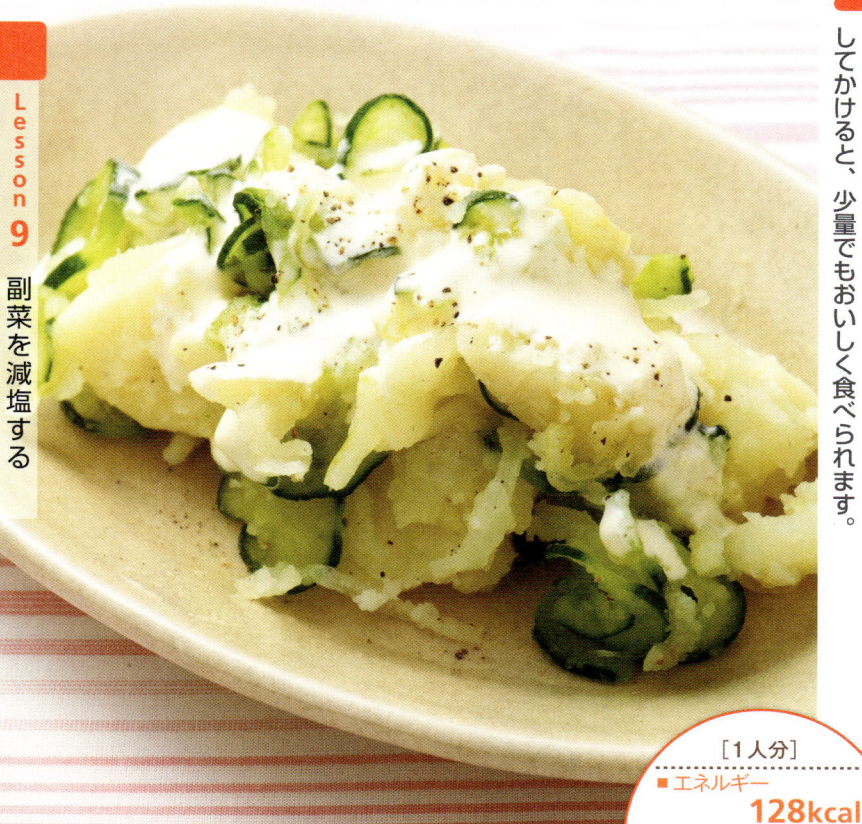

[1人分]
- エネルギー **128kcal**
- 塩分 **0.7g**
- カリウム **521mg**

材料（2人分）

A
- じゃがいも ……… 2個（200g）
- 玉ねぎ（薄切り）……… ¼個（50g）

B
- 酢 ……… 小さじ1
- 塩 ……… 小さじ⅙（1g）

C
- きゅうり（小口切り）……… 1本
- 塩 ……… 少々（0.5g）

D
- マヨネーズ ……… 大さじ1
- 牛乳 ……… 小さじ1
- 酢 ……… 小さじ½

粗びき黒こしょう ……… 適宜

作り方

1. **A**のじゃがいもは4等分くらいに切り、鍋に入れてふたをしてゆでる。
2. じゃがいもがゆであがる直前に玉ねぎを加え、さっと火を通す。鍋のふたをずらして湯をきり、再び火にかけて水分を飛ばし、粉をふかせる。
3. じゃがいもが熱いうちに**B**を加えて混ぜる。
4. **C**のきゅうりは塩でもみ、さっと洗って水気を絞る。
5. **3**のあら熱がとれたら**4**のきゅうりを混ぜて器に盛り、混ぜ合わせた**D**をかけて粗びき黒こしょうをふり、できあがり。

減塩ポイント！

- 熱いうちに酢と塩で下味をつける
- マヨネーズは和えずにかける

【マヨネーズ】マヨネーズ大さじ1（12g）に含まれる塩分量は0.2g、エネルギーは84kcal。

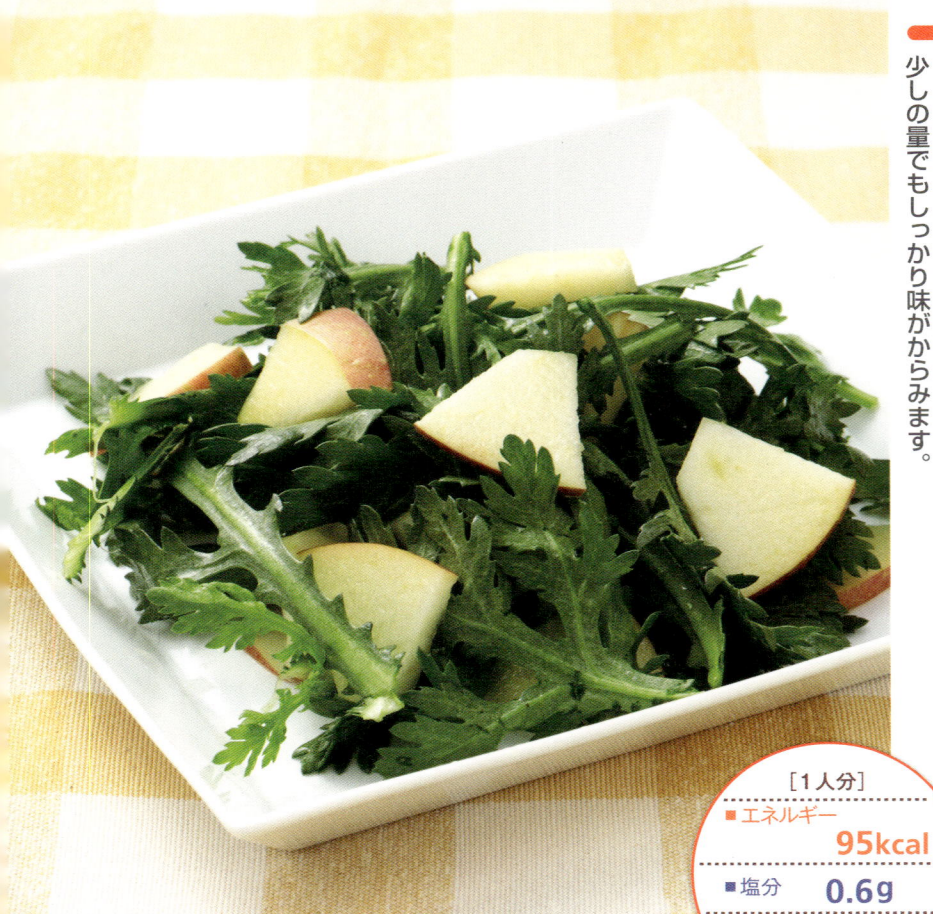

春菊とりんごのサラダ

果物はカリウム、食物繊維が豊富。ナトリウム排出効果が期待できるので上手に献立に取り入れたいもの。そのままデザートとして食べるだけでなく、サラダに加えるのもおすすめです。果物の入ったサラダには、はちみつを加えたちょっと甘めのドレッシングがよく合います。果物の甘みとはちみつの甘み、レモンの酸味と香りでそれほど塩を入れなくてもおいしくなるのがうれしいところです。最初にオリーブ油を全体にからませてから、ドレッシングをかけるのがコツ。少しの量でもしっかり味がからみます。

[1人分]
- エネルギー 95kcal
- 塩分 0.6g
- カリウム 272mg

材料（2人分）

A
- 春菊 ………… ½束
- りんご ………… ¼個
- オリーブ油 ………… 大さじ1

B
- レモン汁 ………… 大さじ1
- はちみつ ………… 小さじ1
- 塩 ………… 小さじ⅙（1g）

作り方

1. **A**の春菊は葉を摘んで食べやすくちぎり、軸の部分は斜め薄切りにする。りんごは皮つきのまま薄いいちょう切りにする。春菊とりんごをオリーブ油で和える。

2. 食べる直前に混ぜ合わせた**B**を回しかけて、できあがり。

減塩ポイント！
- 果物をサラダに利用
- 味つけは食べる直前に

【りんご】りんご¼個（50g）に含まれるカリウム量は55mg、食物繊維量は0.8g。

キャベツとわかめの韓国サラダ

海藻は食物繊維やミネラル、カリウムを豊富に含む優れた食材です。カットわかめは常温保存ができ、もどすだけですぐに食べられるのがうれしいところ。ひたひたの水に5分ほどつけてもどし、水気をきりましょう。長くつけすぎるとうまみも栄養も抜けてしまうので注意してください。わかめのうまみと塩分をうまく利用すれば、ごま油とレモン汁をかけるだけで、キャベツがたっぷり食べられます。しっかり味のおかずには、こんなさっぱり味のサラダをどうぞ。

[1人分]
- エネルギー 48kcal
- 塩分 0.5g
- カリウム 211mg

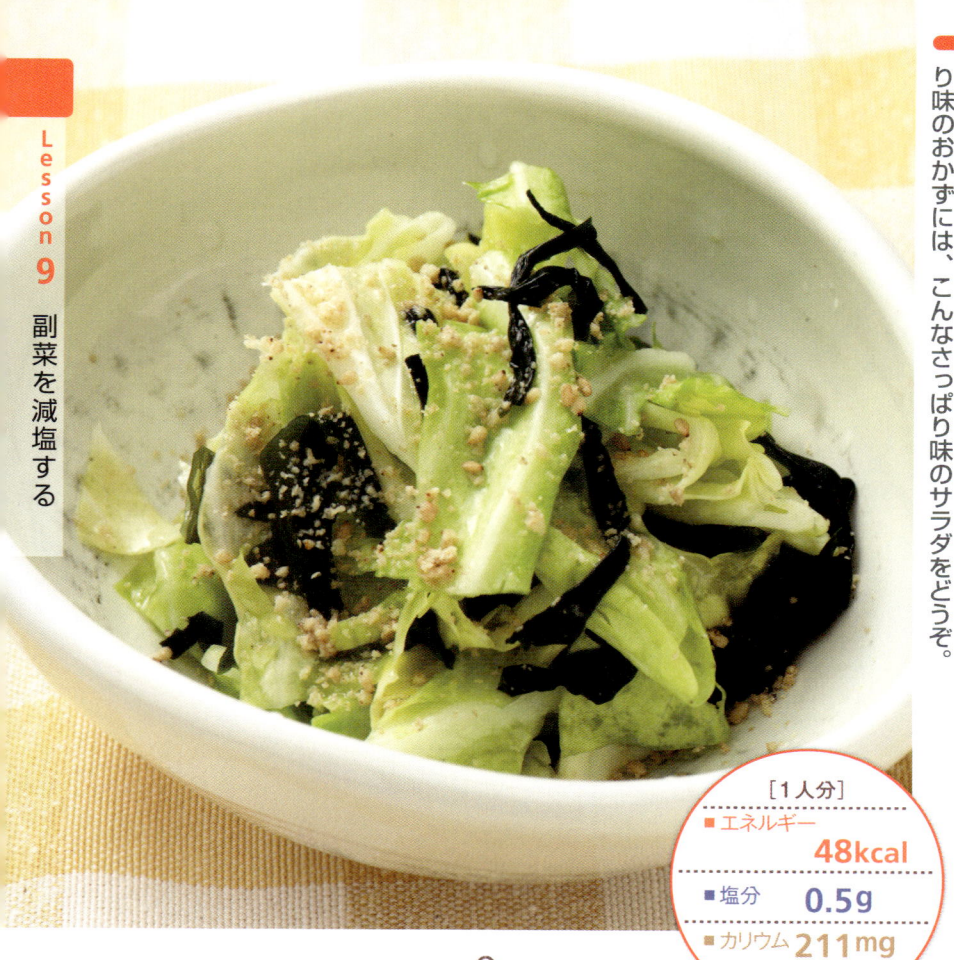

材料 (2人分)

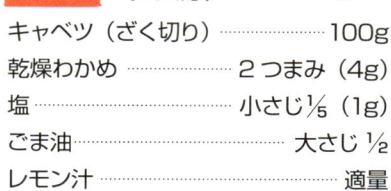

- キャベツ（ざく切り） 100g
- 乾燥わかめ 2つまみ（4g）
- 塩 小さじ1/5（1g）
- ごま油 大さじ1/2
- レモン汁 適量
- すりごま 少々

作り方

1. 乾燥わかめは5分ほど水（分量外）につけてもどし、水気をきってキャベツと混ぜる。
2. ごま油と塩を加えて混ぜたら、食べる直前まで重しをして味をなじませる。
3. 食べる直前にレモン汁、すりごまをかけて、できあがり。

減塩ポイント！

- わかめの塩分を利用
- ごま油でコクをプラス、レモン汁でさっぱり

【カットわかめ】 カットわかめ4gに含まれる塩分量は1.0g、もどした後の塩分量は0.1g。スープなどにもどさずに直接入れるときは、塩分量に注意。

Lesson 9　副菜を減塩する

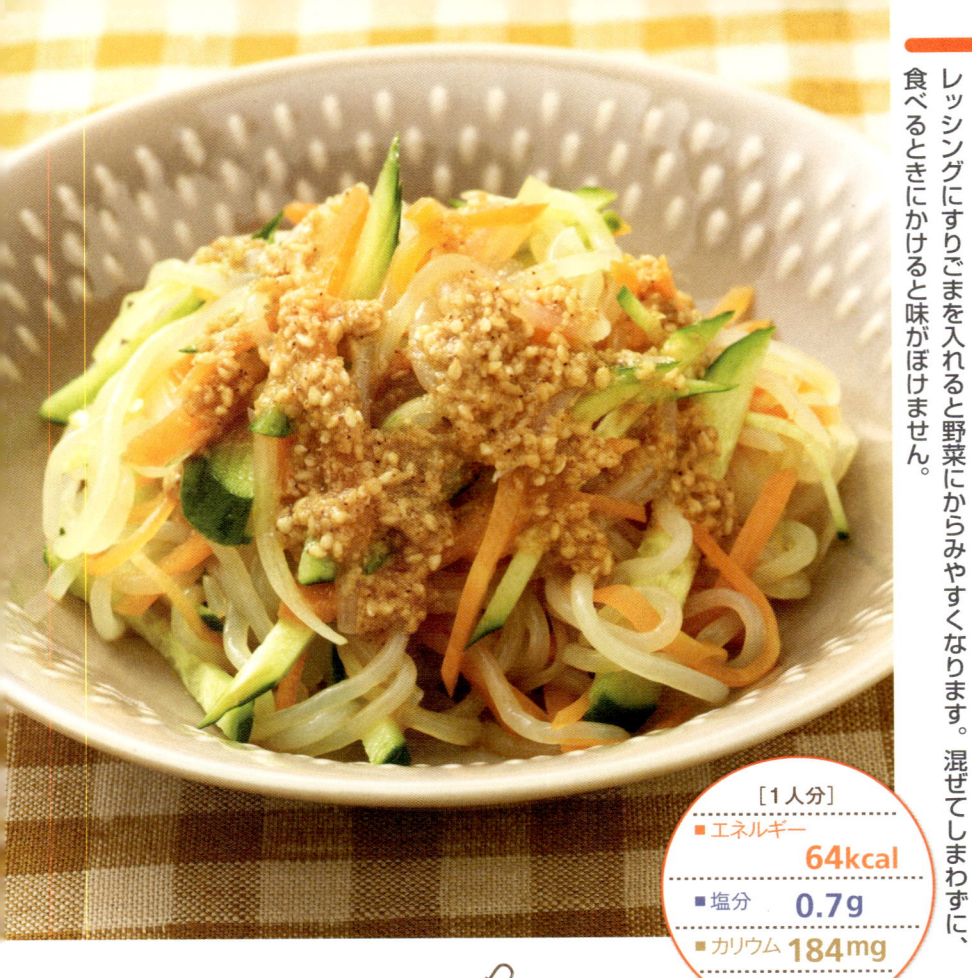

糸こんにゃくの春雨風サラダ

エネルギーが限りなくゼロで食物繊維の豊富な糸こんにゃくを春雨に見立てたサラダです。春雨サラダよりもグッとヘルシーです。糸こんにゃくはフライパンでからいりするのがコツ。プリプリした食感が増し、調味料がからみやすくなります。一緒に合わせる野菜は、糸こんにゃくと一緒にからいりして加熱すると、水分が飛んでうまみが増します。ゆでないので仕上がりが水っぽくなることもありません。ドレッシングにすりごまを入れると野菜にからみやすくなります。混ぜてしまわずに、食べるときにかけると味がぼけません。

[1人分]
- エネルギー **64kcal**
- 塩分 **0.7g**
- カリウム **184mg**

材料 (2人分×2回分)

A
- 糸こんにゃく ……… 1袋（200g）
- にんじん（せん切り） ……… ½本（100g）
- 玉ねぎ（せん切り） ……… ¼個（50g）
- きゅうり（せん切り） ……… 1本

B
- しょうゆ ……… 大さじ1
- 酢 ……… 大さじ1
- みりん ……… 大さじ1
- ごま油 ……… 小さじ1
- 練りがらし ……… 小さじ½
- すりごま ……… 大さじ2

作り方

1 Aの糸こんにゃくをフライパンに入れて火にかけ、水分が飛ぶまでからいりする。

2 にんじんと玉ねぎを加えて炒め、しんなりしたら取り出す。あら熱がとれたらきゅうりを混ぜる。

3 Bを混ぜ合わせる。

4 2の¼量を器に盛り、Bの¼量をかけて、できあがり。

減塩ポイント！

- ドレッシングはサラダを器に盛ってからかける
- 糸こんにゃくで食物繊維量をアップ

【糸こんにゃく】糸こんにゃく100gのエネルギーは6kcal、食物繊維量2.9g。ゆでた緑豆春雨100gは100kcal、食物繊維量1.1g。

Lesson 9　副菜を減塩する

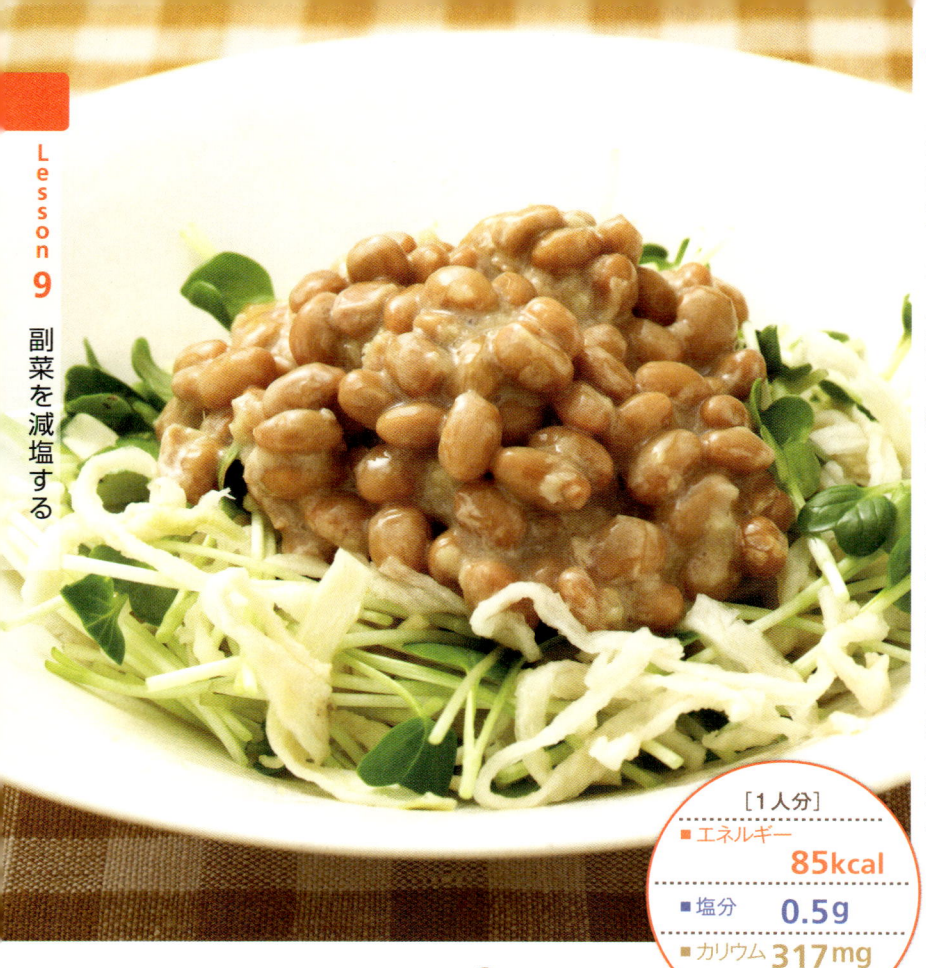

納豆サラダ

納豆はカリウム、食物繊維が豊富で、減塩効果が期待できる食材です。けれど、ご飯にかけるとついつい味を濃くしてしまいがち。そこで野菜にのせて、納豆をドレッシング代わりにしてみました。塩分は、ご飯にかけるときの半分以下で、納豆の粘りがうまく野菜にからみ、おいしく食べられます。合わせる野菜はキャベツ、レタス、貝割れ大根、きゅうりなど歯ごたえがあってみずみずしい食材が合います。もどしただけの切り干し大根は、納豆ととても相性がいいのでおすすめです。

［1人分］
- エネルギー　**85kcal**
- 塩分　**0.5g**
- カリウム　**317mg**

材料　（2人分）

A
- 納豆 ……………………… 1パック（40g）
- しょうゆ ………………… 小さじ1
- 酢 ………………………… 小さじ1
- みりん …………………… 小さじ1
- ごま油 …………………… 小さじ1
- しょうが（すりおろし）…… 適量

B
- 切り干し大根 …………… 10g
- 水 ………………………… 50mℓ

貝割れ大根（ざく切り）…… 1パック

作り方

1 Bの切り干し大根はさっと洗って食べやすく切り、分量の水につけて5分ほどおく。

2 Aをよく混ぜ合わせる。

3 切り干し大根と貝割れ大根を混ぜて器に盛り、**2**をのせて、できあがり。食べるときに全体をよく混ぜる。

減塩ポイント！
- 納豆のとろみを利用してドレッシングに
- 野菜をたっぷり加える

【納豆】納豆1パック（40g）に含まれるカリウム量は264mg、食物繊維量は2.7g。

コールスロー

コールスローは作りおきできるサラダなので、多めに作っておけば、すぐに食べられるのがうれしいところ。塩もみするときは、玉ねぎとにんじんを先にもんでからキャベツを加えるのがコツです。塩が少ないので、一緒にもむと全体に塩が回らないのです。味つけにはちみつを加えるのがポイント。ちょっと甘めにすると洋食屋さんのような味になり、塩分控えめでももの足りなさを感じません。食べるときにさらにレモン汁をかけるのもおすすめです。

[1人分]
- エネルギー 76kcal
- 塩分 0.5g
- カリウム 210mg

材料 （2人分×2回分）

A
- 玉ねぎ（薄切り） …… 1/2個（100g）
- にんじん（せん切り） …… 小1本（100g）
- キャベツ（せん切り） …… 1/6個（200g）
- 塩 …… 小さじ1/3（2g弱）

B
- はちみつ …… 大さじ1
- オリーブ油 …… 大さじ1
- 酢 …… 大さじ1
- 粗びき黒こしょう …… 適量

- レモン汁 …… 適宜
- 粗びき黒こしょう …… 適宜

作り方

1. ポリ袋にAの玉ねぎとにんじん、塩を入れてもみ、しんなりしたらキャベツも入れてさらにもむ。
2. Bを加えて混ぜる。
3. ポリ袋の口を結び、上に皿などをのせて重しをし、味をなじませる。
4. 器に盛り、好みでレモン汁をかけて粗びき黒こしょうをふり、できあがり。

減塩ポイント！
- 少量の塩でもむ
- はちみつで甘みをプラス
- 食べるときにレモン汁をかける

【キャベツ】キャベツ100gに含まれるカリウム量は200mg、食物繊維量は1.8g。

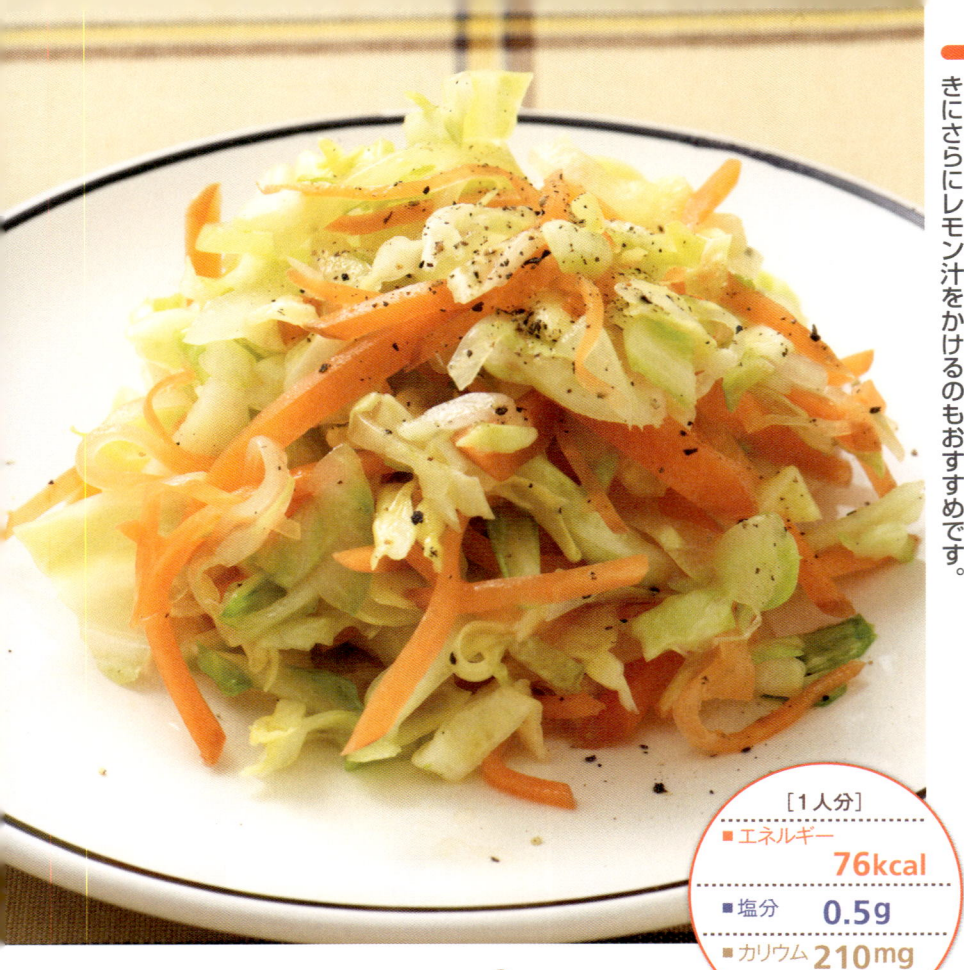

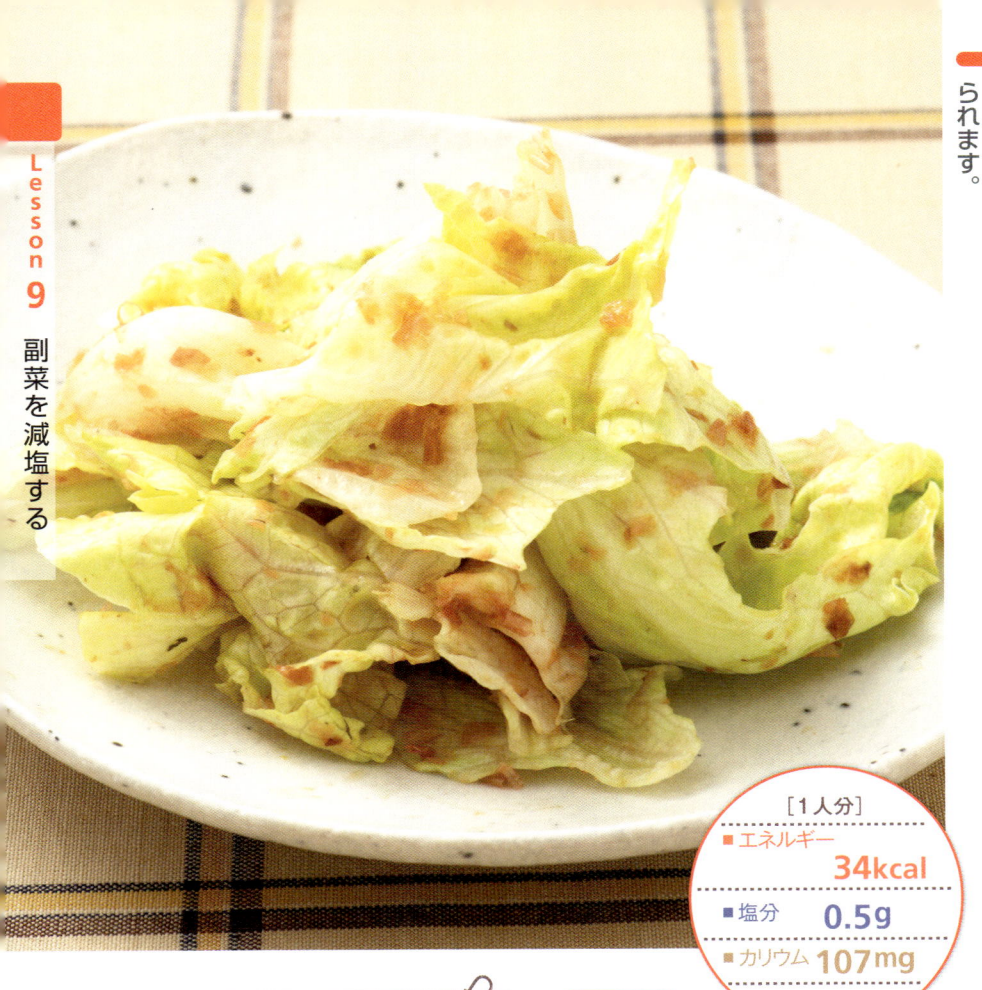

Lesson 9 副菜を減塩する

レタスのシャカシャカサラダ

レタスにドレッシングを混ぜてシャカシャカふるだけの簡単サラダ。作りおきもできます。サラダは普通、時間がたつと水が出てきておいしさが半減するのですが、レタスだけだと不思議としんなりしても水っぽくならず、シャキシャキした歯ごたえもなくなりません。むしろ、しんなりしたほうが味がなじみ、量もたっぷり食べられます。

[1人分]
- エネルギー **34kcal**
- 塩分 **0.5g**
- カリウム **107mg**

材料（2人分）

A ┌ レタス ……………… ¼玉
　├ しょうゆ …………… 小さじ1
　└ ごま油 ……………… 小さじ1
　　かつお節 …………… 1パック（5g）

作り方

1 Aのレタスは食べやすい大きさに手でちぎり、ポリ袋（またはふたつき容器）にしょうゆ、ごま油とともに入れ、ポリ袋の口を結んでふる。

2 かつお節を加えてさらにふり、できあがり。

＊冷蔵庫で1～2日保存可能。

減塩ポイント！

- レタスの水気をしっかりきる
- かつお節でうまみをプラス
- かつお節に調味料を吸わせる

【レタス】 レタス100gに含まれるカリウム量は200mg、食物繊維量は1.1g。レタスの中でもリーフレタスに含まれるカリウム量が最も多く、100g当たり490mg。

きのことミニトマトのマリネ

きのこは低エネルギーで食物繊維、カリウムが豊富。うまみもあるので薄味でもおいしく食べられます。季節に関係なく手に入りやすいのもいいところ。きのこはできれば数種類を混ぜ合わせると、うまみの相乗効果でおいしくなります。ミニトマトの代わりに普通のトマトをざく切りにしても作れます。トマトにもうまみ成分が豊富なので、トマトの水分で蒸し焼きにすることで調味料を減らしてもおいしいというわけです。粗びき黒こしょうがよく合うので、好きな人はたっぷりどうぞ。

[1人分]
- エネルギー **56kcal**
- 塩分 **0.4g**
- カリウム **385mg**

材料 （2人分×2回分）

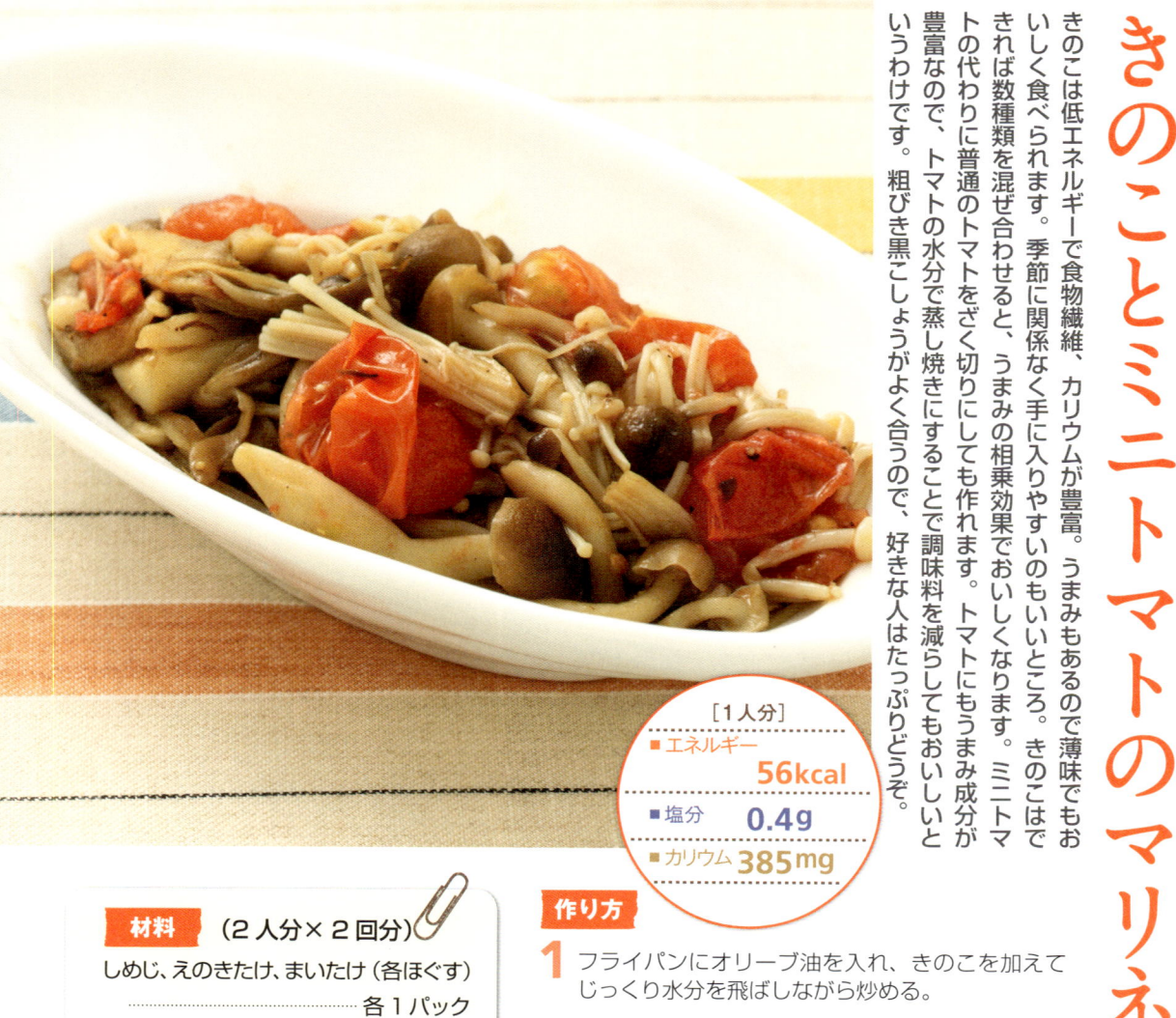

- しめじ、えのきたけ、まいたけ（各ほぐす）……… 各1パック
- にんにく（みじん切り）……… 1かけ
- ミニトマト（半分に切る）……… 1パック
- 塩 ……… 小さじ1/3（2g弱）
- 粗びき黒こしょう ……… 適量
- オリーブ油 ……… 大さじ1

作り方

1. フライパンにオリーブ油を入れ、きのこを加えてじっくり水分を飛ばしながら炒める。
2. きのこに焼き色がついたら、にんにくとミニトマトを加えてさらに炒める。
3. 全体がしんなりしたら、塩、粗びき黒こしょうをふってできあがり。

*冷蔵庫で2～3日保存可能。

減塩ポイント！

- トマトの水分で蒸し焼きにする
- きのこのカリウム、食物繊維でナトリウム排出効果を狙う
- きのこのうまみを利用

【えのきたけ】えのきたけ100gに含まれるカリウム量は340mg、食物繊維量は3.9g。

Lesson 9 副菜を減塩する

ひじきのマリネ

海藻の中でもひじきは、食物繊維、カリウムが多く、アルギン酸も多く含んでいて、そのうえ低エネルギー。減塩食の強い味方です。和風の煮物だけでなくマリネにしておくと重宝します。フライパンに水と一緒に入れて加熱してもどすので、思い立ったらすぐに作れます。もどしたひじきに玉ねぎを加え、さっと火を通すと、玉ねぎの辛みがいい具合に飛びます。このマリネはそのまま食べるのはもちろん、冷や奴にのせたり、生野菜にかけたり、さっと焼いた肉のソース代わりにと、いろいろ使い回せるのもうれしいところです。

[1人分]
- エネルギー **38kcal**
- 塩分 **0.5g**
- カリウム **222mg**

材料 （2人分×2回分）

- 長ひじき ……………………… 1袋（15g）
- 玉ねぎ（薄切り）……… ½個（100g）
- A
  - しょうゆ …………………… 大さじ1
  - 酢 …………………………… 大さじ1
  - みりん ……………………… 大さじ1
  - ごま油 ……………………… 小さじ1
  - すりごま …………………… 大さじ1

作り方

1. フライパンに長ひじきとひたひたの水（分量外）を入れて火にかけ、沸騰したら火を止めてそのまま5分おく。
2. ひじきがふっくらともどったら、フライパンのふたをずらして湯を捨てる。
3. 再び火にかけて水分を飛ばし、玉ねぎを加えて炒める。
4. 熱いうちに**A**に漬け、味がなじんだらできあがり。

減塩ポイント！

- カリウム、食物繊維が豊富なひじきを常備菜に
- すりごまで香りとコクをプラス

【玉ねぎ】玉ねぎ1個（200g）に含まれるカリウム量は300mg、食物繊維量は3.2g。

白菜と切り干し大根の即席漬け

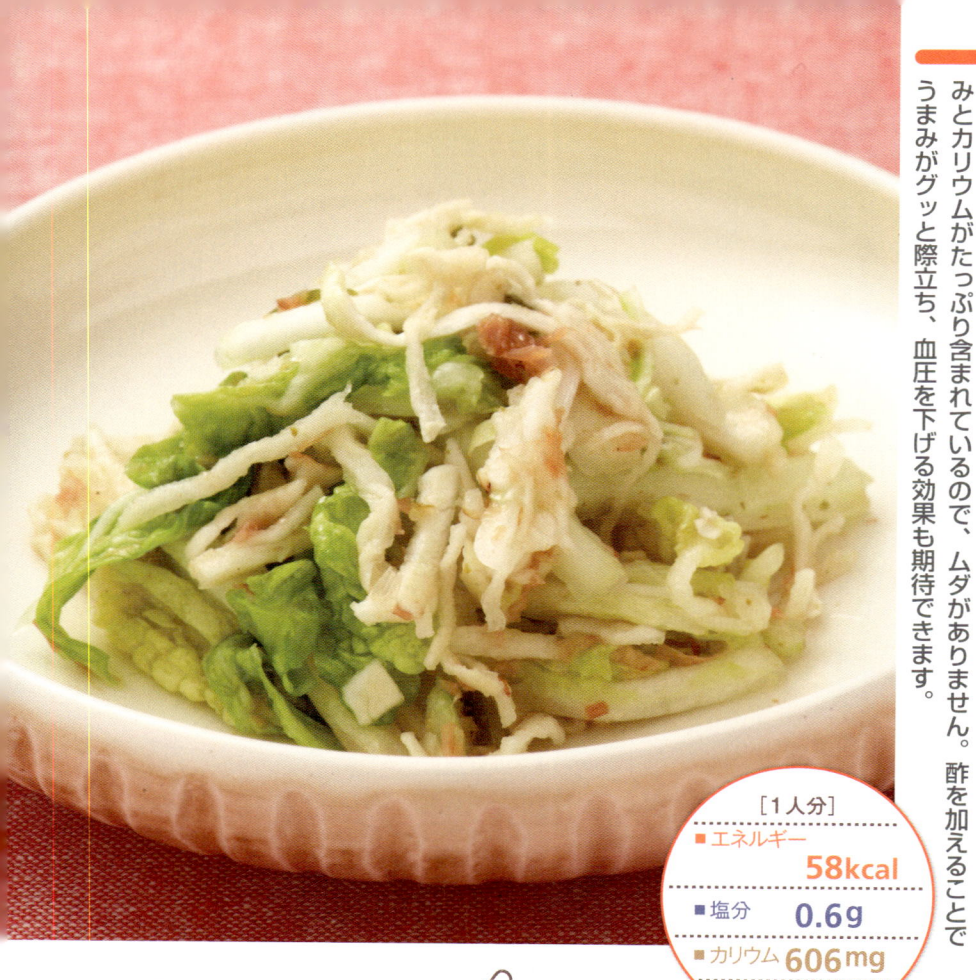

保存性を高めようとすると、どうしても塩分が高くなるので、せっかく手作りするならばサラダ感覚でモリモリ食べられる漬物にするのがおすすめ。白菜を塩ではなく柚子こしょうでもむことで香りと辛みをプラス。昆布も少し入れるとグッとおいしくなります。切り干し大根を加えることでうまみと甘みと食感がプラスされます。さらに、白菜から出た水分を切り干し大根が吸ってくれます。白菜の水分にはうまみとカリウムがたっぷり含まれているので、ムダがありません。酢を加えることでうまみがグッと際立ち、血圧を下げる効果も期待できます。

[1人分]
- エネルギー 58kcal
- 塩分 0.6g
- カリウム 606mg

材料 (2人分)

- A
  - 白菜(ざく切り) ……… 200g
  - 柚子こしょう ……… 小さじ1/2
  - 昆布(1×10cm) ……… 1枚
- 切り干し大根 ……… 20g
- かつお節 ……… 1パック(5g)
- 酢 ……… 大さじ1〜2

作り方

1. ポリ袋にAを入れ(昆布はキッチンバサミで細く切る)、もむ。
2. 切り干し大根はさっと洗い、キッチンバサミで食べやすく切って1に加えて混ぜる。
3. かつお節と酢を混ぜて、できあがり。

減塩ポイント!

- サラダ感覚で食べられる漬物にする
- 柚子こしょうの辛みと香りを利用
- 切り干し大根に白菜の水分を吸わせる
- 酢を加えてうまみを際立たせる

【柚子こしょう】柚子こしょう小さじ1/2(約5g)に含まれる塩分量は約1.3g。

Lesson 9 副菜を減塩する

きゅうりのとろろ昆布和え

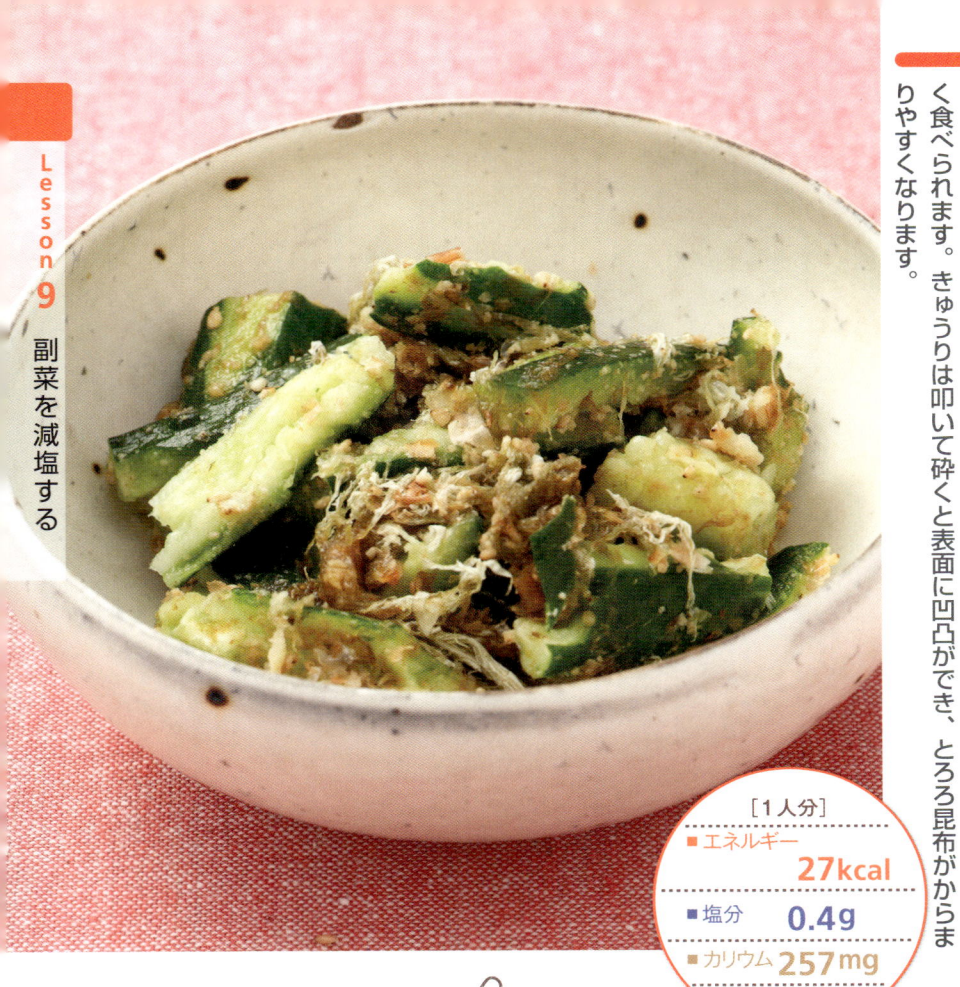

きゅうりはカリウムの多い野菜。たっぷり食べたいところですが、調味料に漬け込んでしまうと塩分も同時に口に入れることになります。そこで、漬け込まないでからめる方法を考えました。使うのは、カリウム、食物繊維が多いとろろ昆布。きゅうりにうまくからめてうまみをプラスし、表面だけに味をつけます。しょうが、かつお節、ごまなどを加えると、さらに複雑なうまみがプラスされ、薄味でもおいしく食べられます。きゅうりは叩いて砕くと表面に凹凸ができ、とろろ昆布がからまりやすくなります。

[1人分]
- エネルギー 27kcal
- 塩分 0.4g
- カリウム 257mg

材料（2人分）

きゅうり	1本
しょうが（すりおろし）	1かけ
とろろ昆布	約5g
かつお節	1パック（5g）
いりごま	適量
しょうゆ	小さじ½

作り方

1. きゅうりはヘタを切り、麺棒で叩いて食べやすい大きさに割る。
2. 1にしょうが、とろろ昆布、かつお節、いりごまを加え（とろろ昆布はキッチンバサミで細かく切る）、混ぜ合わせる。
3. しょうゆをかけて全体を混ぜ、できあがり。

減塩ポイント！

- きゅうりの表面に味をからめる
- とろろ昆布のうまみを利用
- しょうが、ごま、かつお節の香り、コク、うまみを利用

【きゅうり】きゅうり1本（100g）に含まれるカリウム量は200mg、食物繊維量は1.1g。

長いもともずくの酢の物

食物繊維、アルギン酸が豊富なもずく。もずく酢として売られているものは手軽に食べられるので便利です。そのまま食べるのもいいですが、ドレッシング代わりに野菜にかけるという減塩ワザを使うのもおすすめです。長いもはいも類の中でも特に低エネルギーでカリウムの多い食材。もずく酢と合わせることで、「減塩酢の物」が簡単にできあがります。

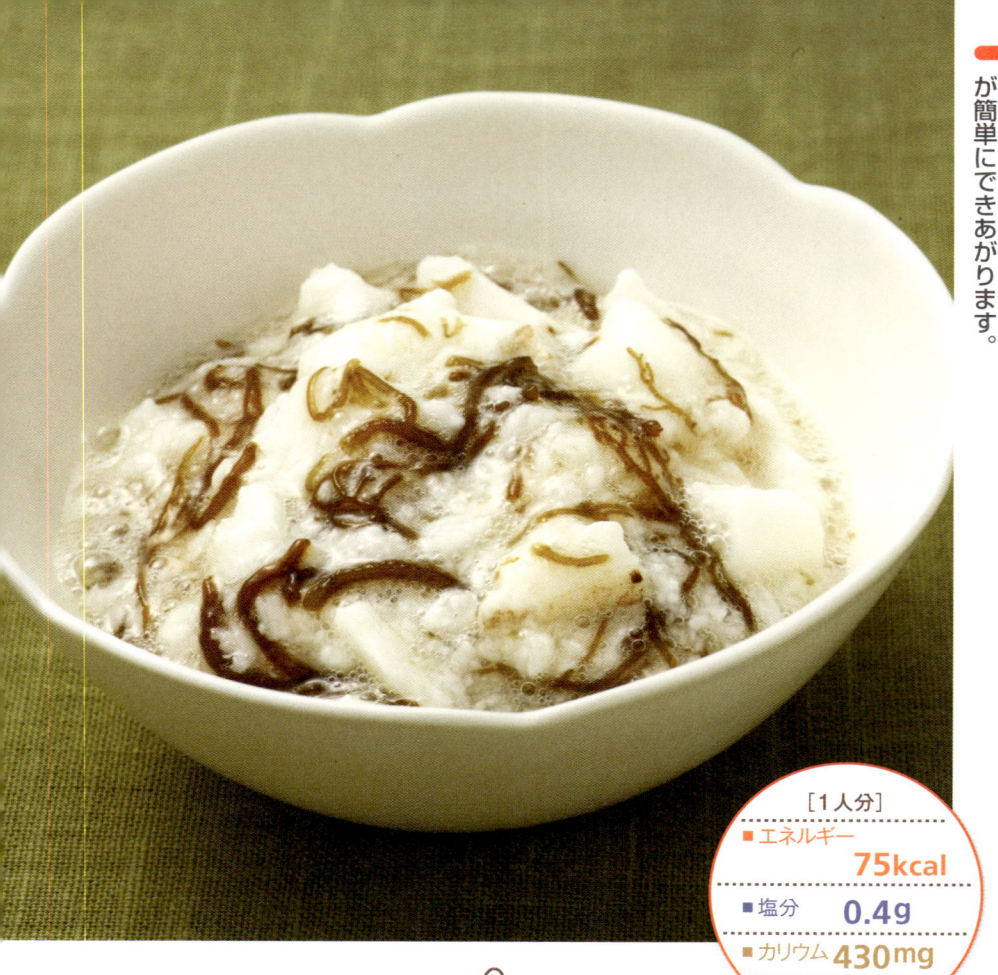

[1人分]
- エネルギー **75kcal**
- 塩分 **0.4g**
- カリウム **430mg**

材料（2人分）
- 長いも ……………… 200g
- もずく酢（市販）……… 1パック

作り方
1. 長いもは皮をむき、ポリ袋に入れて麺棒で叩き、食べやすい大きさにする。
2. もずく酢を加えて混ぜ、できあがり。

減塩ポイント！
- 市販のもずく酢をドレッシング代わりに
- カリウムが豊富な長いもを使う

【長いも】 長いも100gに含まれるカリウム量は430mg、食物繊維量は1.0g。

Lesson 9　副菜を減塩する

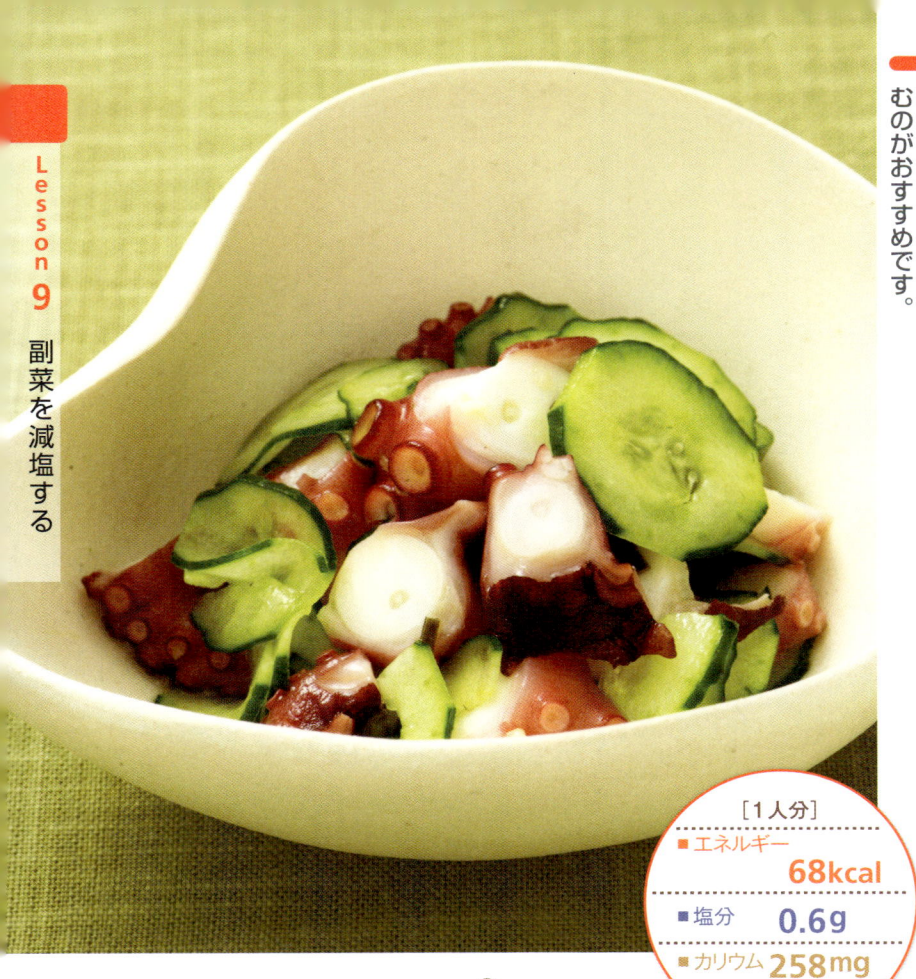

たこときゅうりの酢の物

たこは血圧を安定させる効果が期待できるタウリンを豊富に含んでいます。しかも低エネルギー。カリウムがとれるきゅうりとの組み合わせは定番ですね。ゆでだこ自体に含まれる塩分ときゅうりを塩もみする塩分、三杯酢に含まれる塩分が口に入ることになるので、たこの塩分をうまく利用して、合わせ酢は通常よりグッと塩分を減らしました。きゅうりは塩もみをしてから水で洗えば余分な塩分をとらなくて済みますが、きゅうりのカリウムも同時に流してしまうことになるので、砂糖でもむのがおすすめです。

[1人分]
- エネルギー　68kcal
- 塩分　0.6g
- カリウム　258mg

材料（2人分）

- A
  - きゅうり……………1本
  - 砂糖…………………小さじ1
- B
  - 酢……………………大さじ1
  - 水……………………大さじ1
  - しょうゆ……………小さじ½
  - 昆布（1×10cm）…1枚
- ゆでだこ（ひと口大）……100g

作り方

1. Aのきゅうりは小口切りにして砂糖でもむ。
2. しんなりしたら、Bを加える（昆布はキッチンバサミで細く切る）。
3. ゆでだこを混ぜて、できあがり。

減塩ポイント！
- きゅうりは砂糖でもむ
- ゆでだこの塩分を上手に利用

【ゆでだこ】ゆでだこ100gに含まれる塩分量は0.6g。

オクラのみそ焼き

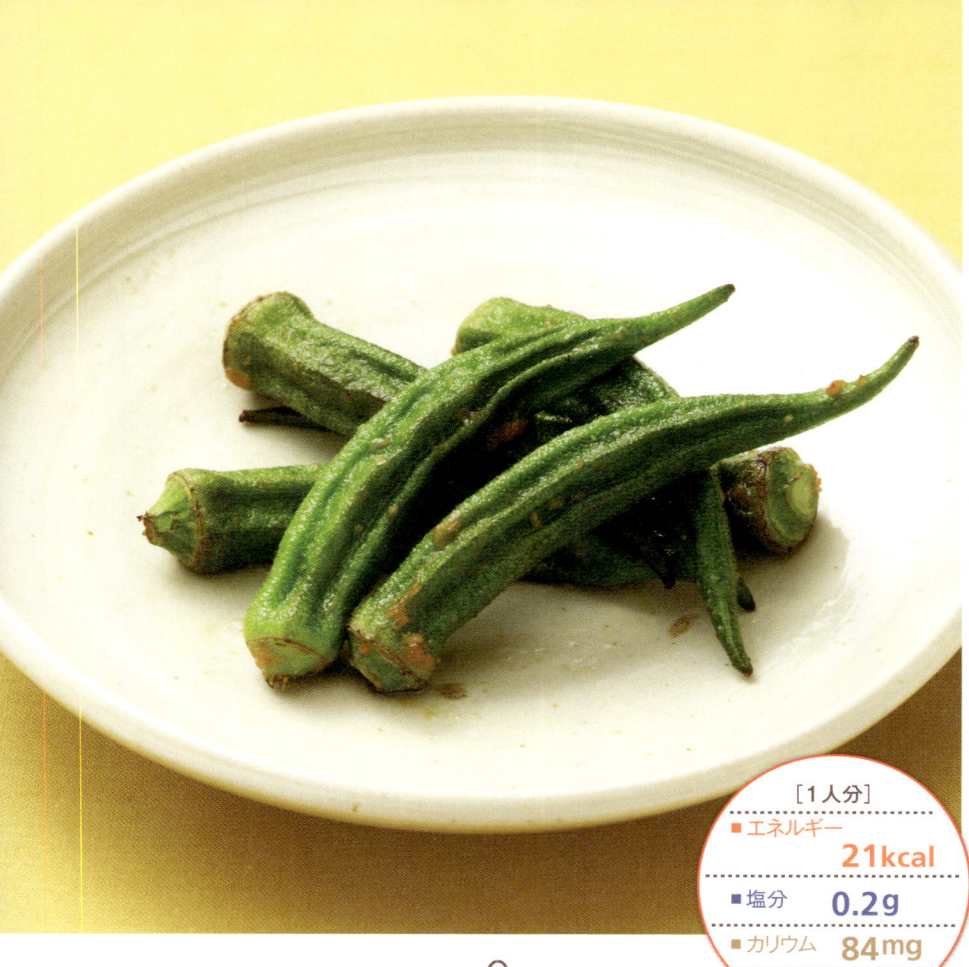

もう一品野菜料理を、というときはオーブントースターを使えば簡単です。ほんの少しのみそと油をからめて天板にのせ、後はタイマーをかければほったらかしておいてもできあがります。ゆでないので、うまみもカリウムも溶け出さないのもうれしいところです。ここではオクラを使いましたが、ピーマン、れんこん、グリーンアスパラガス、ブロッコリーなど、アクのない野菜ならばどんなものでもできます。

[1人分]
- エネルギー **21kcal**
- 塩分 **0.2g**
- カリウム **84mg**

材料 (2人分)
- オクラ ………… 10本
- みそ ………… 小さじ½
- オリーブ油 ………… 小さじ½

作り方

1 オクラにみそとオリーブ油をからめる。

2 オーブントースターの天板にアルミホイル（またはオーブンペーパー）を敷いて **1** を並べ、5分焼いて、できあがり。

減塩ポイント！
- オーブントースターで焼くことで、うまみやカリウムを逃さない

【オクラ】 オクラ100g（約8～10本）に含まれるカリウム量は260mg、食物繊維量は5.0g。

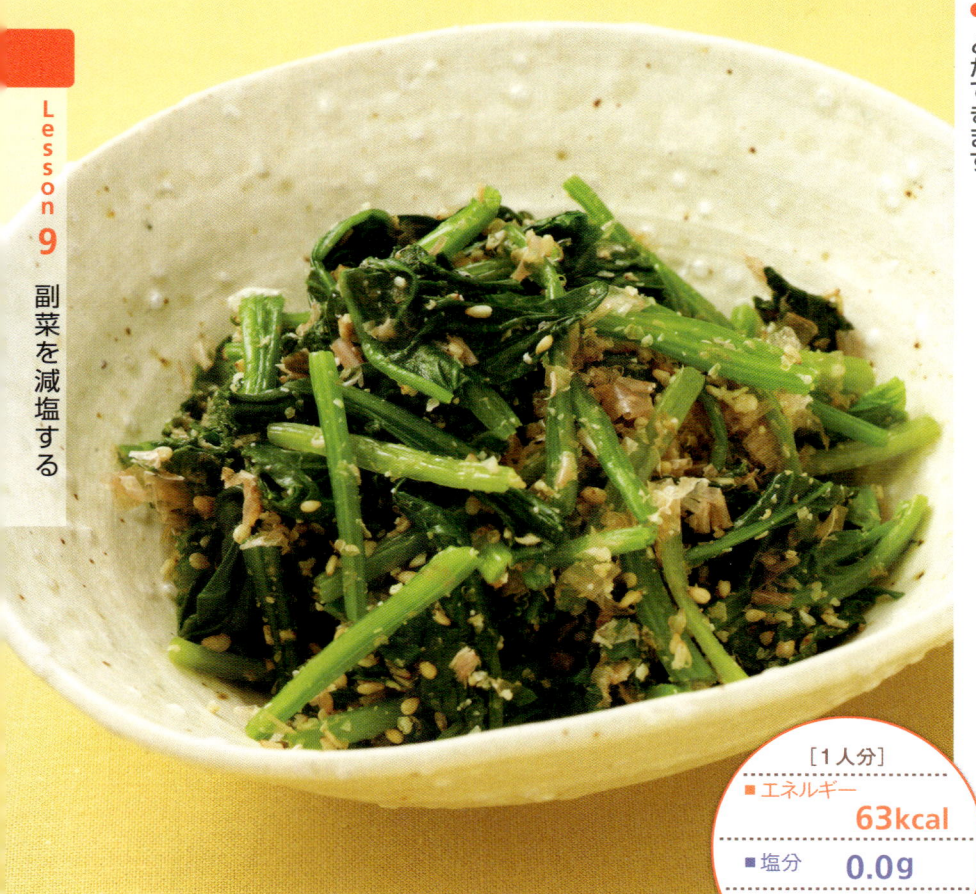

Lesson 9 　副菜を減塩する

ほうれん草のごま和え

ごまとかつお節をたっぷり加えると、コクとうまみがアップして味つけなしでもおいしく食べられます。主菜がしっかりした味のときは、副菜に味がついていなくてもの足りなさはなく、むしろ安心してたっぷり食べられます。ほうれん草はフライパンで蒸しゆでにすることで、カリウムがゆで汁に流れ出るのを最小限にすることができます。

[1人分]
- エネルギー **63kcal**
- 塩分 **0.0g**
- カリウム **666mg**

材料（2人分）

ほうれん草	1束
すりごま	大さじ2
かつお節	1パック（5g）

作り方

1. フライパンに水を100mℓほど（分量外）入れて火にかけ、沸騰したらほうれん草を入れてふたをする。
2. 途中1回上下を返して1〜2分ゆでたら水にとり、水気を絞って食べやすく切る。
3. すりごまとかつお節を混ぜ、できあがり。

減塩ポイント！
- ほうれん草は少ない水で蒸しゆでにする
- ごまとかつお節のコクとうまみを利用

【ほうれん草】ほうれん草100g（約1/2束）に含まれるカリウム量は690mg、食物繊維量は2.8g。

Lesson 10

朝食・昼食・夕食を減塩する

朝、昼、夜の食事では、食べたいものや食べやすいもの、食べる量などに違いがあります。また必ずしも手作りとは限らず、外食や買って食べる場合もあります。それぞれの食事の中で、おいしく減塩するために気をつけたいことをまとめてみました。

朝食を減塩する

朝食を食べない人も増えているようですが、適量をおいしく食べることで、1日の栄養バランスがとりやすく、過食や間食を減らすことにもなります。ここではパン食とご飯食に分けて、それぞれの減塩ポイントをまとめてみました。

＊パン食の場合＊

洋食のおかずは比較的塩分の少ないものが多いのですが、パン食の場合はパン自体に含まれる塩分に加え、ベーコン、ハム、ソーセージなどの肉加工品、チーズなどが高塩分ですので注意が必要です。減塩するポイントをまとめました。

主食の塩分を計算に入れる

ご飯は塩分ゼロですが、パンには塩分が含まれていることを、まず頭に入れてください。ですから、おかずを合わせるときには、ご飯食よりも薄味にすることが必要です。

スープは具だくさんに

スープにはたっぷりの野菜を入れ、野菜料理として食べるのがコツです。洋風スープに使うことが多いベーコンやソーセージは高塩分な食品ですし、洋風スープの素にはナトリウムがたくさん含まれていますので注意が必要です。昆布や干ししいたけ、鶏むね肉のうまみをうまく利用すれば、薄味でもおいしいスープができます（→Lesson1参照）。スープは多めに作っておくのがおすすめです。忙しい朝でも、さっと温め直すだけでバランスのよい献立になります。

肉加工品、チーズは頻度と量を減らす

ソーセージ、ベーコン、ハム、チーズはパン食のときには手軽に合わせられるたんぱく質源ですが、塩分量が多いので食べる頻度を減らすか量を減らす工夫をしてください（→Lesson8参照）。

果物、野菜ジュースを上手に取り入れる

パン食は手軽に食べられるよさがある一方で、カリウムが豊富な野菜を組み合わせるのが難しい面もあります。野菜の副菜を作りおきするほか（→Lesson9参照）、果物や野菜ジュースなども上手に取り入れてください。

Lesson 10 朝食・昼食・夕食を減塩する

＊ご飯食の場合＊

ご飯を主食とした和食のおかずは比較的低エネルギーで豆類、魚、海藻、根菜類などの野菜をとりやすいというメリットがあります。その一方で、干物、漬物、佃煮、練り製品などで高塩分になりやすいというデメリットもあります。上手に減塩するポイントをまとめてみました。

みそ汁は具だくさんに

みそ汁は野菜料理と考えてください。具だくさんにして汁の量を減らせば、食物繊維やカリウムを手軽にたっぷりとることができて、減塩効果のあるヘルシーな一品になります（→Lesson1参照）。ただし、インスタントのみそ汁や、和風だしの素には注意。うま味調味料の成分はグルタミン酸ナトリウム。うまみと一緒にナトリウムもとってしまうことになるので逆効果になりかねません。

干物、練り製品、塩蔵品はときどきに

干物、ちくわ、かまぼこ、明太子などは、薄味と表示されていても塩分が多く含まれている食品です。1回に食べる量を減らす、食べる頻度を減らすなどの工夫が必要です。

干物、練り製品、塩蔵品の塩分量をチェック！

	分量	塩分
塩鮭	1切れ (100g)	1.8g
あじの開き	中1枚 (120g)	2.0g
焼きちくわ	小1本 (30g)	0.6g
かまぼこ	1cm厚さ1枚 (15g)	0.4g
はんぺん	中1枚 (100g)	1.5g
たらこ	½腹 (25g)	1.2g
辛子明太子	½腹 (25g)	1.4g
いくら	大さじ1 (17g)	0.4g

漬物はできるだけ手作りで

市販の漬物は一見薄味のものでも、保存性を高めるために高塩分にせざるをえません。漬物は手作りで即席漬けに。塩分量も把握でき、また野菜料理として安心して食べることができます（→Lesson9参照）。

洋風メニューも取り入れる

炒め物やサラダなど、適度に油を使った洋風のメニューを上手に組み合わせましょう。ご飯食だからといって和風にする必要はなく、和洋折衷にすることで全体の塩分量を減らすことができます。

佃煮は少量だけ小皿に出して

佃煮は食べる回数を減らすのが無難です。どうしても食べたいときは塩分量を把握しつつ、1回に食べる分を小皿に取り分けるのがおすすめ。保存容器ごと食卓に出すと、自分の食べている量を把握できないだけでなく、食べすぎてしまう危険があるので、あくまで少量を楽しむ程度にしましょう。

昼食を減塩する

ついつい簡単に済ませてしまいがちな昼食。家で作る場合の減塩ポイントは、麺類を減塩する（→Lesson6）と、ご飯類を減塩する（→Lesson7）を参考にしてください。ここでは、外食と中食（買って食べる）の場合の減塩ポイントをまとめてみました。

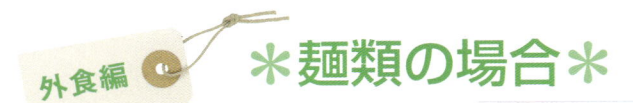

外食編

＊麺類の場合＊

具だくさんメニューを選ぶ

麺類は高塩分なだけでなく、栄養バランスもとりにくい料理です。野菜をたっぷり使ったちゃんぽん麺や野菜そば、鍋焼きうどんなど、野菜とたんぱく質がとれるメニューを選んでください。

汁は半分残す

麺類は、麺自体に塩分を含んでいるうえに、汁に含まれる塩分もとても多いので、汁は必ず半分以上残すようにしてください。太い麺より細い麺のほうが口に入る塩分は多く、スープにとろみがあると多くの塩分が口に入ることも覚えておいてください。

和洋中のバリエーションを豊富に

麺類といっても、うどん、そば、ラーメン、スパゲティなどさまざまです。うどんやそばは比較的低エネルギーで海藻類やきのこ、長いもなどと組み合わせたメニューを選べばヘルシーです。中華料理の場合は高エネルギーになりがちですが、野菜、肉をバランスよく食べられるメニューを選びやすいのがいいところ。スパゲティは麺類の中では比較的塩分量が少なく、クリーム系やオイル系ではなく、トマトソースのように野菜を豊富に使ったメニューを選ぶことで、ヘルシーに食べることができます。具との組み合わせも考えて、和洋中とさまざまな麺料理を選んでみてください。

＊定食の場合＊

みそ汁、漬物に注意

肉か魚の主菜、野菜の副菜と汁物、漬物という組み合わせの定食は、一品物のメニューよりも栄養バランスがいいのでおすすめです。けれど汁物と漬物で塩分摂取量が多くなってしまうので、汁物は具だけを食べて汁は飲まず、漬物は手をつけないのが無難です。それだけで塩分を2〜3g減らすことができます。ご飯かパンを選べる場合は、ご飯を選んだほうが塩分量を少なく抑えることができます。

和洋中とバリエーション豊かに

和食は洋食よりも一般的に低エネルギー。魚を食べやすいのもよい点ですが塩分量は多い傾向があります。洋食は揚げ物や脂肪の多い肉類を使ったメニューが多くて高エネルギーになりやすいので、食べすぎには注意してください。中華は野菜を食べやすいのが利点ですが、やはり高エネルギーになりやすいのが難点です。それぞれによいところと悪いところがあるので、バリエーション豊かに選んでください。

しょうゆ、ソースは使わない

焼き魚や揚げ物にはしょうゆやソースをかけずに食べるようにしましょう。餃子やシュウマイのつけだれ、サラダのドレッシングなども、かけすぎ、つけすぎに注意してください。できれば、かけずに食べるのがおすすめです。

揚げ物は頻度を減らす

太りすぎは高血圧の原因にもなります。豚カツやから揚げなどの入ったメニューは1食で1000kcalを超えるものもあります。揚げ物はたまに楽しむ程度に。

Lesson 10 　朝食・昼食・夕食を減塩する

＊丼物の場合＊

丼物は頻度と量を減らす
丼物はご飯に具をかけるために通常のおかずよりも味が濃くなっているのに加え、ご飯が煮汁を吸うため、煮汁の塩分すべてが口に入ることになります。ご飯の量も多めで、全体のエネルギーも高くなりがちです。丼物は、たまに楽しむ程度にし、また量が選べる場合は小さなサイズを選ぶようにするのが無難です。

たれのかかったご飯は半分残す
丼の煮汁がしみ込んだご飯を半分残すことで、塩分、エネルギーともに減らすことができます。注文するときに量を少なくしてもらうか、ごはんを半分残すようにしましょう。

汁物、漬物は残す
丼とセットでついてくる汁物や漬物は必ず残すようにしてください。それだけで2〜3gの塩分を減らすことができます。

中食編

＊お弁当の場合＊

味つけご飯は避ける
ご飯に味がついているものは、どうしても塩分量が多くなるので、白いご飯が入っているものを選ぶようにしましょう。梅干しやふりかけがのっている場合は、取り除いて食べるのがおすすめです。

しょうゆ、ソースは使わない
お弁当についてくるしょうゆやソースなどは、習慣でかけている場合もあるので、まずはかけずに食べてみてください。そのままでも十分おいしく食べられるはずです。

漬物、佃煮は残す
漬物、佃煮、味の濃い常備菜などは、塩分量が多いので、手をつけないほうが無難です。

塩分量をチェック
塩分量やカロリーが表示されている場合が多いので、買う前に必ずチェックし、なるべく低いものを選びましょう。

＊おにぎり、サンドイッチの場合＊

おにぎりは塩分表示をチェック
市販のおにぎりは、ご飯自体にも塩分が入っているのに加え、中の具も高塩分のものが多いので、表示されている塩分量をチェックして買うのがおすすめです。炊き込みご飯のように味つけご飯のおにぎり、酢飯は白いご飯のおにぎりよりも塩分が高めですので注意してください。

サンドイッチやバーガーは具に注意
サンドイッチやバーガー類は、パン、具、マヨネーズなどのソース類、すべてに塩分が含まれているので高塩分になりがちです。加えて、ソーセージ、ハム、ベーコン、チーズなどを使っているものはさらに塩分量が多くなるので、避けたほうが無難です。野菜が多めのもの、ソースやたれが少なめのものを選ぶようにしてください。

野菜ジュースや果物、野菜のおかずをプラス
おにぎりやパンといった単品メニューは、どうしても栄養バランスが悪くなってしまうので、塩分無添加の野菜ジュースや果物、サラダなどの野菜のおかずをプラスするのがおすすめです（できればドレッシングをかけずに）。カリウムがとれるので、減塩効果が期待できます。

夕食を減塩する

1日の中で一番たくさん、いろいろなものを食べるのが夕食です。食べる楽しみが一番大きいときでもありますので、無理なく楽しみながら塩分を減らしていけるコツをぜひ覚えてください。

和洋中のバリエーションを豊富に

外食は、高塩分になりがちなのと、自分の食べた塩分量を把握しにくいので、できれば外食は1日1回にし、あとはなるべく手作りのものを食べるのが理想です。昼食が外食になる場合は、できれば夕飯は家で手作りのものを。

アルコールはほどほどに

アルコールは、つまみにするものに高塩分のものが多いのに加え、アルコールそのものも、血圧を上げる作用があります。飲む量はあくまで適量にし、飲まない日も意識的に作るようにするのが理想です。

味つけにメリハリを

薄味にすることは大切ですが、最初からすべてを薄味にしてしまうと、全体に味がぼけてもの足りなさばかりが目立ってしまいます。献立の中で、それまでの味つけで作ったものと、従来の味よりも薄めにしたものとが混ざっているほうがいいのです。従来の味つけのものが一品あることで、食事の楽しさがなくなったり、食欲が減退するのを防げます。

薄味の野菜料理を最初に

食事の最初にカリウムの豊富な野菜料理を食べるのがおすすめ。最初に食べれば薄味でも野菜の味をしっかり感じることができ、野菜嫌いの人も空腹のときならばおいしく食べられるでしょう。野菜を食べ残すこともなくなります。また、最初に食べることで、空腹がおさまるので、早食いや食べすぎを防ぐこともできます。さらに、血糖値の上昇を緩やかにしてくれるので、糖尿病の予防にもなります。

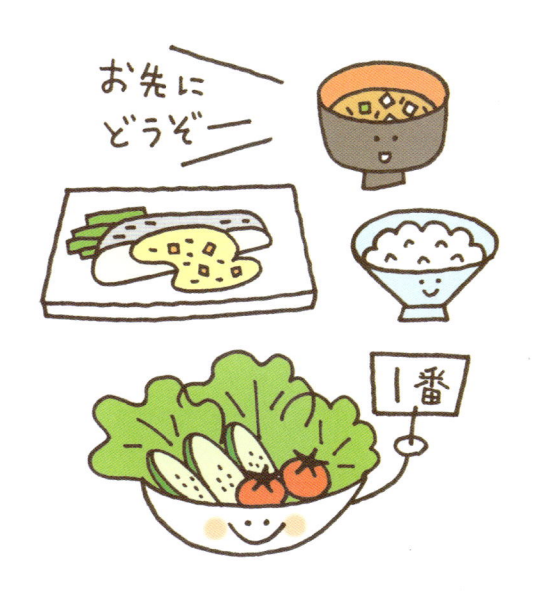

Lesson 10 朝食・昼食・夕食を減塩する

卓上にはレモンや酢を

卓上に、しょうゆやソースを並べる代わりに、くし形に切ったレモンや酢をおく習慣をつけましょう。味つけにもの足りなさを感じたときには、しょうゆやソースをかけるのではなく、レモンや酢をかける習慣がつけば、おいしく減塩できます。

料理は1人分で盛りつける

料理を大皿に盛ると、自分の食べた分が把握できず、食べすぎてしまいがち。そうすると、それだけ多くの塩分を口にすることになるので、1人分ずつ盛りつけるのがおすすめ。目でも満足感を得られるように、やや小さめの器を使うのも手です。

味つけなしのメニューをプラス

ときには、ごまやかつお節で和えただけのおひたし、切っただけのトマトやきゅうり、レモンを絞っただけのサラダなど、味つけしていない副菜も上手に献立に組み込んでみましょう。塩分ゼロの料理をプラスすることで、塩分量を気にせずに全体のボリュームをアップさせて満腹感を得ることができます。しっかりした味つけのおかずを献立に加えることもでき、交互に食べれば味つけしていないもの足りなさを感じることはありません。

たとえばこんな組み合わせ

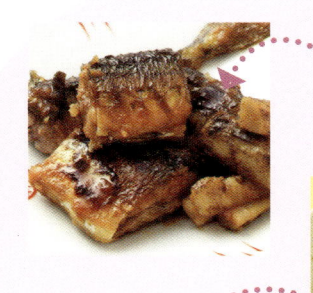

副菜が塩分ゼロだから、主菜は少し塩分があるおかずでも安心！

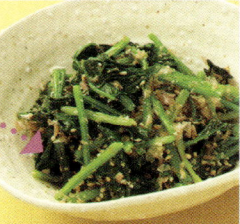

調味料はゼロ！でも野菜の甘みとごまの香りで十分おいしい！

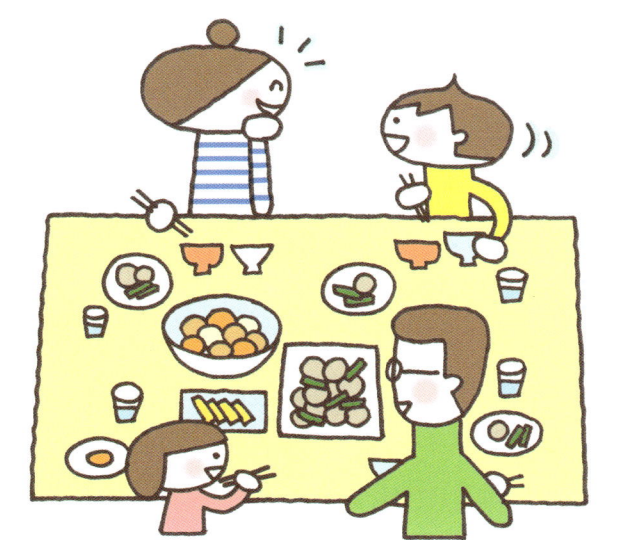

家族や友だちと一緒に食べる

ひとりで食べると、どうしても早食いになり、無意識のうちにソースやしょうゆなどもかけてしまいがち。家族や友だちと一緒に食事をすることで、ゆっくり味わって食べることができ、楽しく食べることで満足感が得られるため、味の薄さが気にならなくなります。

減塩レッスンのための基礎知識

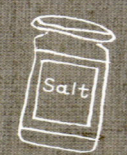

減塩レッスンをはじめるために、そして続けるために、なぜ塩分をとりすぎるといけないのかを理解しておきましょう。

医学監修　東北大学大学院医学系研究科　伊藤貞嘉教授

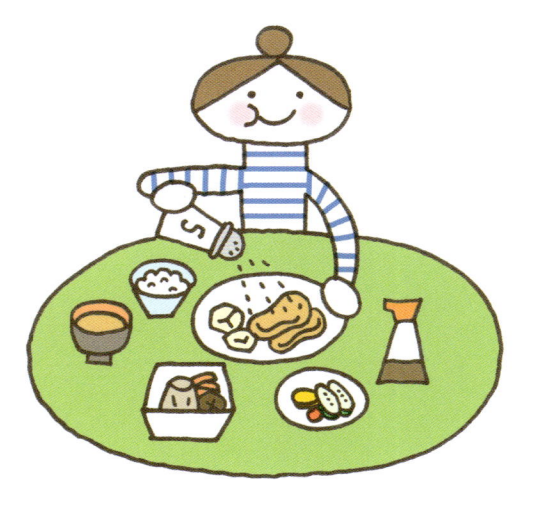

塩分をとりすぎると、なぜいけないのでしょうか？

塩分のとりすぎと高血圧は密接な関係があります

塩分（食塩）は人が生きていくために必要な栄養素です。しかし、昔から日本人は食塩をとりすぎる傾向にあり、問題視されてきました。その理由は、塩分の過剰摂取が、高血圧の大きな原因になるからです。

血圧とは血管にかかる圧力のことです

私たち人間の細胞一つひとつに、酸素と栄養を届けているのは血液です。血液は、心臓がポンプのように収縮と拡張を繰り返すことで、血管を通じて体のすみずみに送り出されます。血管が血液を流れるとき、血管には圧力がかかり、その圧力のことを血圧といいます。心臓が収縮したときの血圧を収縮期血圧（最大血圧、上の血圧）、拡張したときの血圧を拡張期血圧（最小血圧、下の血圧）といい、血圧はこの2つの数値で表されます。

高血圧のQ&A

Q 高血圧と遺伝は関係ありますか？

A 高血圧の多くは遺伝と関係があります。両親のいずれかに高血圧があると、子どもが発症するリスクは高くなり、その確率は50～70％といわれています。しかし、生活習慣がとても大きく影響しているので、親が高血圧であっても発症しないことも少なくありません。

血液の塩分濃度が上がると血管に負担がかかります

高血圧とは、最大血圧、または最小血圧の数値が高い症状のことです。その定義は、最大血圧が140mmHg以上、最小血圧が90mmHg以上のどちらかに当てはまる場合、あるいは両方に該当する場合をいいます（表1参照）。

血圧が高くなる原因はさまざまですが、塩分のとりすぎはその最たるもの。塩分をとりすぎると血液中のナトリウム濃度が上がります。すると、それを薄めようとして血液の量が増え、血管に負担がかかって高血圧になるのです。いわば、蛇口をひねって水量を多くすると水圧が上がってホースに負担がかかる、これと同じことが血管で起こっているのです。

また、体の中に塩分がたまらないように、体に入った塩分を体外に出してバランスを保つ働きをしているのは腎臓ですが、腎臓は塩分を排出するのに血圧の力を借りています。つまり、塩分をとりすぎると腎臓が体外に出そうとし、それに伴い血圧も上がる、というわけです。

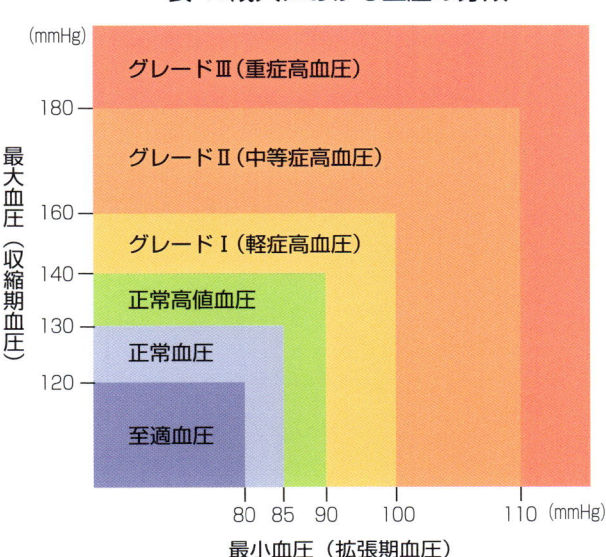

表1. 成人における血圧の分類

（図：最大血圧（収縮期血圧）縦軸 mmHg、最小血圧（拡張期血圧）横軸 mmHg）
- グレードⅢ（重症高血圧）：180以上
- グレードⅡ（中等症高血圧）：160
- グレードⅠ（軽症高血圧）：140
- 正常高値血圧：130
- 正常血圧：120
- 至適血圧
- 横軸：80、85、90、100、110（mmHg）

「日本高血圧学会高血圧ガイドライン2009（JSH2009）」から作図

アドバイス　正常高値血圧とは？

正常血圧（最大血圧が130mmHg未満、かつ最小血圧が85mmHg未満）と高血圧の間が「正常高値血圧」です。すなわち、最大血圧が130以上140mmHg未満、または、最小血圧が85以上90mmHg未満のどちらかに当てはまる場合、または、両方に当てはまる場合です。この範囲の人は、高血圧ではないですが正常でもない、つまりボーダーラインということになります。糖尿病や腎臓病でない場合には、薬物療法はいりませんが、生活習慣をよくして血圧を正常にする必要があります。なぜなら、そのうち高血圧になり、ひいては心筋梗塞や脳卒中が起こりやすいからです。

高血圧はさまざまな病気をもたらします

高血圧は、初期の段階では自覚症状がほとんどない病気ですが、放置しておくと血管に負担がかかってもろくなり、動脈硬化などを引き起こします。そして、脳卒中、心筋梗塞、心不全、腎不全のような生死にかかわる病気にまでつながる恐れがあります。これが、高血圧が「サイレントキラー（沈黙の殺人者）」ともいわれるゆえんです。

高血圧のQ&A

Q 高血圧と診断されたら、塩分制限以外に何に気をつければいいですか？

A 高血圧の人が最も気をつけるべきことは塩分制限ですが、それ以外にも以下のようなことを心がけましょう。
- ●自宅で血圧を測る（高血圧は自覚症状がほとんどなく、脳卒中などを起こしてはじめて気がつくこともあるため、自分の血圧を把握しておくことが大切）
- ●食べすぎない（肥満にならないようにし、肥満なら減量する）
- ●適度な運動をする（ただし、血圧の値によっては危険なことがあるので、医師と相談する）
- ●過労を避ける
- ●カルウム、カルシウム、マグネシウムなどを含む野菜をたくさん食べる
- ●過度の飲酒は避ける
- ●十分な睡眠をとる
- ●ストレスを上手く処理する
- ●タバコをすわない

塩分はどのくらいとればいいのでしょうか？

あなたの食生活を見直してみましょう

左のチェック表は、塩分が過剰になりがちな人の食習慣をリスト化したものです。あなたはいくつ当てはまりましたか？たくさん当てはまった人ほど、塩分のとりすぎが疑われます。

＊確認してみましょう！
あなたは塩分をとりすぎていませんか？

- ☐ 毎食、汁物をとっている
- ☐ 麺類の汁はすべて飲みほす
- ☐ フライなど、味を確かめる前にソースをかける
- ☐ 和食を食べる機会が多い
- ☐ 飲酒の習慣がある
- ☐ 外食や中食（市販の弁当や総菜）が多い
- ☐ 加工食品をよく利用する
- ☐ ソースやしょうゆをかけて食べる

塩分の Q&A

Q 加工食品とはどんなものを指しますか？

A ハム、ソーセージ、かまぼこ、チーズ、うどん、パンなどです。加工食品にどのくらいの塩分量が含まれているか、p.155の計算式で求めてみると、いかに塩分が多いということがわかるでしょう。たとえば、冷凍餃子の場合1人分7個とすると、塩分量は約2gですが、工夫をして手作りすれば0.8gまで抑えることができます（p.56参照）。ちなみに、パッケージに食塩無添加と書かれていることがありますが、これは食品を加工するときに食塩を使っていないということです。その食品に塩分が含まれていないわけではないので、誤解しないようにしましょう。

日本人は塩分過多の傾向があります

厚生労働省が毎年調査している「国民健康・栄養調査」によると、塩分摂取量の平均値は表2のように推移しています。年々減少傾向にあるとはいえ、まだ目標値には達していません。

表2. 食塩摂取量の平均値の推移（20歳以上）

（g/日）

年	男性	総数	女性
平成15年	12.7	11.7	10.9
16年	12.1	11.2	10.5
17年	12.4	11.5	10.7
18年	12.2	11.2	10.5
19年	12.0	11.1	10.3
20年	11.9	10.9	10.1
21年	11.6	10.7	9.9

男性の目標値：9
女性の目標値：7.5

平成21年「国民健康・栄養調査」結果の概要より

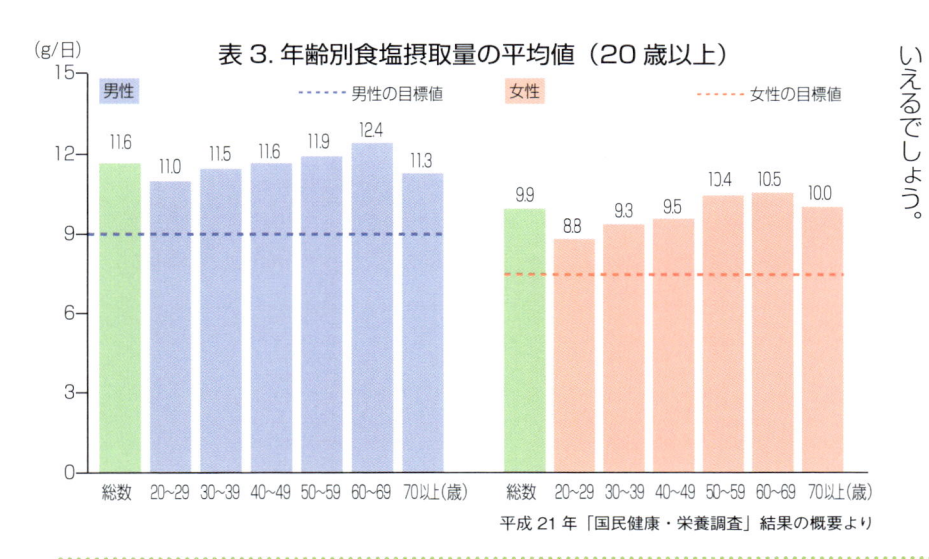

表3. 年齢別食塩摂取量の平均値（20歳以上）

男性（男性の目標値）
- 総数: 11.6
- 20～29: 11.0
- 30～39: 11.5
- 40～49: 11.6
- 50～59: 11.9
- 60～69: 12.4
- 70以上: 11.3

女性（女性の目標値）
- 総数: 9.9
- 20～29: 8.8
- 30～39: 9.3
- 40～49: 9.5
- 50～59: 10.4
- 60～69: 10.5
- 70以上: 10.0

（単位: g/日）
平成21年「国民健康・栄養調査」結果の概要より

健康維持、血圧降下のために、薄味を心がけましょう

国民の健康維持・増進、生活習慣病の予防のために厚生労働省の定める「日本人の食事摂取基準（2010年度版）」によると、1日の食塩摂取量の目標量は男性9.0g未満、女性は7.5g未満です。

一方、日本高血圧学会では、高血圧の治療や予防の観点から、1日当たり6g未満を目標量としています。

両者に差があるのは、前者は現段階で日本人の食塩摂取量が目標値に達していないという現状を考慮しているからです。

いずれにせよ、塩分の摂取量を減らすと血圧が下がることは、さまざまな研究結果で立証されており、健康のために減塩をすることは有効です。

年齢別に見ると、50～60代の人が男女ともに特に多く摂取していることがわかります（表3参照）。血管は年齢が上がるにつれて老化して弾力性を失い、硬くなっていきます。塩分の過剰摂取が目立つ年代であることに加え、血管の老化のことも考えると、これらの年代の人は減塩を強く意識する必要があるといえるでしょう。

1日の食塩摂取目標量（厚生労働省）
- 男性: **9.0g** 未満
- 女性: **7.5g** 未満

高血圧治療・予防のための1日の食塩摂取目標量（日本高血圧学会）
6g 未満

塩分のQ&A

Q 食塩とナトリウムは同じものですか？

A 食塩はナトリウムと塩素が結合したもので、同じものではありません。でも、ナトリウム量がわかれば、食塩量を計算することができます。食品のパッケージに書かれている栄養成分表のナトリウム量を下記の式に当てはめて計算してみてください。

食塩相当量(g) ＝ ナトリウム(mg) × 2.54 ÷ 1000

（例）
ナトリウム70mgの野菜ジュースの場合
70mg × 2.54 ÷ 1000 ≒ 0.2g

INDEX

塩分別

0.0g
- ひじきご飯 ... 126
- ほうれん草のごま和え ... 113

0.1g
- ヨーグルトブレッド ... 145
- 麩の豆乳きなこフレンチトースト ... 127
- 麩のピザトースト ... 124

0.2g
- オクラのみそ焼き ... 144

0.3g
- じゃがいもとコーンのパンケーキ ... 125

0.4g
- 卵焼き ... 66
- きのことミニトマトのマリネ ... 138
- きゅうりのとろろ昆布和え ... 141
- 長いもともずくの酢の物 ... 142

0.5g
- きんぴらごぼう ... 65
- 水菜の和風サラダ ... 130
- キャベツとわかめの韓国サラダ ... 133
- 納豆サラダ ... 135
- コールスロー ... 136
- レタスのシャカシャカサラダ ... 137
- ひじきのマリネ ... 139

0.6g
- 肉野菜炒め ... 59
- にらたま ... 67
- シュウマイ ... 82
- 麩のピザトースト ... 126

0.7g
- 春菊とりんごのサラダ ... 132
- 白菜と切り干し大根の即席漬け ... 140
- たことあゅうりの酢の物 ... 143
- かぼちゃのポタージュ ... 22
- 小松菜の煮びたし ... 42
- ひじきのうま煮 ... 43
- ぶりの照り焼き ... 54
- いわしのカレーフライ ... 77
- ポテトサラダ ... 131
- 糸こんにゃくの春雨風サラダ ... 134

0.8g
- さば大根 ... 32
- 豚肉のしょうが焼き ... 50
- 餃子 ... 56
- 青椒肉絲 ... 58
- さばの竜田揚げ ... 76
- 炊き込みご飯 ... 112

0.9g
- ねぎみそおでん ... 31
- かぼちゃの甘煮 ... 46
- 鶏の磯辺揚げ ... 71

1.0g
- 食べる野菜スープ ... 20
- 酸辣湯 ... 23
- さんまの塩焼き ... 52
- 茶碗蒸し ... 84
- 棒棒鶏 ... 86
- オムライス ... 118

1.1g
- 基本のみそ汁 ... 16
- 豆乳みそスープ ... 17
- 豚汁 ... 18
- 肉じゃが ... 30
- じゃがいもとツナのグラタン ... 40
- 高野豆腐の土佐煮 ... 44
- おから煮 ... 47
- 鮭のホイル包み焼き ... 53
- 麻婆なす ... 60
- 鮭の南蛮漬け ... 78
- カレーチャーハン ... 117

1.2g
- 筑前煮 ... 28
- 厚揚げとキャベツのみそ炒め ... 64
- 鶏のから揚げ ... 70
- 春巻き ... 74
- 鮭ときのこの蒸し煮 ... 85
- 鶏そぼろ丼 ... 108
- いなり寿司 ... 109

1.3g
- さば缶チゲ ... 24
- 肉うどん ... 101

1.4g
- 鮭とブロッコリーのシチュー ... 36

1.5g
- さばのみそ煮 ... 34
- ポン酢ごまだれ冷麺 ... 91
- 親子丼 ... 106
- 切り干しとじゃこの混ぜ寿司 ... 110

食材別

肉

1.6g
- おからハンバーグ … 62
- 酢豚 … 72
- ワンタンメン … 96
- 大豆ときのこのカレー … 114

1.7g
- ロールキャベツ風肉だんごの煮込み … 38
- ミートソーススパゲティ … 98

1.8g
- さんまとごぼうの黒酢煮 … 35
- 中華風ピリ辛和え麺 … 92
- ソース焼きそば … 97
- ボンゴレ … 100

2.0g
- かぼちゃのカレー … 116
- 本格ピザ … 122

2.1g
- 汁なしごま担々麺 … 94

2.5g
- 煮干しラーメン … 90

- ほうとう … 102

●牛肉
- 青椒肉絲 … 30
- 肉じゃが … 58

●鶏肉
- オムライス … 20
- 鶏そぼろ丼 … 28
- 炊き込みご飯 … 70
- 親子丼 … 71
- 棒棒鶏 … 74
- 春巻き … 86
- 鶏の磯辺揚げ … 106
- 鶏のから揚げ … 108
- 筑前煮 … 112
- 食べる野菜スープ … 118

●鶏ひき肉
- ロールキャベツ風肉だんごの煮込み … 38
- 大豆ときのこのカレー … 114

●豚ひき肉
- かぼちゃのカレー … 56
- ミートソーススパゲティ … 59
- ワンタンメン … 72
- 汁なしごま担々麺 … 82
- 中華風ピリ辛和え麺 … 92
- 餃子 … 94
- シュウマイ … 96
- おからハンバーグ … 97
- 麻婆なす … 101
- 煮干しラーメン … 102

●豚肉
- 酢豚 … 60
- 肉野菜炒め … 62
- 豚肉のしょうが焼き … 50
- 酸辣湯 … 18
- 豚汁 … 23

魚介・海藻

●あさり
- ボンゴレ … 100

●いわし
- いわしのカレーフライ … 77

●鮭
- 鮭ときのこの蒸し煮 … 36
- 鮭の南蛮漬け … 53
- 鮭のホイル包み焼き … 78
- 鮭とブロッコリーのシチュー … 85

●さば
- さば大根 … 24
- さば缶チゲ … 32
- さば水煮缶 … 34
- さばの竜田揚げ … 76
- さばのみそ煮 … 116

●さんま
- さんまの塩焼き … 35
- さんまとごぼうの黒酢煮 … 52

●たこ
- たことなきゅうりの酢の物 … 143

157

INDEX

●ぶり
- ぶりの照り焼き ... 54

●ちりめんじゃこ
- 切り干しとじゃこの混ぜ寿司 ... 110

●ツナ缶（オイル漬け）
- じゃがいもとツナのグラタン ... 40
- おから煮 ... 47
- カレーチャーハン ... 117
- 本格ピザ ... 122

●海藻
- ひじきのうま煮 ... 43
- ひじきご飯 ... 113
- キャベツとわかめの韓国サラダ ... 133
- ひじきのマリネ ... 139
- 長いもともずくの酢の物 ... 142

大豆製品

●厚揚げ
- 厚揚げとキャベツのみそ炒め ... 31
- ねぎみそおでん ... 64

●油揚げ
- 基本のみそ汁 ... 16
- 小松菜の煮びたし ... 42
- ひじきのうま煮 ... 43
- いなり寿司 ... 109

●おから
- おから煮 ... 47
- おからハンバーグ ... 62

●豆乳
- 豆乳みそスープ ... 17
- じゃがいもとコーンのパンケーキ ... 125
- 麩の豆乳きなこフレンチトースト ... 127

●豆腐
- 酸辣湯 ... 23
- さば缶チゲ ... 24

●その他の大豆製品
- 高野豆腐の土佐煮 ... 44
- 大豆ときのこのカレー ... 114
- 納豆サラダ ... 135

卵
- 卵焼き ... 66
- にらたま ... 67
- 茶碗蒸し ... 84
- 親子丼 ... 106
- ヨーグルトブレッド ... 124
- 麩の豆乳きなこフレンチトースト ... 127

野菜

●オクラ
- オクラのみそ焼き ... 144

●貝割れ大根
- 納豆サラダ ... 135

●かぼちゃ
- かぼちゃのポタージュ ... 22
- かぼちゃの甘煮 ... 46
- ほうとう ... 102
- かぼちゃのカレー ... 116

●きのこ
- 鮭ときのこの蒸し煮 ... 85
- 大豆ときのこのカレー ... 114
- きのことミニトマトのマリネ ... 138

●キャベツ
- ロールキャベツ風肉だんごの煮込み ... 38
- 厚揚げとキャベツのみそ炒め ... 64
- ソース焼きそば ... 97
- キャベツとわかめの韓国サラダ ... 133
- コールスロー ... 136

●きゅうり
- 棒棒鶏 ... 86
- きゅうりのとろろ昆布和え ... 141
- たこときゅうりの酢の物 ... 143

●コーン
- じゃがいもとコーンのパンケーキ ... 125

●ごぼう
- さんまとごぼうの黒酢煮 ... 35
- きんぴらごぼう ... 65

●小松菜
- 小松菜の煮びたし ... 42

●じゃがいも
- 肉じゃが ... 30
- じゃがいもとツナのグラタン ... 40
- じゃがいもとコーンのパンケーキ ... 125
- ポテトサラダ ... 131

●春菊
- 春菊とりんごのサラダ ... 132

158

● 大根
- 基本のみそ汁 … 16
- ねぎみそおでん … 31
- さば大根 … 32

● 切り干し大根
- 切り干しとじゃこの混ぜ寿司 … 110
- 納豆サラダ … 135
- 白菜と切り干し大根の即席漬け … 140

● チンゲンサイ
- 肉野菜炒め … 59

● トマト
- おからハンバーグ … 62
- ミートソーススパゲティ … 98
- きのことミニトマトのマリネ … 138

● トマト缶
- 食べる野菜スープ … 20

● 長いも
- 長いもともずくの酢の物 … 142

● なす
- 麻婆なす … 60

● にら
- さば缶チゲ … 24
- にらたま … 67

● 白菜
- 白菜と切り干し大根の即席漬け … 140

● ピーマン
- 青椒肉絲 … 58

● ブロッコリー
- 鮭とブロッコリーのシチュー … 36

● ほうれん草
- ほうれん草のごま和え … 145

● 水菜
- 水菜の和風サラダ … 130

● レタス
- レタスのシャカシャカサラダ … 137

穀類

● 米・ご飯
- 親子丼 … 106
- 鶏そぼろ丼 … 108
- いなり寿司 … 109
- 切り干しとじゃこの混ぜ寿司 … 110
- 炊き込みご飯 … 112
- ひじきご飯 … 113
- 大豆ときのこのカレー … 114
- かぼちゃのカレー … 116
- カレーチャーハン … 117
- オムライス … 118

● スパゲティ
- 煮干しラーメン … 90
- ポン酢ごまだれ冷麺 … 91
- 中華風ピリ辛和え麺 … 92
- 汁なしごま担々麺 … 94
- ソース焼きそば … 97
- ミートソーススパゲティ … 98
- ボンゴレ … 100

● 小麦粉
- ほうとう … 102
- 本格ピザ … 122
- ヨーグルトブレッド … 124
- じゃがいもとコーンのパンケーキ … 125

● 餃子の皮
- 餃子 … 56

● シュウマイの皮
- シュウマイ … 82
- ワンタンメン … 96
- 肉うどん … 101

● 春巻きの皮
- 春巻き … 74

● 麩
- 麩のピザトースト … 126
- 麩の豆乳きなこフレンチトースト … 127

その他

● こんにゃく
- ねぎみそおでん … 31
- 糸こんにゃくの春雨風サラダ … 134

● プレーンヨーグルト
- ヨーグルトブレッド … 124

● りんご
- 春菊とりんごのサラダ … 132

159

●著者略歴

奥薗壽子（おくぞの・としこ）

家庭料理研究家。京都出身。繰り返し食べても飽きない家庭料理に魅せられ、「料理は楽しくシンプルに」をモットーに、いらない手間を省いたおいしい"ラクうま"料理を提唱。絶大な支持を得ている。ズボラをキャッチフレーズにしつつもきちんとだし汁をとり、野菜や乾物を有効に使う、ゴミを出さない料理家としても定評がある。また、簡単で質の高い健康レシピを披露し医学関係者から高く評価されている。著書は『奥薗壽子の超かんたん！糖尿病ごはん[激うま]レッスン』（PHP研究所）など多数。

●医学監修

伊藤貞嘉（いとう・さだよし）

東北大学大学院医学系研究科、腎・高血圧・内分泌学分野（腎・高血圧・内分泌科）教授。1986年に医学博士を取得。米国ヘンリーフォード病院への海外留学、東北大学講師（第二内科）を経て、1997年より東北大学教授（第二内科）に就く。大学院重点化、組織変更を経て2004年より現職。食塩や肥満と、高血圧や腎障害、心血管病との関連等を研究している。

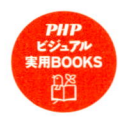

PHPビジュアル実用BOOKS

※本書の塩分値は、『調理のためのベーシックデータ』（女子栄養大学出版部）、『日本食品標準成分表』と実測値に基づいています。

※参考文献
『塩分早わかり』（女子栄養大学出版部）
『五訂増補食品成分表2010 資料編』（女子栄養大学出版部）
『外食のカロリーガイド』（女子栄養大学出版部）
『調理のためのベーシックデータ』（女子栄養大学出版部）

○装幀……………… 近江デザイン事務所
○ロゴ制作………… 藤田大督
○本文デザイン…… 佐野裕美子
○撮影……………… 西田嘉彰（スタジオ バンバン）
○スタイリング…… 宮澤由香
○イラストレーション… 市川彰子
○栄養価計算……… 金丸絵里加
○編集制作………… 株式会社童夢

奥薗壽子の超かんたん！［極うま］減塩レッスン

2012年5月7日　第1版第1刷発行
2021年9月2日　第1版第12刷発行

著　　者――――奥　薗　壽　子
医学監修者――――伊　藤　貞　嘉
発　行　者――――後　藤　淳　一
発　行　所――――株式会社PHP研究所
　　　東京本部　〒135-8137　江東区豊洲5-6-52
　　　　　　　　第一制作部　☎03-3520-9615（編集）
　　　　　　　　　　普及部　☎03-3520-9630（販売）
　　　京都本部　〒601-8411　京都市南区西九条北ノ内町11
PHP INTERFACE–https://www.php.co.jp/
印刷・製本所――――凸版印刷株式会社

©Toshiko Okuzono 2012 Printed in Japan　ISBN978-4-569-80359-3
※本書の無断複製（コピー・スキャン・デジタル化等）は著作権法で認められた場合を除き、禁じられています。また、本書を代行業者等に依頼してスキャンやデジタル化することは、いかなる場合でも認められておりません。
※落丁・乱丁本の場合は弊社制作管理部（☎03-3520-9626）へご連絡下さい。送料弊社負担にてお取り替えいたします。